シミュレイション内科

内分泌疾患を探る

編著

花房 俊昭
大阪医科大学 教授

伊藤 充
隈病院内科

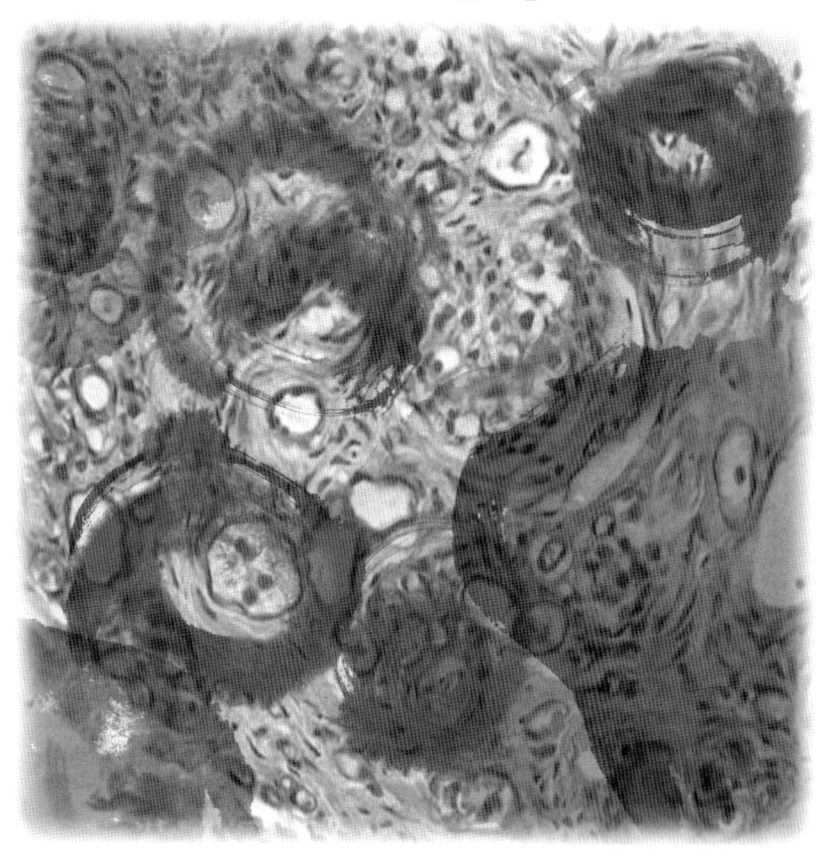

永井書店

●執筆者一覧●

《 編 集 》

花房　俊昭	大阪医科大学第1内科学教室　教授
伊藤　充	神甲会　隈病院内科

《執筆者》(執筆順)

山路　徹	帝京大学国際文化学科　教授
西川　哲男	横浜労災病院　副院長
須田　俊宏	弘前大学医学部内分泌・代謝・感染症内科（第三内科）　教授
小島　元子	小島元子クリニック（内分泌・糖尿病専門内科）　院長
紫芝　良昌	三宿病院
横澤　保	社会保険桜ヶ丘総合病院　副院長／健康管理センター長
御前　隆	天理よろづ相談所病院放射線部RI部門　部長
小西　淳二	公立小浜病院　院長
今城　俊浩	日本医科大学老人病研究所疫学部門　助教授
深尾　篤嗣	洛和会　音羽病院心療内科　部長
赤水　尚史	京都大学医学部附属病院探索医療センター探索医療開発部　助教授
佐々木　一郎	大阪医科大学第1内科学教室
高松　順太	高松内科クリニック　院長
伊藤　充	神甲会　隈病院内科
網野　信行	神甲会　隈病院　学術顧問
飯高　誠	飯高医院　院長
髙須　信行	琉球大学医学部内分泌代謝内科（第2内科）　教授
宮内　昭	神甲会　隈病院　院長
三原　正朋	徳島大学大学院ヘルスバイオサイエンス研究部生体情報内科学
井上　大輔	徳島大学大学院ヘルスバイオサイエンス研究部生体情報内科学　講師
松本　俊夫	徳島大学大学院ヘルスバイオサイエンス研究部生体情報内科学　教授
久米田　靖郎	寿楽会　大野記念病院腎臓内科
西沢　良記	大阪市立大学大学院医学研究科代謝内分泌病態内科学　教授
飯田　啓二	神戸大学大学院医学系研究科応用分子医学講座内分泌代謝・神経・血液腫瘍内科
千原　和夫	神戸大学大学院医学系研究科応用分子医学講座内分泌代謝・神経・血液腫瘍内科　教授
小野　昌美	東京女子医科大学内分泌疾患総合医療センター内科　講師
三木　伸泰	東京女子医科大学内分泌疾患総合医療センター内科　助教授
肥塚　直美	東京女子医科大学内分泌疾患総合医療センター内科　教授

岩﨑　泰正	高知大学医学部内分泌代謝・腎臓内科学　講師
橋本　浩三	高知大学医学部内分泌代謝・腎臓内科学　教授
田中　敏章	国立成育医療センター臨床研究部　部長
大磯ユタカ	名古屋大学大学院代謝病態内科学　教授
石川　三衛	自治医科大学附属大宮医療センター総合医学第一　教授
宮森　勇	福井大学医学部第3内科学教室　教授
猿田　享男	慶應義塾大学名誉教授
中井　利昭	株式会社 三菱化学ビーシーエル学術部　顧問／筑波大学名誉教授
諏訪　哲也	岐阜大学医学部内分泌代謝病態学
宗　友厚	岐阜大学医学部内分泌代謝病態学　助教授
山北　宜由	松波総合病院　院長
武田　純	岐阜大学医学部内分泌代謝病態学　教授
藤枝　憲二	旭川医科大学医学部小児科学　教授
竹内　亨	東京大学医学部産婦人科学　講師
堤　治	東京大学大学院医学系研究科産婦人科学　教授
足立　雅広	九州大学大学院医学研究院老年医学　特任助手
高柳　涼一	九州大学大学院医学研究院老年医学　教授
後藤　公宣	医療法人笠松会 有吉病院　副院長
柳瀬　敏彦	九州大学大学院医学系研究院病態制御内科学　助教授
緒方　勤	国立成育医療センター研究所小児思春期発育研究部　部長
上野　秀樹	国立がんセンター中央病院肝胆膵内科
白鳥　敬子	東京女子医科大学消化器病センター消化器内科　教授
福井　広一	京都大学大学院医学研究科消化器内科学(現:獨協医科大学病理学[人体分子]　講師)
山﨑　喜代美	東京女子医科大学内分泌疾患総合医療センター内分泌外科　助手
小原　孝男	東京女子医科大学内分泌疾患総合医療センター内分泌外科　教授
黒川　順夫	黒川内科　院長（黒川心理研究所所長）
今川　彰久	大阪医科大学第1内科学教室
花房　俊昭	大阪医科大学第1内科学教室　教授
西澤　均	大阪大学大学院医学系研究科分子制御内科学
船橋　徹	大阪大学大学院医学系研究科分子制御内科学　講師
中島　弘	大阪府立成人病センター臨床検査科　部長

序　文

　「内分泌疾患は難しい」とよくいわれる．しかし，本書はそのように感じておられる方にこそ読んでいただきたい．本書を読むことにより内分泌疾患への興味がそそられ，「内分泌疾患は面白い」と思っていただけると確信している．

　内分泌疾患が難しいといわれる理由の一つは，内分泌疾患の多くが，最初は必ずしもその疾患特有の症候を示さず，非専門医が内分泌疾患を想起するのに時間がかかるためであろう．本書は，内分泌非専門医や内分泌疾患を勉強しようとする研修医のために，内分泌疾患でよく起こってくる症候を中心に据え，臨床の現場でいかにすれば内分泌疾患を想起し，正確な診断に到達できるかを，数多くの臨床例をあげてわかりやすく解説したものである．内分泌疾患は，その存在の可能性を想起することさえできれば，正確な診断に到達するのはそれほど困難ではないため，最初に患者の診療を担当する臨床医の力量が問われる分野である．言い換えれば，内分泌疾患診療の醍醐味は，一見，内分泌疾患を想起し難い患者を診察したときでも，その患者の症候，特徴を的確に捉えて内分泌疾患の正確な診断に至ることであるともいえる．

　まず試みに，本書の中の各章のタイトルを通覧していただきたい．そして，その中で興味の感じられた部分を，どこでもよいから読んでいただきたい．するとその中に，多くの臨床経験に裏付けられた，内分泌疾患の診療におけるエッセンスが多数盛り込まれていることを発見されるであろう．とくに「疾患編」では，一見，内分泌疾患とは無関係に思われるような症候であっても，実は内分泌疾患の初期の症候であることがいかに多いか驚かれるであろう．本書を通読

することにより，そのような教訓的な症例にできるだけ数多く出会っていただきたい．非専門家にとっていろいろな分野の内分泌疾患を自分自身で多数経験することは不可能であろうが，本書を利用すれば数多くの教訓的な症例をシミュレイションすることができ，不足しがちな臨床経験を補完することが可能となる．

　内分泌系では，ホルモンと呼ばれる生理活性物質が，その受容体（レセプター）を介して一連の生物作用を発揮するシステムである．内分泌疾患は，その一連の過程のどこかに異常が生じて発症する病気である．近年の基礎および臨床医学の進歩により，内分泌疾患の発症メカニズムはかなり解明されつつある．その発症メカニズムを理解できるようになると，難しいと思っていた内分泌疾患が，目から鱗が落ちるように理解しやすくなるという経験をお持ちの方も多いと思う．本書は，実際の症例をもとに臨床に則して書かれたものではあるが，それらの症例を通じて内分泌系の面白さにも気付いていただき，内分泌疾患に今まで以上に興味を持っていただければ，編者としてこれ以上の喜びはない．本書を十分に活用され，臨床現場において内分泌疾患の早期発見，早期治療に役立てていただけることを切望している．

2005年10月

編　　者

目　次

●総　論●

1　ホルモンの作用機構，分泌調節　3
山路　徹
- ホルモンの種類　3
- ホルモンの作用機構　4
  1. 細胞内受容体　4
  2. 細胞膜受容体　5
- ホルモンの分泌調節　9
  1. フィードバック機構　9
  2. ホルモンリズム　9

2　内分泌疾患における問診のとり方　11
西川　哲男
- 一般症状　11
- 消化器症状　12
- 循環・呼吸器系症状　13
- 運動器・神経系症状　13
- その他　13

3　内分泌疾患における身体所見のとり方　14
須田　俊宏
1. 身長　14
2. 肥満　14
3. 痩せ　14
4. 頭部，顔貌　15
5. 目，口，鼻，耳　15
6. 前頸部，甲状腺　15
7. 胸部　15
8. 腹部　15
9. 背部　15
10. 四肢　15
11. 皮膚，色素沈着　16
12. 多毛と脱毛　16

4　一般検査値の異常から内分泌疾患をみつける　17
小島　元子
- 尿検査　17
  1. 尿量の異常　17
  2. 尿所見　17
- 末梢血検査　17
- 生化学検査　17
  1. 血糖の異常　17
  2. 血清電解質異常　17
  3. 肝機能検査　19
  4. その他　19
- 心電図　19
- 単純レントゲン　19
  1. 頭部レントゲン写真　19
  2. 胸腹部レントゲン写真　20
  3. 手足のレントゲン写真　21

5　内分泌負荷試験　22
紫芝　良昌
- なぜ負荷試験が必要か　22
  1. ホルモン濃度の減少・過剰を間接的に知る手がかりとして　22
  2. ホルモン作用の全体量の把握として　22
  3. ホルモン分泌のフィードバック調節を逸脱した自動能を検出する手段として　22
  4. 負荷された物質の代謝から疾患を推定する　22
- 負荷試験の準備と実施　22
- 負荷試験一覧ととくに重要な負荷試験とその結果の解釈について　23
  1. GH分泌欠損の診断　23
  2. 末端肥大症の診断の場合　23
  3. 副腎インシデンタローマ　30

6　内分泌検査における超音波検査─甲状腺・副甲状腺を中心にみる超音波検査の有用性　32
横澤　保
- 機種はどれを選ぶか？　32
  1. 機種の選択のポイント　32
  2. 基本的なエコー画像の作り方　32
  3. 術者と患者，モニターの位置関係　32
- 局所解剖と触診　33
- エコーの特徴（長所・短所とその対策）　33
  1. エコー法の長所　33
  2. エコー法の短所とその対策　34
- 典型例　35
  1. 乳頭癌　35
  2. 濾胞癌　35
- 副甲状腺疾患へのエコーの有用性　35

7　内分泌疾患の画像診断　39
御前　隆／小西　淳二
- 各内分泌臓器の画像診断についての概説　39
  1. 下垂体　39
  2. 甲状腺　39
  3. 副甲状腺　40
  4. 副腎　40
  5. 膵臓　41
  6. 卵巣　41

8 内分泌救急疾患の処置　42
今城　俊浩

甲状腺クリーゼ　42
 1．病　因　42
 2．症　候　42
 3．診　断　42
 4．治　療　42
副腎クリーゼ（急性副腎不全）　43
 1．病　因　43
 2．症　状　43
 3．診　断　43
 4．治　療　43
 5．その他　43
高Ca血性クリーゼ　44
 1．病　因　44
 2．症　状　44
 3．治　療　44
糖尿病性昏睡　44
 1．病因・分類　44
 2．症　状　44
 3．診　断　44
 4．治　療　45

9 内分泌疾患と心身症　46
深尾　篤嗣

バセドウ病　46
 1．バセドウ病の病態における心理社会的因子の役割　46
 2．バセドウ病と精神障害（バセドウ精神病）　46
 3．バセドウ病に対する心身医学的アプローチ　47
糖尿病　47
 1．糖尿病の病態における心理社会的因子の役割　47
 2．糖尿病と精神障害　48
 3．糖尿病に対する心身医学的アプローチ　48

10 内分泌領域における最近の動向　50
赤水　尚史

グレリンに関するトランスレーショナルリサーチ　50
 1．グレリン投与対象の候補疾患　50
 2．グレリン投与の臨床試験—臨床第I相試験　51
 3．臨床第II相試験　51

疾患編

1 食欲があるのに，体重が減少している!?　55
佐々木一郎／高松　順太

問　題　編　55
 症例と設問　55
解　説　編　56
 テーマ疾患と解説（総論）　56
  1．疾患概念　56
  2．病　因　56
  3．症　候　56
  4．診　断　56
  5．治　療　56
  6．予後，抗甲状腺剤以外の治療法の選択　58
 その他の疾患（類縁疾患）　58
 患者の生活指導　58
 問題の解説および解答　58
 レベルアップをめざす方へ　59
  放射線ヨード療法と外科的治療について　59
  バセドウ病と妊娠　59

2 検診で甲状腺腫を指摘された!?　60
伊藤　充

問　題　編　60
 症例と設問　60
解　説　編　61
 慢性甲状腺炎（橋本病）について　61
  1．疾患概念　61
  2．頻　度　61
  3．臨床症状　61
  4．診　断　62
  5．治　療　62
  6．橋本病に関連する特殊な病態　62
 問題の解説および解答　62
 レベルアップをめざす方へ　63
  橋本病の病理組織所見　63
  橋本病の病因　64

3 感冒症状の後に，頸部の痛みが!?　65
飯高　誠

問　題　編　65
 症例と設問　65
解　説　編　66
 亜急性甲状腺炎について　66
  1．疾患概念　66
  2．頻　度　66
  3．臨床症状　66
  4．診　断　67
  6．予　後　67
 問題の解説および解答　67
 レベルアップをめざす方へ　68
  破壊性甲状腺炎　68
  自己抗体の出現について　68

4 バセドウ病と診断されたが!?　69
網野　信行

問　題　編　69
 症例と設問　69
解　説　編　70
 無痛性甲状腺炎について　70
  1．疾患概念　70
  2．頻　度　70
  3．臨床症状　70
  4．診　断　71

5．治　　療　72
　　6．甲状腺中毒症の鑑別診断　72
　　7．出産後甲状腺機能異常症　72
　問題の解説および解答　73
　レベルアップをめざす方へ　74
　　1．無痛性甲状腺炎の発症機序　74
　　2．出産後自己免疫疾患の増悪・発症　74

5　食べないのに体重が増加！？　76
高須　信行

問題編　76
　症例と設問　76
解説編　78
　甲状腺機能低下症について　78
　　1．概　　念　78
　　2．原因と病態　78
　　3．頻　　度　78
　　4．臨床症状　78
　　5．検　　査　80
　　6．診　　断　80
　　7．治　　療　80
　問題の解説および解答　80
　レベルアップをめざす方へ　82

6　近医で頸部にしこりがあると言われて！？　83
宮内　昭

問題編　83
　症例と設問　83
解説編　85
　甲状腺のしこり（結節）　85
　問題の解説および解答　85
　レベルアップをめざす方へ　86

7　尿路結石を繰り返す！？　88
三原　正明／井上　大輔／松本　俊夫

問題編　88
　症例と設問　88
解説編　90
　原発性副甲状腺機能亢進症について　90
　　1．疾患概念　90
　　2．疫学，分類，病因　90
　　3．臨床症状　90
　　4．診　　断　90
　　5．治　　療　91
　問題の解説および解答　91
　レベルアップをめざす方へ　93

8　四肢の強直性痙攣　癲癇発作にて救急搬送！？　94
久米田靖郎／西沢　良記

問題編　94
　症例と設問　94
解説編　95
　低カルシウム（Ca）血症によるテタニー症状（副甲状腺機能低下症）について　95
　　1．低Ca血症の臨床症状　95
　　2．低Ca血症の原因　95
　低Ca血症の鑑別法および検査法　97

　　1．低Ca血症，高P血症の場合　97
　　2．低Ca血症，低P血症の場合　99
　問題の解説および解答　100

9　コントロール不良の糖尿病で紹介されてきたが顔貌をみると…！？　103
飯田　啓二／千原　和夫

問題編　103
　症例と設問　103
解説編　104
　先端巨大症について　104
　　1．疾患概念　104
　　2．疫　　学　104
　　3．臨床症状　104
　　4．診　　断　105
　　5．治　　療　105
　問題の解説および解答　105
　レベルアップをめざす方へ　107
　　先端巨大症の新しい薬物療法　107

10　女性は無月経・乳汁漏出　男性は視力・視野障害にて来院！？　108
小野　昌美／三木　伸泰／肥塚　直美

問題編　108
　症例と設問　108
解説編　109
　プロラクチノーマについて　109
　　1．疾患概念，疫学　109
　　2．発症年齢，男女比　109
　　3．臨床症状　109
　　4．診　　断　109
　　5．鑑別診断　110
　　6．治　　療　110
　　7．専門医への紹介の判断基準・タイミング　111
　問題の解説および解答　111
　レベルアップをめざす方へ　112
　　病　　因　112
　　注意すべき高PRL血症：Subtype-3　adenoma　112

11　下垂体腺腫術後における管理　114
岩﨑　泰正／橋本　浩三

問題編　114
　症例と設問　114
解説編　115
　下垂体腫瘍摘出術後に発症する下垂体前葉機能低下症について　115
　　1．概　　念　115
　　2．分　　類　115
　　3．症　　状　115
　　4．検　　査　115
　　5．治　　療　116
　下垂体腫瘍摘出術後に発症する下垂体後葉機能低下症について　116
　　1．概　　念　116
　　2．分　　類　116
　　3．症　　状　116
　　4．検　　査　116

iv 目次

　　5．治　　療 　116
　問題の解説および解答 　116
　レベルアップをめざす方へ 　117
　　脳外科手術後の中枢性尿崩症 　117
　　成人のGH補充療法 　117

⑫ 学校検診で低身長を指摘された？　119
　　　　　　　　　　　　　　田中　敏章
問 題 編 　119
　症例と設問 　119
解 説 編 　120
　成長ホルモン分泌不全性低身長症について 　120
　　1．疾患概念 　120
　　2．頻　　度 　120
　　3．臨床症状 　120
　　4．診　　断 　120
　　5．治　　療 　122
　　6．予　　後 　122
　問題の解説および解答 　122
　レベルアップをめざす方へ 　123

⑬ のどが渇き　尿が多いが!!?　125
　　　　　　　　　　　　　　大磯　ユタカ
問 題 編 　125
　症例と設問 　125
解 説 編 　126
　中枢性尿崩症について 　126
　　1．疾患概念 　126
　　2．病因と頻度 　126
　　3．臨床症候 　126
　　4．診　　断 　127
　　5．治　　療 　127
　　6．予　　後 　127
　鑑別する疾患 　127
　患者の生活指導 　127
　問題の解説および解答 　128
　レベルアップをめざす方へ 　128
　　1．仮面 DI 　128
　　2．妊娠とCDI 　128

⑭ 低Na血症をともなう意識障害!?　129
　　　　　　　　　　　　　　石川　三衛
問 題 編 　129
　症例と設問 　129
解 説 編 　130
　SIADHについて 　130
　　1．疾患概念 　130
　　2．臨床症候 　130
　　3．診　　断 　130
　　4．治　　療 　131
　問題の解説および解答 　132

⑮ 肥満，高血圧，月経不順を主訴に来院した32歳女性　133
　　　　　　　　　　　　　　宮森　勇
問 題 編 　133
　症例と設問 　133

解 説 編 　134
　クッシング症候群について 　134
　　1．疾患概念 　134
　　2．頻　　度 　134
　　3．臨床症状 　134
　　4．診　　断 　134
　　5．治　　療 　134
　　6．クッシング症候群に関連する特異な病態 　134
　問題の解説および解答 　135
　レベルアップをめざす方へ 　135
　　異所性ACTH産生腫瘍におけるクッシング症候群とAME症候群 　135

⑯ 血清カリウム低値の高血圧患者!?　136
　　　　　　　　　　　　　　猿田　享男
問 題 編 　136
　症例と設問 　136
解 説 編 　137
　原発性アルドステロン症 　137
　　1．疾患概念 　137
　　2．頻　　度 　137
　　3．臨床症状 　137
　　4．検査成績 　137
　　5．診　　断 　137
　　6．治　　療 　138
　問題の解説および解答 　138

⑰ 突然頭痛がひどくなる!?　140
　　　　　　　　　　　　　　中井　利昭
問 題 編 　140
　症例と設問 　140
解 説 編 　141
　褐色細胞腫について 　141
　　1．疾患概念 　141
　　2．発症頻度 　141
　　3．臨床症状 　141
　　4．診　　断 　141
　　5．治　　療 　141
　問題の解説および解答 　142
　レベルアップをめざす方へ 　143
　　多発性内分泌腺腫症の発症機序 　143

⑱ 最近色黒になったんじゃない!?　145
　　　　　　諏訪哲也／宗　友厚／山北　宜由／武田　純
問 題 編 　145
　症例と設問 　145
解 説 編 　146
　原発性副腎不全（アジソン病）について 　146
　　1．疾患概念 　146
　　2．病　　因 　146
　　3．症　　候 　146
　　4．診　　断 　146
　　5．治　　療 　147
　　6．類縁疾患：二次性副腎不全 　147
　　7．患者の生活指導 　147
　問題の解説および解答 　147
　レベルアップをめざす方へ 　148

自己免疫性副腎不全	148

19　無月経を主訴に来院した17歳女性!?　149
　　　　　　　　　　　　　　　藤枝　憲二

問　題　編　149
　症例と設問　149
解　説　編　150
　先天性副腎過形成症について　150
　　1．疾患概念　150
　　2．先天性副腎過形成症の病因　150
　　3．頻　　度　151
　　4．臨床症状　151
　　5．診　　断　152
　　6．治　　療　152
　問題の解説および解答　153
　レベルアップをめざす方へ　154
　　新生児マススクリーニング　154
　　出生前診断・治療　154

20　全身倦怠感，しびれを主訴に来院した 38歳女性!?　156
　　　　　　　　　　　足立　雅広／高柳　涼一

問　題　編　156
　症例と設問　156
解　説　編　157
　解　　説　157
　　1．疾患概念　157
　　2．病　　因　158
　　3．症　　候　159
　　4．診　　断　160
　　5．治　　療　160
　その他の疾患　161
　患者の生活指導　161
　問題の解説および解答　161
　レベルアップをめざす方へ　162

21　体毛が多くなり不妊となったが…!?　163
　　　　　　　　　　　　　竹内　享／堤　　治

問　題　編　163
　症例と設問　163
解　説　編　164
　多嚢胞性卵巣症候群について　164
　　1．疾患概念　164
　　2．病因・病態　164
　　3．診　　断　165
　　4．治　　療　165
　　5．予　　後　165
　　6．鑑別すべき疾患　165
　問題の解説および解答　166
　レベルアップをめざす方へ　166
　　多嚢胞性卵巣症候群における卵巣の形態学的特徴　166
　　多嚢胞性卵巣症候群におけるインスリン抵抗性　167
　　環境ホルモンと多嚢胞性卵巣症候群との関連　167

22　無月経となったが…!?　169
　　　　　　　　　　　後藤　公宣／柳瀬　敏彦

問　題　編　169

症例と設問　169
解　説　編　170
　内科領域で遭遇する無月経　170
　　1．高ゴナドトロピン性性腺機能低下症（原発性性腺機能低下症）　170
　　2．中枢性無月経　170
　　3．視床下部・下垂体・卵巣系以外の内分泌腺の機能障害　171
　　4．そ の 他　171
　問題の解説および解答　171

23　奇形を伴う性腺機能異常って？　173
　　　　　　　　　　　　　　　　緒方　　勤

問　題　編　173
　症例と設問　173
解　説　編　174
　Cytochrome P450 oxidoreductase（POR）遺伝子異常症　174
　　1．疾患概念　174
　　2．疾患原因　175
　　3．臨床症状と病因　175
　　4．診　　断　177
　　5．治　　療　177
　レベルアップをめざす方へ　177

24　難治性の十二指腸潰瘍!?　178
　　　　　　　　　　　上野　秀樹／白鳥　敬子

問　題　編　178
　症例と設問　178
解　説　編　179
　Zollinger-Ellison症候群について　179
　　1．疾患概念　179
　　2．頻　　度　179
　　3．臨床症状　179
　　4．診　　断　179
　　5．治　　療　180
　　6．Zollinger-Ellison症候群に関連する特殊な病態　180
　　7．類縁疾患・鑑別診断　180
　　8．そ の 他　180
　問題の解説および解答　180
　レベルアップをめざす方へ　181
　　選択的動脈内刺激薬注入法　181

25　検診で見つかった胃粘膜下腫瘍!?　182
　　　　　　　　　　　　　　　　福井　広一

問　題　編　182
　症例と設問　182
解　説　編　183
　胃カルチノイドについて　183
　　1．疾患概念　183
　　2．頻　　度　183
　　3．臨床症状　183
　　4．診　　断　183
　　5．治　　療　183
　　6．関連事項／胃カルチノイド腫瘍の分類　184
　問題の解説および解答　184
　レベルアップをめざす方へ　185
　　MEN1（*menin*）遺伝子　185

26 消化性潰瘍と高カルシウム血症の合併!? 186
山崎喜代美／小原　孝男
問　題　編　186
　症例と設問　186
解　説　編　187
　多内分泌腺腫症1型の疾患概念　187
　　1．診断基準　187
　　2．頻　　度　187
　　3．臨床症状　188
　　4．治　　療　189
　　5．外来経過観察の方法　189
　問題の解説および解答　189

27 神経性食欲不振症（拒食症）と神経性過食症（神経性大食症）はどう違うの？ 191
黒川　順夫
問　題　編　191
　症例と設問　191
解　説　編　192
　摂食障害　192
　　1．疫　　学　192
　　2．原　　因　192
　　3．診断および分類　192
　　4．内分泌学的異常　193
　　5．治　　療　194
　問題の解説および解答　194
　レベルアップをめざす方へ　195

28 1型糖尿病ではいつもGAD抗体は陽性なの？ 196
今川　彰久／花房　俊昭
問　題　編　196
　症例と設問　196
解　説　編　197
　1型糖尿病について　197
　　1．1型糖尿病の概念　197
　　2．病　　因　197
　　3．症　　候　197
　　4．診　　断　197
　　5．治　　療　198

問題の解説および解答　198
レベルアップをめざす方へ　199
　細胞性免疫異常の末梢血を用いた検査　199
　1型糖尿病の膵組織所見　199

29 内臓脂肪が増えると糖尿病になるの？ 200
西澤　　均／船橋　　徹
問　題　編　200
　症例と設問　200
解　説　編　201
　メタボリックシンドロームの診断基準　201
　病態と基準値　201
　　1．内臓脂肪（腹腔内脂肪）蓄積　201
　　2．インスリン抵抗性　201
　　3．動脈硬化惹起性リポ蛋白異常　202
　　4．高　血　圧　202
　問題の解説および解答　203
　レベルアップをめざす方へ　204
　　アディポサイトカイン　204

30 こんなにたくさん鎮痛剤を投与して大丈夫なの？ 208
中島　　弘
問　題　編　208
　症例と設問　208
解　説　編　209
　痛風について　209
　　1．疾患概念，症状，診断　209
　　2．頻　　度　210
　　3．治療の考え方　210
　　4．一般医が知っておくべき痛風発作時の治療の原則　210
　　5．独立した治療である尿路管理　210
　　6．現在の尿酸値管理の原則　210
　　7．メタボリックシンドロームにおける尿酸値の問題とその管理　211
　問題の解説および解答　211

索　　引　215

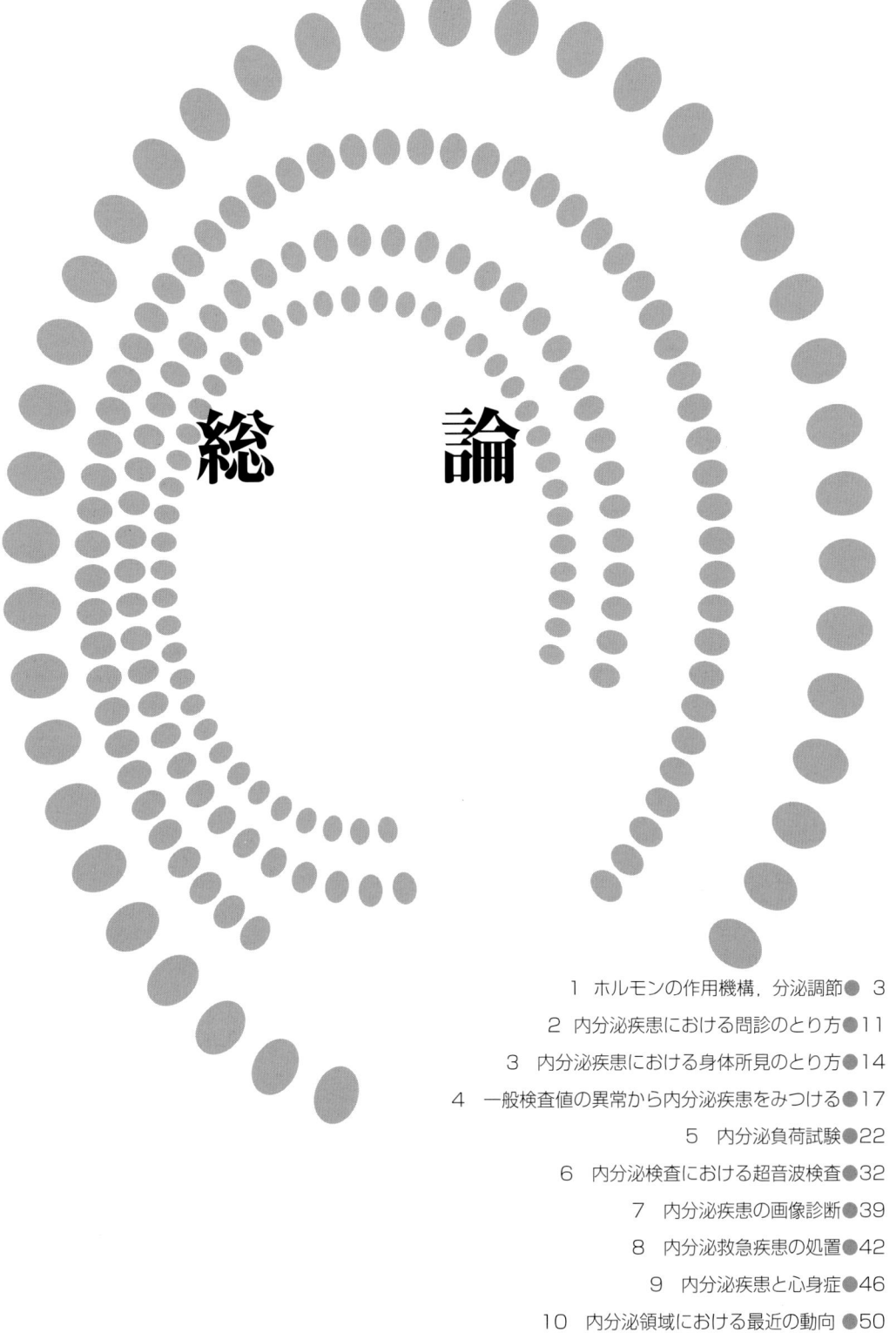

総論

1 ホルモンの作用機構，分泌調節 ● 3
2 内分泌疾患における問診のとり方 ● 11
3 内分泌疾患における身体所見のとり方 ● 14
4 一般検査値の異常から内分泌疾患をみつける ● 17
5 内分泌負荷試験 ● 22
6 内分泌検査における超音波検査 ● 32
7 内分泌疾患の画像診断 ● 39
8 内分泌救急疾患の処置 ● 42
9 内分泌疾患と心身症 ● 46
10 内分泌領域における最近の動向 ● 50

総論

1 ホルモンの作用機構，分泌調節

 ホルモンの種類

　ホルモンは血液中に分泌され，遠隔の臓器に運ばれて作用する物質と定義されてきた．しかし，ホルモンの作用機構が明らかになるにつれ，ホルモンの概念は変貌しつつある．ホルモンによっては，血流で運ばれることなく，近接の細胞に作用を及ぼすものがある（傍分泌系 paracrine system）．いったん分泌されたホルモンが，分泌細胞自身に作用する場合もある（自己分泌系 autocrine system）．現在では，これらの局所ホルモンもひろくホルモンに含めることが多い．

　ホルモンは，ペプチドホルモン，ステロイドホルモン，アミンおよびアミノ酸の3グループに分類される（表1）．そのほかに，プロスタグランジンなどのエイコサノイドをホルモンとして扱うこともある．

表1　代表的なホルモン

産生臓器・組織	ペプチドホルモン	ステロイドホルモン	アミン・アミノ酸
視床下部	副腎皮質刺激ホルモン放出ホルモン（CRH） 甲状腺刺激ホルモン放出ホルモン（TRH） ゴナドトロピン放出ホルモン（GnRH） 成長ホルモン放出ホルモン（GHRH） ソマトスタチン（SRIH） プロラクチン放出因子（PRF）		ドーパミン
下垂体前葉	副腎皮質刺激ホルモン（ACTH） 甲状腺刺激ホルモン（TSH） ゴナドトロピン（LH, FSH） 成長ホルモン（GH） プロラクチン（PRL）		
視床下部― 下垂体後葉	バゾプレッシン（AVP） オキシトシン（OXT）		
甲状腺	カルシトニン		T_4, T_3
副甲状腺	副甲状腺ホルモン（PTH）		
副腎皮質		コルチゾール アルドステロン 副腎性男性ホルモン	
副腎髄質			カテコールアミン
性　腺	インヒビン アクチビン	テストステロン（精巣） エストロゲン（卵巣） プロゲステロン（卵巣）	
膵	インスリン グルカゴン		
消化管	ガストリン，グレリン，コレシストキニン セクレチン，GIP，モチリンなど		
腎	エリスロポエチン レニン	1.25水酸化ビタミンD_3	
心　臓	心房性ナトリウム利尿ホルモン（ANP）		
胎　盤	絨毛性ゴナドトロピン（CG） 胎盤性ラクトゲン（PL）	エストロゲン プロゲステロン	
その他	アンジオテンシン 胸腺ホルモン（胸腺） 成長因子（種々の細胞） サイトカイン（免疫細胞ほか） レプチン（脂肪細胞）		メラトニン（松果体）

T_4 : thyroxine, T_3 : triiodothyronine

ホルモンの作用機構

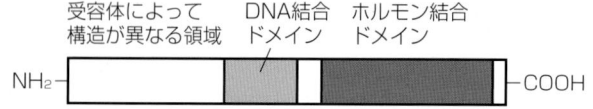

図1　核受容体スーパーファミリーの基本構造
DNA結合ドメインのアミノ酸配列は互いに相同性が高く，2個の亜鉛結合フィンガーをもっている．

ホルモンは受容体と結合したあとに作用を発揮する．受容体の機能は二つに分けて考えることができる．第一に，受容体はホルモンを他の物質と選別して結合することにより，ホルモン作用の特異性を決定する．そのためには，ホルモンと受容体の結合は特異的で，かつ親和性が高くなければならない．第二に，受容体はホルモンからのシグナルを細胞内に伝え，これを増幅してホルモン作用を発現させる．

ホルモン受容体には，細胞内（核）受容体と細胞膜受容体がある．

1．細胞内受容体

脂溶性のホルモン（ステロイドホルモン，甲状腺ホルモン）は，細胞膜の脂質二重層を通過できる．ホルモンは細胞内の受容体と結合し，ホルモン－受容体複合体が標的遺伝子の転写を変化させることによって作用をあらわす．

1）ステロイドホルモン受容体
（1）受容体の構造

ステロイドホルモン受容体の基本構造は，甲状腺ホルモン，レチノイン酸受容体と同じである．これらの受容体を一括して核受容体スーパーファミリーと呼んでいる．

受容体の中央部にはDNA結合ドメインがある（図1）．その中核をなすのは亜鉛結合フィンガーという特殊な構造で，活性化された受容体はここでDNAと結合する．つまり，受容体蛋白の一部は亜鉛で束ねられて指状のループを形成し，これがDNA鎖とからまって結合することになる．

一方，受容体のC末端側にはホルモン結合ドメインがある．このドメインはステロイドのA環とD環を別々に認識し，各種のステロイドホルモンと親和性の高い結合能を示す．それ以外に，受容体の2量体形成，細胞核への移動，標的遺伝子の活性化といった機能を担う座が，受容体蛋白の各所に分布している．

（2）ホルモン結合と核への移動

性ホルモン受容体はもっぱら細胞核に存在する．これに対し，グルココルチコイドの受容体は細胞質にあって，熱ショック蛋白（hsp）と結合している．ホルモンが結合するとhspは解離し，ホルモン－受容体複合体は細胞核内に移動する（図2，図3）．

核内に移行したホルモン－受容体複合体はホモ二量体を形成し，次いで，標的遺伝子の5'側に位置するホルモン応答エレメント（HRE）と結合する（図2）．

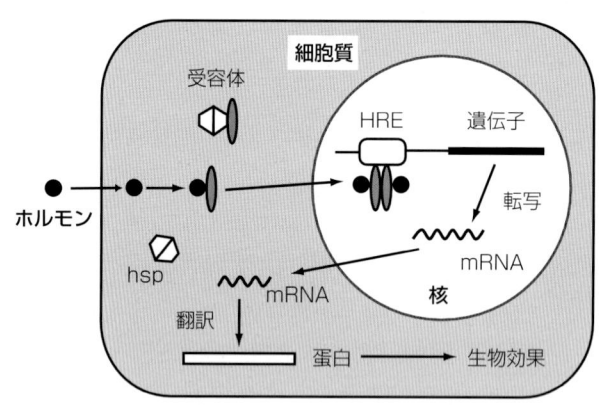

図2　グルココルチコイドの作用機構
HRE：ホルモン応答エレメント
hsp：熱ショック蛋白

その結果，HREは活性化され，これにさまざまな転写因子や修飾因子が結合してホルモン応答ユニットがつくられる．ホルモン応答ユニットは転写開始の引き金をひく．

（3）転写装置の起動

真核細胞のRNAポリメラーゼは，単独では転写を開始できない．基本的な転写装置の仕組みは次のように考えられている．遺伝子の転写を調節するのは，転写開始部位からわずか上流に位置するプロモーターエレメントである．プロモーターエレメントには，上流プロモーター（CAAT boxなど）とTATAボックスと呼ばれる塩基配列がある（図3）．前者は転写の頻度を，後者は転写開始の位置を決定する．転写の開始にあたっては，まずTATAボックスにTBP（TATAボックス結合蛋白）が結合する．TBPにはさらに多数の転写因子が結合し，転写因子複合体を形成する．複合体はRNAポリメラーゼIIをその場に誘導し活性化して，近傍から遺伝子の転写を開始させる．

ホルモン応答ユニットの形成から転写装置の起動にいたる道筋には不明な点が少なくないが，CBP/p300，p160ファミリーなど一群のコアクチベーター蛋白が重要な役割を果たしている．これらの蛋白は，他の蛋白が結合するための足場を提供してホルモン応答ユニットと転写装置を連結する．一方では，その酵素活性によってクロマチンの構造を変化させ，転写に有利

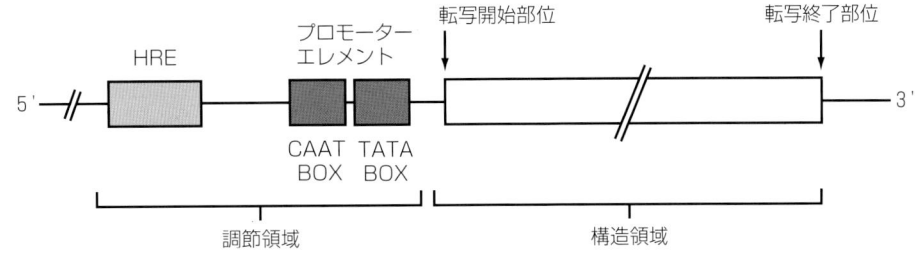

図3 ホルモン応答遺伝子の転写調節領域

な環境をつくるものと推定されている．

（4）ホルモン作用の特異性

エストロゲンを除くステロイドホルモンでは，標的遺伝子のHREは共通である．したがって，ホルモン作用の特異性はHREのレベルではなく，受容体のホルモン結合ドメインによって規定される．ただし，ミネラロコルチコイド受容体は例外で，アルドステロンと同様にコルチゾールを結合する．腎の11β-水酸化ステロイド脱水素酵素欠損のためコルチゾールからコルチゾンへの変換が進まない場合には，過剰のコルチゾールが腎のミネラロコルチコイド受容体と結合して高血圧を起こす（apparent mineralocorticoid excess）．

2）甲状腺ホルモン受容体

甲状腺ホルモン受容体は細胞核に存在し，クロマチンと強く結合している．T_3，T_4のいずれとも結合するが，T_3との結合能はT_4の約10倍に達する．

受容体の基本構造はステロイドホルモン受容体と同じである（図1）．受容体がホルモンと結合し2量体を形成した後，遺伝子のプロモーター活性を高めるのも同じである．違う点としては，次の三つがあげられる．

第一に，甲状腺ホルモン受容体は単一ではない．別々の遺伝子にコードされたα，β受容体のほか，スプライシングの差によるサブタイプがある．異なる分子種の受容体がどのように機能を分担しているのかについては，明確な説明が与えられていない．

第二に，甲状腺ホルモンや活性型ビタミンDの受容体は，レチノイドX受容体（RXR）のような別種の受容体とヘテロ2量体をつくる．その意義は不明であるが，RXRが甲状腺ホルモン受容体とDNAの結合を強固にする作用などが想定されている．

第三に，甲状腺ホルモン受容体は，単独でも標的遺伝子のホルモン応答エレメントと結合する．甲状腺ホルモンをもたずにDNAと結合した受容体は，種々の蛋白と複合体をつくったあとで，転写の基本レベルを減ずるサイレンサーとして働くものと考えられている．

2．細胞膜受容体

水溶性のホルモン（ペプチドホルモン，カテコールアミン）は，細胞膜を構成する脂質二重層を通過できない．そこで，ホルモンは標的細胞の細胞膜上に存在する受容体と結合する．細胞膜受容体は，ホルモンを結合する細胞外ドメイン，シグナルを細胞内に伝える細胞内ドメイン，両者を連結する細胞膜ドメインをもっている．

受容体はホルモンを結合すると，立体構造が変化して凝集する．その結果生じた2量体が，次に起こるシグナル伝達の引き金をひく．

細胞膜受容体は次の4つに分類されている（図4）．

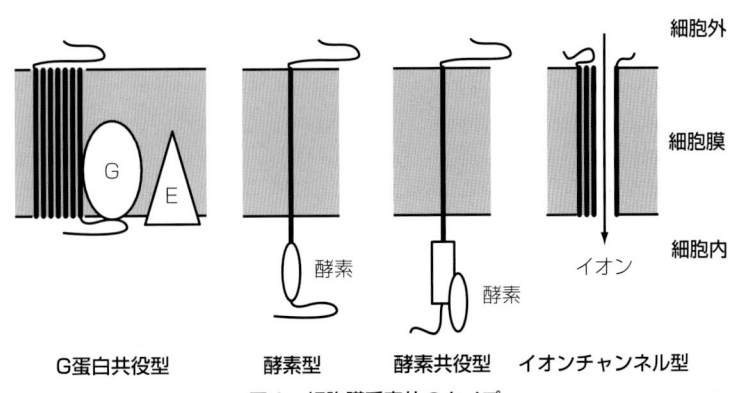

図4 細胞膜受容体のタイプ
G：G蛋白，E：効果器

1）G蛋白（GTP結合蛋白）共役型

大部分のペプチドホルモン，カテコールアミンの受容体が含まれる．このタイプの受容体は，細胞膜を7回貫通する構造をもっている（図4）．

G蛋白共役型の受容体で，シグナル伝達の鍵を握るのはG蛋白である（図5）．G蛋白は3つのサブユニット（α，β，γ）から成り，非刺激状態ではαサブユニットはGDPを結合している．受容体がホルモンを結合すると，細胞膜のG蛋白結合領域の構造が変化する．αサブユニットのGDPはGTPと置換され，β・γサブユニットと解離する．その結果，αサブユニットは活性化され，効果器（effector）にシグナルを伝える．

一方，GTPと結合したαサブユニットにはGTPase活性があり，みずからのGTPを加水分解してGDPに変換する．G蛋白はもとの非刺激状態に戻って，シグナル伝達のスイッチが切られることになる（図5）．

G蛋白からのシグナルを受け取る効果器は，G蛋白の種類によって異なる．アミノ酸配列の類似性から，G蛋白をG_s, G_i, G_q, G_{12}の4つのグループにまとめることができる（表2）．

（1）G_s蛋白：細胞膜の内側にはアデニル酸シクラーゼが存在する．G_s蛋白のαサブユニットは，この酵素を刺激してATPから環状AMP（cAMP）への変換を促す（図5）．

増加したcAMPはcAMP依存性蛋白キナーゼ（Aキナーゼ）の調節サブユニットと結合し，Aキナーゼの触媒サブユニットを切り離す．Aキナーゼの酵素作用は活性化し，細胞内の特定のキナーゼや基質蛋白をリン酸化する．これをきっかけに，一連の蛋白が次々とリン酸化されて活性をもつようになり，最終的にホルモン作用があらわれる．

Aキナーゼの触媒ユニットは細胞核内にも移行する．転写因子をリン酸化し，遺伝子の転写活性を高め

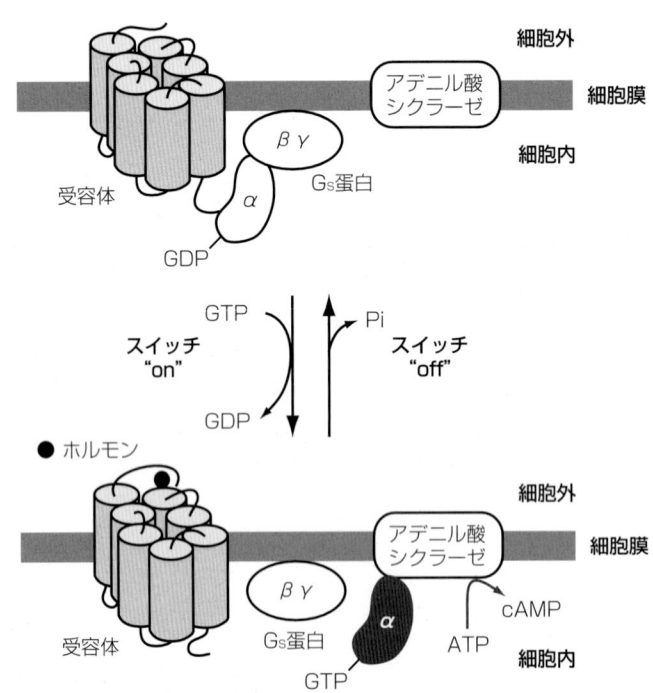

図5　G蛋白－アデニル酸シクラーゼ系による細胞内シグナル伝達機構

表2　G蛋白共役型の受容体

G蛋白	効果器	第2メッセンジャー	受容体（例）
G_s	アデニル酸シクラーゼ Ca^{2+}チャンネル	↑cAMP ↑Ca^{2+}	β受容体，CRH，GHRH，バゾプレッシン（V_2） ACTH，TSH，LH，FSH，PTH，グルカゴン
G_i*	アデニル酸シクラーゼ K^+チャンネル Ca^{2+}チャンネル	↓cAMP ↑膜電位 ↓Ca^{2+}	α_2受容体，ソマトスタチン，オピオイド， セロトニン（5HT$_1$）ムスカリン（M2, M4）
G_q	フォスフォリパーゼC	↑IP$_3$, DAG, Ca^{2+}	α_1受容体，GnRH，TRH，バゾプレッシン（V_1） オキシトシン，アンジオテンシン（AT$_1$） セロトニン（5HT$_2$），ムスカリン（M1, M3）
G_{12}	?	?	?

*サブタイプによっては，ほかの効果器と共役するものがある．

ることになる．

（2）G_i蛋白：G_i蛋白のαサブユニットは，逆にアデニル酸シクラーゼを抑制する．cAMPの産生は低下し，Gs蛋白とは逆方向のシグナルを送ることになる．

（3）G_q蛋白：G_q蛋白の効果器はホスフォリパーゼC（PLC）である．PLCが活性化すると，細胞膜に存在するイノシトールリン脂質を加水分解して，イノシトール三リン酸（IP_3）とジアシルグリセロール（DAG）を派生する（図6）．

IP_3は細胞内に移行した後，小胞体表面のIP_3受容体と結合し，そのCa^{2+}チャンネルを開く．小胞体から細胞質へCa^{2+}が放出され，細胞内Ca^{2+}濃度は上昇する．その結果，Ca^{2+}結合蛋白のひとつ，カルモデュリンはCa^{2+}を結合して立体構造を変え，カルモデュリン依存性蛋白キナーゼと複合体をつくる．キナーゼ活性は高まって，基質蛋白のリン酸化をもたらす．

一方，細胞膜に残ったDAGは，細胞質から転位した蛋白キナーゼCに作用して，酵素活性を増加させる．このように，Ca^{2+}とDAGの両方の作用で細胞内蛋白のリン酸化が起こり，シグナルの伝達が始まることになる．活性化された蛋白キナーゼCは，転写因子のリン酸化を介して，標的遺伝子の転写調節にも関与している．

2）酵素型

受容体蛋白自身が酵素活性をもつタイプの受容体である．ホルモンが受容体と結合すると，受容体の細胞内ドメインにある酵素活性が刺激される．この型の受容体は細胞膜を1回貫通する構造をもっている（図4）．

受容体に存在する酵素活性には，次のようなものが知られている．

（1）チロシンキナーゼ（インスリン，成長因子受

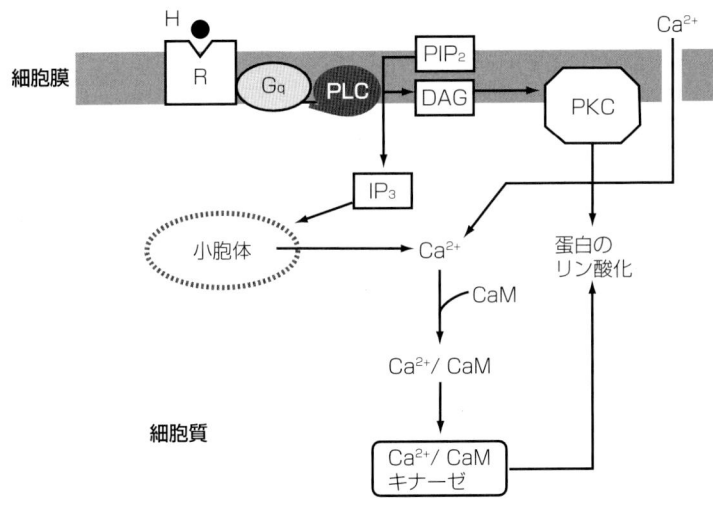

図6　G蛋白−ホスフォリパーゼC系による細胞内シグナル伝達機構
H：ホルモン，R：受容体，Gq：Gq蛋白，PLC：ホスフォリパーゼC，PIP_2：ホスファチジルイノシトール二リン酸，DAG：ジアシルグリセロール，IP_3：イノシトール三リン酸，PKC：Cキナーゼ，CaM：カルモジュリン

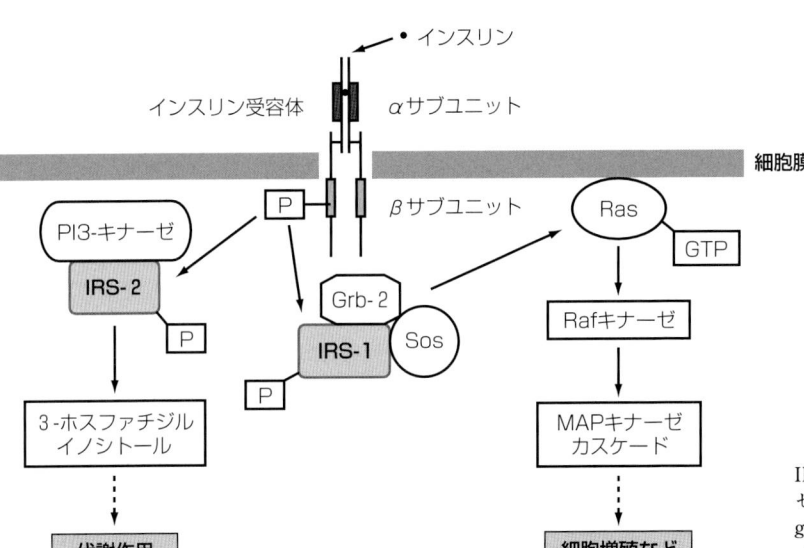

図7　インスリン受容体とシグナル伝達機構
IRS：insulin receptor substrate，PI3-キナーゼ：phosphatidylinositide 3-kinase，Grb-2：growth factor receptor-bound protein，Sos：son of sevenless（グアニンヌクレオチド置換因子）

容体)：インスリン受容体は，おのおの2個のαおよびβサブユニットで構成されている（図7）．インスリンがαサブユニットに結合すると，βサブユニットのチロシンキナーゼ活性が刺激されて，受容体は自己リン酸化を受ける．βサブユニットのキナーゼ活性はさらに高まることになり，少なくとも4種類のIRS（insulin receptor substrates）をリン酸化する．IRSは，細胞内のシグナル伝達分子—SH2ドメイン蛋白との結合能を獲得する．

SH2ドメイン蛋白のなかで重要なのは，PI3-キナーゼとGrb-2蛋白である．IRS-2とPI3-キナーゼが結合すると，PI3-キナーゼが活性化されて，3-ホスファチヂルイノシトールの産生が増加する．これをきっかけに，多彩なシグナル伝達経路が活性化し，細胞のグルコースの取り込みをはじめとする代謝作用が出現する（図7）．

リン酸化されたIRS-1がGrb-2蛋白と結合すると，IRS-1/Grb-2/Sos複合体を形成する．Ras蛋白は非刺激状態ではGDPを結合しているが，Sosの作用でGTPに置換され，生じたRas-GTPはRafキナーゼを活性化する．ここが出発点となって，MAPキナーゼ・カスケードが進行し，蛋白合成促進，細胞増殖などのインスリン作用が現れるものと推測されている（図7）．

（2）セリン／スレオニンキナーゼ（TGFβ，アクチビン，インヒビン受容体）

（3）グアニル酸シクラーゼ（心房性ナトリウム利尿ホルモン受容体）：グアニル酸シクラーゼはGTPから環状GMP（cGMP）への変換を促す．cGMPはcGMP依存性蛋白キナーゼを活性化して，ホルモン作用発現の第一歩が始まる．

（4）チロシンホスファターゼ（一部の抗原の受容体）

3）酵素共役型

受容体蛋白自体には酵素活性はないが，細胞内のチロシンキナーゼと共役するタイプの受容体である．成長ホルモン，プロラクチン，サイトカイン，エリスロポエチン，顆粒球コロニー刺激因子，レプチンの受容体がこれに相当し，細胞膜を1回貫通する構造をもっている（図4）．

成長ホルモンには，受容体との結合部位が2カ所存在する．成長ホルモンはそれぞれの結合部位で，2個の成長ホルモン受容体と結合することにより，受容体の2量体が形成される（図8）．

このシグナルは細胞内のチロシンキナーゼJAK2に伝達され，キナーゼ活性を高める結果，STATと呼ばれる転写因子をリン酸化する．STAT蛋白は2量体を形成し細胞核内に移動した後，c-fosなどの標的遺伝子と結合して転写を促進する．成長ホルモンの作用は，このような機序であらわれるものと考えられている．

4）イオンチャンネル型

一部の細胞膜受容体はイオンチャネルを形成している．シグナル物質が受容体の結合領域に結合すると，イオンチャネルが開口してイオンを通すようになる．受容体は細胞膜を4回貫通する構造をもっている（図4）．アセチルコリンのニコチン受容体やGABA_A受容体などがこのタイプに属する．

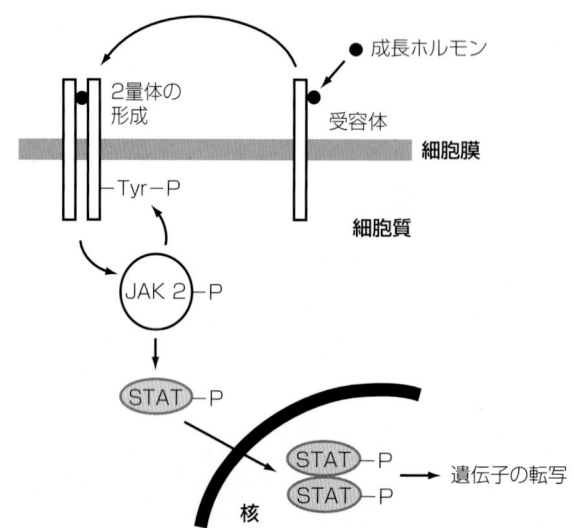

図8　成長ホルモン受容体とシグナル伝達機構
JAK2：Janus kinase 2, STAT：signal transducer and activator of transcription

ホルモンの分泌調節

1. フィードバック機構

生体の内部環境は常に一定に保たれるよう，厳重にコントロールされている．ホルモンが分泌されて生物効果を発揮すると，この変化はホルモンの分泌を抑制する方向に作用する．これがネガティブフィードバック機構（"閉じられたフィードバックループ"）である．ネガティブフィードバックはホルモンの分泌調節上，もっとも重要な機構である．

フィードバック機構にはセンサーが必要である．センサーが感知するのは血液中のホルモンや化学物質だけではない．循環血液量の減少はレニンやバゾプレッシン分泌の重要な刺激になるし，心房圧の増加は心房性ナトリウム利尿ホルモンの放出を促す．この場合，内分泌細胞へシグナルを送るのは自律神経や心房壁の伸展そのものである．

1）単一の内分泌腺によるネガティブフィードバック調節

飲水によって血漿浸透圧が低下すると，変化は前視床下部の浸透圧受容器に感知され，バゾプレッシンの分泌は低下する．その結果，腎集合管における水の再吸収は減少して希釈尿が排泄され，血漿浸透圧は上昇する．血漿浸透圧が上昇した場合は，これと逆方向の変化が起こる．

2）複数の内分泌腺による並列的なネガティブフィードバック調節

相反する生物効果をもつ複数のホルモンが，ネガティブフィードバック調節を行う場合がある．血糖が低下すると，膵β細胞からのインスリン分泌は抑制される．他方では，膵α細胞からグルカゴンが，副腎髄質からはアドレナリンが分泌されて血糖を上昇させようとする．著しい低血糖では，さらにコルチゾールや成長ホルモンの分泌も増加する．このように多くのホルモンの働きによって，ホメオスターシスはより厳密に維持されることになる．

3）複数の内分泌腺による直列的なネガティブフィードバック調節

いくつかの内分泌腺が密接に連携して，階層的なフィードバックループを形成することがある．ストレスによってコルチゾールの血中レベルが上昇すると，そのシグナルは視床下部と下垂体ACTH細胞の両者に伝達される（図9）．視床下部ではCRHの産生・分泌が低下する一方，下垂体ACTH細胞ではCRHに対する反応性の低下，プロオピオメラノコルチン遺伝子の転写の抑制が起こる．その結果，ACTHの分泌が減少

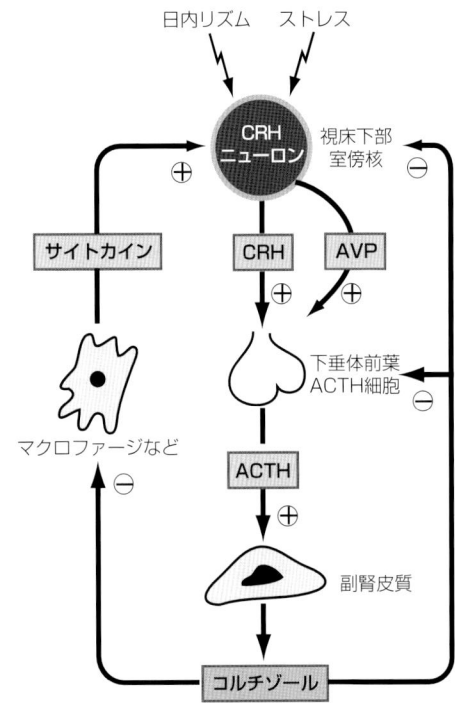

図9 視床下部－下垂体－副腎系と免疫系によるコルチゾールの分泌調節機構
＋は促進効果，－は抑制効果を示す．

してコルチゾールの血中レベルは低下する．

4）短経路フィードバック機構

視床下部ホルモンと下垂体前葉ホルモンの間や，一内分泌腺の内部にもネガティブフィードバック機構がある．ただし，生理的意義については疑問である．

5）ポジティブフィードバック機構

数は少ないが，生体にはポジティブフィードバック機構（"開かれたフィードバックループ"）が存在する．エストラジオールによる排卵前のLH分泌促進作用，授乳や子宮頸管の拡張によるオキシトシン分泌刺激作用などである．この場合，ホルモンの生物効果は内分泌腺にフィードバックせず，それぞれ排卵，授乳の中断，分娩によってホルモンの分泌は停止することになる．

2. ホルモンリズム

ホルモンはいつも一定のスピードで分泌されているわけではない．間欠的，脈動的な分泌動態を示す．ホルモンによっては，日内変動や睡眠に伴う変動を認めるものがある．つまり，フィードバック調節以外にもホルモン分泌調節機構が存在することを意味している．

LHの血中濃度は約90分に1回急速に上昇し，その後，次第に減衰するパターンをくり返す．原因は間欠

的に起こる視床下部GnRHニューロンの神経興奮が，これと同期してGnRHを下垂体門脈へ分泌するためである．このような脈動的なLHの分泌は，下垂体細胞のGnRH受容体の減少（down-regulation）を防ぎ，LHの分泌を維持するために必要と考えられている．

ACTHの分泌には日内変動がある．ACTHの血中レベルは早朝より上昇しはじめ，午前6〜9時にピークに達したのち，減少して真夜中に最低となる．視床下部の視交叉上核からのシグナルがCRHニューロンに伝達され，CRHの分泌が変化するためである．このACTHの日内変動と連動して，コルチゾールの分泌も同様の日内変動を示す．

成長ホルモンやプロラクチンの分泌が睡眠によって増加することはよく知られている．思春期には，LH，FSHの血中レベルは夜間睡眠中に高くなる．

［山路　徹］

総論

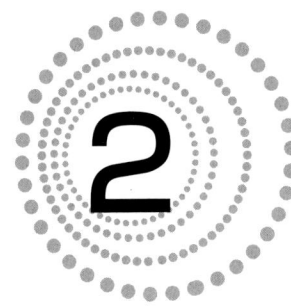

内分泌疾患における問診のとり方

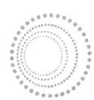 **はじめに**

内分泌疾患はまれな疾病と思われがちで，鑑別診断から漏れてしまうことがしばしばである．しかし，高血圧・糖尿病・高脂血症などの生活習慣病あるいはメタボリック症候群と診断される疾患群のなかに内分泌異常が潜んでいるので注意が必要である．

内分泌疾患を見逃さないためには，各症例の診察にて多くの情報を主訴や現病歴で得ることが重要であり，ホルモンの測定以前に診断が可能といっても過言ではない（表1）．ここでは，日常診療でしばしば経験される患者の訴えをもとに何を考えどのような疾病を頭に描きながら診察すると良いのか概説したい．

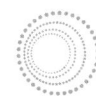 **一般症状**

"何もかも面倒だ，人に会うのもイヤ"と訴える場合には，予想される病態としてうつ状態・うつ病を考え，

1）甲状腺ホルモン不足状態（TSH，FT4の定量），

2）ステロイド過剰症によるうつ状態・うつ病（クッシング症候群：コルチゾールの測定）．また，"髪の毛が抜ける，眉毛の外側が抜ける"という際には，甲状腺ホルモン不足状態を考える（甲状腺機能低下症：橋本病，シーハン症候群等の汎下垂体機能低下症）．

"最近太ってきた"という場合は，

表1 問診所見と内分泌疾患

A. **性腺機能**：男性にてカン高い声，女性にて髭や男性型恥毛などの有無を問診．
　鑑別診断：1）男性での原発性性腺機能低下症（LH，FSH高値）
　　　　　　2）男性での視床下部下垂体機能低下症（LH，FSH低値）
　　　　　　3）女性にて卵巣・副腎のテストステロン産生腫瘍，多発卵巣嚢腫症候群
　　　　　　4）クッシング症候群

B. **体　　重**：いくら食べても太らない・やせてしまう・浮腫っぽくなる・どんどん体重が増えるなどの問診所見．
　鑑別診断：1）甲状腺中毒症（バセドウ病，亜急性甲状腺炎などの破壊性甲状腺炎）
　　　　　　2）糖尿病
　　　　　　3）先端巨大症
　　　　　　4）インスリノーマ

C. **尿**：トイレが近い・夜トイレに起きて冷たい水を飲むなどの問診所見．
　鑑別診断：1）中枢性尿崩症
　　　　　　2）糖尿病

D. **精神症状**：何もかも面倒だ，人に会うのもイヤなどの鬱を示す訴え．
　鑑別診断：1）甲状腺機能低下症（橋本病，汎下垂体機能低下症）
　　　　　　2）クッシング症候群

E. **そ の 他**：頭痛（褐色細胞腫），消化器症状（副腎不全），四肢麻痺（バセドウ病），尿路結石（原発性副甲状腺機能亢進症），乳汁分泌（プロラクチノーマ），無月経（肥満，卵巣嚢腫），高血圧（二次性高血圧），高脂血症（甲状腺機能低下症），高血糖（クッシング症候群，先端巨大症）

1）体重増加が浮腫による場合，甲状腺ホルモン不足状態（TSH，FT4の定量）を考慮し，
2）手足は細く中心性肥満による体重増加ではステロイド過剰症を疑う（コルチゾールの測定）．
3）四肢末端・全身が大きく肥大する肥満は先端巨大症を疑う（成長ホルモン定量）．
4）女性で多毛を伴う肥満は多発卵巣嚢腫症候群（テストステロンの定量）
などを考慮する．

"いくら食べても太らない"との訴えでは，
1）代謝回転の亢進状態すなわち，甲状腺ホルモン過剰状態（バセドウ病などによる甲状腺中毒症：TSH，FT4の定量）．
2）糖代謝障害すなわちインスリン不足或は作用低下での高血糖状態
などを考慮する．

"男性で大人になってもカン高い声がでる"と訴えたら，二次性徴発現の消失すなわち，髭・陰毛の発育不良，小児様外性器であれば，性腺機能低下症を疑う（原発性性腺機能低下症（LH，FSH高値），Hypogonadotropic hypogonadism（LH，FSH低値），カルマン症候群（染色体異常），いずれも血中テストステロンが低下）．

"太い声・低い声がでる"と訴えれば
1）女性での声変りは男性化徴候と考える（女性にて卵巣・副腎のテストステロン産生腫瘍．多発卵巣嚢腫症候群）．
2）太い低音の声で，手足や手指・足趾が大きくなったり太くなったりすれば先端巨大症を疑う（GH，IGF-Iの測定）．
3）しわがれ声になり低音でゆっくり話すようになれば甲状腺機能低下症を疑う（TSH，FT4の定量）．

"トイレが近い，夜トイレに起きて冷たい水を飲む"といえば，
1）突然多尿（3 L/日以上）でとくに夜間頻回に多尿をくり返し，抗利尿ホルモン（ADH）分泌不足で尿の濃縮ができず低張尿多尿をきたす際は，中枢性尿崩症を疑う（尿・血中浸透圧の測定）．
2）突然口渇が出現し昼夜問わず多尿で尿浸透圧が上昇してれば糖尿病を疑う（血糖・尿糖の定量）．

 ## 消化器症状

"吐気，嘔吐，下痢，腹痛"を訴えた場合，感染症や消化管障害を考えるばかりか内分泌異常も鑑別する必要がある．例えば，副腎不全の際にはクリーゼの前駆症状として消化器症状が頻発する．軽微なストレス例えば，上気道炎とかインフルエンザなどの感染を契機に水電解質バランスを崩しやすい．食欲低下し，食事摂取量が低下したり感染性下痢症にて体液喪失すると水分・Na保持能力がもともと低下しているうえ，ミネラロコルチコイド，グルココルチコイドの作用低下により，ただちに脱水，低Na血症をきたしやすい．その状態が持続すると低血糖や腎不全に陥る．注意すべきは，これらの症状を認めると消化器科受診となり，上部，下部などの消化管の内視鏡検査や，腹部超音波，CTを予定され，その際に食止めや下剤処置をする．これらの前処置は脱水，低Na血症を助長することになりきわめて危険な医療行為となる．したがって，アジソン病，単独ACTH欠損症，汎下垂体機能低下症など，原発性および続発性の副腎皮質機能低下症がこれら消化器症状を訴える症例のなかに潜んでいるので注意が必要である．同時に，甲状腺クリーゼ（亢進症でも低下症であっても）も初発症状が消化器症状であることも多い．例えば，バセドウ病クリーゼであれば，発熱，頻脈，発汗，振せんなどが主徴ではあるが，特徴的な甲状腺中毒症の症状発現前に腹痛・下痢を訴えることがある．すなわち，眼突・甲状腺腫とともに過敏性大腸症候群のごとき症状を訴え，消化器症状が強い場合にはホルモン検査の前に消化管検査が優先されてしまう．また甲状腺機能低下症では，うつ病と誤診される率が高く，やはり便秘・腹痛あるいは便秘・下痢のくり返し，さらには吐気を訴える場合もあるので，高齢者ではうつ病と誤診するか大腸癌疑いで消化管精査を行うこととなる．消化器症状がある際には一般血液検査にて電解質（Na，K，Cl），血糖およびTSHの定量を心がけるとよい．

まとめると，"何となくお腹が痛くて，吐き気もある"といった訴えでは，
1）代謝回転の低下すなわち，甲状腺ホルモン不足状態を考える．
2）絶対的・相対的コルチゾール不足による非特異的症状．
3）高浸透圧下の非特異的症状で糖尿病性昏睡の前兆などの病態を考える．

そこで，鑑別すべき疾患は，
1）甲状腺機能低下症（橋本病，シーハン症候群などの汎下垂体機能低下症）（TSH，FT4の定量）．
2）副腎機能低下症（アジソン病，ACTH単独欠損症や汎下垂体機能低下症，ステロイド離脱症候群）（ACTH・コルチゾールの測定）．
3）糖尿病（血糖測定・血液ガス分析）
などである．

循環・呼吸器系症状

　動悸を主徴とする患者は外来診療にて数多く経験する．やはり頻脈の有無を中心に精査するが，問診の際に「どのようなときに」「どのように頻脈になるか」の詳細を具体的に書きとめると良い．すなわち，夏の暑い時期歩行とともに頻脈となるとか，階段を昇るとすぐに動悸が激しくなるとかの情報を正確に把握するとバセドウ病による甲状腺機能亢進症と判定可能である．また，心拍・脈拍により心房細動の有無を疑うことが可能である．さらに発作性頻脈であれば，褐色細胞腫の高血圧発作時に血管収縮発作に伴い頻脈となる．高齢者での不整脈を診る際には甲状腺機能定量をつねに怠らないことが肝要である．

　息切れ，呼吸困難を訴えてきた場合は上記と同様にバセドウ病などによる代謝亢進状態のときに認めやすい．当然ながら，心不全を合併した高血圧（二次性高血圧症を疑う）や，浮腫性疾患や呼吸不全で甲状腺機能低下症（myxedema coma）を鑑別する必要がある．

運動器・神経系症状

　"目の周りが痛い"と訴えた場合，予想される病態としては，

　1）目の周りや目の奥が痛くて，左右の視野が欠けて見えるときは，下垂体腫瘍（下垂体腫瘍内出血による下垂体卒中）を疑う．

　2）"突然，頭痛がひどくなる"といった症例では，急激な血圧上昇発作すなわち血中・尿中カテコラミンの増加をきたす褐色細胞腫を考える．

　また，"手足がマヒして動かない"，との訴えの際は，

　1）代謝回転が亢進し食後のインスリン過剰増加反応があり，その結果血中カリウムの細胞内移動に伴う低カリウム血症で骨格筋の脱分極が生じ四肢麻痺をきたす．すなわち，甲状腺ホルモン過剰状態を考える（TSH，FT4の定量）．

　2）アルドステロン過剰による低カリウム血症で四肢麻痺をきたす（血圧，血漿レニン活性・アルドステロンの測定）．さらに，"手足がつったり，テタニー発作を起こす"との訴えでは，過換気症候群を鑑別したあとに，副甲状腺ホルモン欠乏状態を考える（低カルシウム血症で骨格筋のテタニー発作をきたす）．

　"電話機を持っていると震えてしまう"，"字を書くと震えて上手く書けない"などの手指震顫を訴えていれば，甲状腺中毒症を疑う．四肢末端が大きくなる，すなわち指輪が抜けづらい，手袋や靴のサイズが大きくなってくるなどの症状が出るようであれば，先端巨大症を疑う．

　"手足の痺れ"を訴えた際は，末梢神経の圧迫症状と考え手根管症候群の存在を示唆させる．先端巨大症，甲状腺機能低下症を考慮する．関節拘縮による関節の可動制限を訴えた際は，副腎不全の存在を考え，non-pitting edemaを訴えたときには，バセドウ病あるいは甲状腺機能低下症によるmyxedemaを考慮する．

　"腰の痛みや排尿痛をくり返したり，血尿や尿路結石をくり返す"と訴えた場合には，副甲状腺機能亢進症（PTHの定量）を考える．すなわち，2回以上尿路結石をわずらったら高カルシウム血症・低リン血症の有無を精査し，副甲状腺ホルモン過剰状態を考える．

その他

　"お腹が空いて冷や汗がでる"といった場合には，とくに起床時空腹感が強くて，冷や汗や動機がひどい場合インスリノーマを疑う（血糖の測定）．

　"妊娠してないのに乳汁分泌"といったときには，乳汁分泌はプロラクチン増加で生ずる病態と考える．

　すなわち，

　1）原発性甲状腺ホルモン不足状態ではTRHを介したTSHの増加と同時にプロラクチン増加をもたらす．

　2）胃腸薬・中枢性薬剤（安定剤など）は下垂体からのプロラクチン分泌を促す．

　3）無月経や視野狭窄例ではプロラクチノーマを疑う．

　4）成長ホルモン産生下垂体腫瘍は同時にプロラクチンを産生する例がある．

結　　語

　日常診療でしばしば問診にて認められる所見を中心に具体的に記述した．上述した内容を参考に，問診内容を症例に応じて（年齢や性別あるいはその人の理解度）少しずつ変えながら有機的な問診をくり返すとその病態が浮き上がってくるのでその後の診療にきわめて有益な情報を入手可能である．内分泌疾患は，診察室に入る姿，態度，表情で鑑別診断が可能でさらに詳細な問診で確定診断に迫れる．

［西川　哲男］

総論

3 内分泌疾患における身体所見のとり方

 はじめに

　どのような疾患もそうだが，とくに内分泌疾患の場合，患者が診察室に入ってくるときの第一印象が非常に大事である．体型，身長，体重，頭部，顔貌，体幹，四肢，皮膚，歩き方，声，話し方などが重要な情報を提示してくれる．しかもその情報を認識するか否かが臨床の感となる．
　以下，診察の順序に沿って診察のポイントを述べる．

1．身　長
1）高身長
　鑑別として背の伸び方（年齢による変化）がポイントである．思春期前から高身長か，思春期の急激な身長増加があったのか否か，20歳を過ぎても背が伸びているのか，などが重要となる．前者では巨人症，後者では先天性性腺機能低下症がその対象となる．先天性性腺機能低下症では二次性徴時の急激な伸長がなく，毎年数cmの伸びを20歳以降も示す．次に四肢と体幹とのバランスがポイントとなる．上肢を横に広げたarm spanと身長の比，さらに尾骨または恥骨を基準として上半身と下半身の比が1：1かどうかを調べる．マルファン症候群ではarm spanが長くなる．

2）低身長
　この場合も，四肢のバランスのとれた低身長かどうか，思春期前の身長の伸びはどうだったのか，他の奇形はないか，肥満の有無などがポイントとなる．GH分泌不全症やターナー症候群などではバランスのとれた低身長をきたす．また骨軟骨異形成症などの骨疾患では，体幹に比べ四肢が短く，バランスの悪い低身長が多い．さらに思春期早発症では，一般的な思春期前の小学生では年齢に比べ高身長だが，その早い時期での二次性徴発来によりその時点で背の伸びが止まってしまうため，中学生以降では低身長となる．

2．肥　満（表1）
　BMIが25以上をいう．多嚢胞性卵巣症候群，2型糖尿病やインスリノーマなどの一般的な全身性肥満のほかに，クッシング症候群でみられる体幹部の肥満のわりに四肢が細い中心性肥満がある．さらにフレーリッヒ症候群，プラダー・ウィリ症候群，ローレンス・ムーン・バルデ・ビードル症候群などで，腰から下半身にかけて太る視床下部性肥満や遺伝性肥満がある．この場合，性腺機能低下症や知能低下の有無が参考になる．思春期早発症では下半身肥満になりやすいが，偽性副甲状腺機能低下症では全身性肥満になる．

表1　肥満をきたす疾患群

```
1．単純性肥満
2．症候性肥満
　1）内分泌性肥満
　　（1）クッシング症候群（中心性肥満）
　　（2）糖尿病（主に2型）
　　（3）多嚢胞性卵巣症候群（多毛，月経異常を伴う）
　　（4）インスリノーマ（低血糖予防の過食）
　　（5）偽性副甲状腺機能低下症（オールブライト徴候）
　2）遺伝性肥満
　　（1）プラダー・ウィリ症候群（幼児期の筋力低下，
　　　　知能低下，性腺機能低下）
　　（2）ローレンス・ムーン・バルデ・ビードル症候群
　　　　（網膜色素変性，多指症，知能低下，性腺機能低下）
　　（3）ターナー症候群（小奇形，低伸長）
　　（4）アルストレーム症候群（網膜色素変性，難聴，糖尿病）
　3）視床下部性肥満
　　（1）フレーリッヒ症候群（視床下部腫瘍，性腺機能低下）
　4）薬剤性肥満
　　（1）ステロイドホルモン（医原性クッシング様症候群）
　　（2）抗うつ剤（クロールプロマジン）
　　（3）SU剤（経口血糖降下剤）
```

3．痩　せ
　標準体重の20％以下をるいそうという．神経性食欲低下症では乳房，恥毛などは保たれているが，汎下垂体機能低下症では，腋毛，恥毛の脱落や乳腺の萎縮がみられる．食欲があり，食べても痩せる疾患群とし

て甲状腺機能亢進症, 褐色細胞腫, 糖尿病進行例などがある. 一方食欲低下に伴う疾患群として汎下垂体機能低下症, アジソン病, 神経性食欲不振症などがある.

4. 頭部, 顔貌

後頭部の隆起, 眉弓部や下顎の突出は先端巨大症様顔貌である. ACTH分泌低下症では色白な顔となる. むくんで青白く, 眉毛の薄い顔は甲状腺機能低下症を疑う. この眉毛外側が薄くなるとセント・アン徴候という. 一方, にきびが多く, 口周囲の産毛が濃くなり, 顎鬚も目立つ場合は男性ホルモン過剰を疑う. さらにむくんだ赤ら顔ではクッシング症候群の満月様顔貌を考える. 偽性副甲状腺機能低下症では丸顔となるが, マルファン症候群では面長となる.

5. 目, 口, 鼻, 耳

まず対座法で眼球運動と視野欠損の有無を調べる. バセドウ病にみられる眼球突出徴候として, 上眼瞼浮腫, 下方視の時, 上眼瞼の下降が遅れるため上眼球がみえるグレーフェ徴候や, 輻輳反射時の内転保持ができないメビウス徴候などがある. 顔の大きさに比べて厚い口唇, 大きな鼻, 巨舌, 歯列開大などは先端巨大症の徴候である. 上眼瞼の蒙古ひだ, 低位耳介, 高口蓋などの小奇形はターナー症候群などでみられる. 低カルシウム血症でテタニー徴候を誘発させるとき, 顔面神経が出る顎関節部をハンマーで叩き, 口唇や口角のれん縮を観察するクボステック徴候を調べる. 色素沈着については別項で述べる.

6. 前頸部, 甲状腺

まず頸部リンパ節の有無を調べる. 次いで甲状腺の触診を行う. 甲状軟骨, 輪状軟骨, 胸鎖乳突筋, 鎖骨(胸骨上縁)に囲まれた部分に甲状腺は存在し, 輪状軟骨下, 気管の前面に甲状腺峡部がある. 所見としては甲状腺表面の性状(平滑, 小さな凹凸, 結節の有無), 大きさ, 硬さ, 圧痛, 可動性(嚥下に伴う動き)の有無などを触診で調べる. さらにバセドウ病疑いのときは峡部に聴診器をあて, 血管雑音(bruit)の聴取を行う. 対座法と背後からの触診法があるが, 結節の部位等は対座法がわかりやすく, 下部を調べるときは背後からがわかりやすい. 体格のよい男性では, 下部が胸骨に隠れて触れない場合があるので, そのときは嚥下により甲状腺が上行した時に触診する. 結節の有無の触診も同様に行い, 嚥下で動けば甲状腺結節と考えられる. 固く, 嚥下で動きが悪い甲状腺は悪性の可能性がある.

7. 胸部(表2)

聴打診など通常の診察のほか, 胸郭の変形(先端巨大症では樽状胸郭を示す), 女性化乳房(男性性腺機能低下症, 高プロラクチン血症, 薬剤, 肝硬変, 思春期などでみられる), 乳汁漏出症(高プロラクチン血症など), 乳房萎縮(女性性腺機能低下症)などを調べる. この場合, 使用薬剤や妊娠, 月経異常の有無が参考になる.

表2 無月経－乳汁漏出症候群をきたす疾患

1. 高プロラクチン血症
    1) プロラクチン産生腫瘍
    2) 特発性
    3) 先端巨大症(GH, プロラクチン産生腫瘍)
    4) 原発性甲状腺機能低下症(TRH高値のため)
    5) 多嚢胞性卵巣症候群(多毛, 月経異常)
    6) 視床下部障害(胚芽腫, 頭蓋咽頭腫)
    7) 薬剤性
        (1) 抗ドーパミン作動薬(スルピリド, クロールプロマジン)
        (2) 経口避妊薬(エストロゲン, プロゲステロン)
2. エストロゲン受容体結合物質
    (1) エストロゲン
    (2) スピロノラクトン(エストロゲン受容体結合)
    (3) ジギタリス(エストロゲン受容体結合)

8. 腹部

腫瘍の有無など通常の診察のほか, 肥満の型, 下腹部の赤紫色伸展性皮膚線条, 高血圧のときは腎動脈血管雑音の有無などを調べる. この赤紫色伸展性皮膚線条は, 妊婦, 運動家で急に体重が増加したときなどにもみられるが, そのような場合は, やがて時間の経過とともに褪色し白色線条となる.

9. 背部

小奇形として翼状頸の有無を調べる. 次いで首の付け根に脂肪沈着がみられれば水牛様脂肪沈着で, クッシング症候群によくみられるが, 単純性肥満でもみられる. また骨粗鬆症による脊柱彎曲などのほか, 発汗にも注意する. 先端巨大症では線維腫が散在していることがある. また多毛の程度にも注意を払う必要がある.

10. 四肢(表3)

ターナー症候群でみられる外反肘, クッシング症候群では中心性肥満による筋萎縮, 皮下溢血, 皮膚萎縮などのほか, 先端巨大症でみられる指の肥大, 皮膚, 踵の肥厚がある. 発汗は先端巨大症ではぬめりがあり, 甲状腺機能亢進症や褐色細胞腫ではさらさらした汗と

表3　内分泌性筋障害

1. 甲状腺機能亢進症
    1) 甲状腺中毒性ミオパチー（バセドウ病で四肢筋力の低下）
    2) 周期性四肢麻痺（低カリウム性で脱力発作）
    3) 重症筋無力症との合併（自己免疫性）
2. 甲状腺機能低下症
    1) 筋収縮反応の遅延（アキレス腱反射）
    2) 近位筋の肥大と硬化（クレチン症など）
    3) 筋浮腫（叩打部位膨隆現象）
    4) 筋肉痛，こむら返り（ホフマン症候群など）
3. 副腎皮質機能異常
    1) ステロイドミオパチー（近位筋の筋力低下，クッシング症候群やステロイド剤）
    2) アジソン病の高カリウム性四肢麻痺
    3) 原発性アルドステロン症の低カリウム性周期性四肢麻痺
4. その他
    1) ステロイド性心筋障害
    2) 先端巨大症の心筋障害

なる．手根管症候群は先端巨大症や甲状腺機能低下症でみられる．浮腫は，通常の圧痕が残る pitting edema と，圧痕が残らない non-pitting edema があり，後者は甲状腺機能低下症でみられるが，ときにバセドウ病でも下肢で限局性にみられることがある．さらに第四，第五中手骨，中足骨の短縮により，そこの握りこぶしが欠損するナックルサインを診る．このサインや丸顔，低身長などを併せてオールブライト徴候といい，偽性副甲状腺機能低下症などでみられる．またテタニー誘発としてトルーソー徴候を調べることがある．これは血圧計のマンシェットを上腕に巻き，最高血圧の少し上に固定し，3分間様子をみる．低カルシウム血症がある場合，通常は数十秒から2分以内で手指が内側に寄り，いわゆる助産婦手または産科医手になることが多い．低カリウム性周期性四肢麻痺は，炭水化物の過食やアルコールの多飲で誘発される．アルドステロン症，甲状腺機能亢進症，軽症糖尿病などでみられる．アキレス腱では反射の弛緩相の遅延が甲状腺機能低下症でみられ，家族性高脂血症では肥厚がみられる．先天性性腺機能低下症では，手足の指が長い特徴がある．手指の振戦は指を広げた状態で上肢を前方に伸ばし，手の甲に紙を1枚のせて振戦の有無を調べるとわかりやすい．

11. 皮膚，色素沈着

甲状腺機能亢進症，褐色細胞腫，低血糖では，さらさらした発汗があり，皮膚が湿潤である．一方甲状腺機能低下症や副腎皮質機能低下症では，皮膚の乾燥がみられる．

甲状腺機能低下症や神経性食欲不振症など代謝が低下している疾患では，手掌や足底がカロチンにより橙色となる．高脂血症では，眼瞼，手指，肘，アキレス腱などに黄色腫がみられる．メラニン色素による色素沈着にはび漫性と限局性とがみられる．び漫性としてはACTH過剰症，バセドウ病などがある．ACTH過剰の場合，関節や摩擦部にまず出はじめ，ついで爪，舌，歯肉，口腔粘膜に出てくる．しかしアジソン病の場合，まれに脱色素，白斑がみられることがある．バセドウ病の場合，眼瞼周囲の色素沈着が著明なことがあり，イエリネク徴候といわれる．限局性では，インスリン抵抗性の徴候として，腋窩，後頚部，乳房の下，腹部などの擦過部にみられる黒色表皮腫がある．またターナー症候群では黒子が多くみられる．

12. 多毛と脱毛

発毛には男性ホルモンのほか，成長ホルモンや甲状腺ホルモン，糖質ステロイドホルモン，エストロゲンなどが関与するといわれている．多毛症には，うぶ毛が太く長くなり，いわゆる体毛が濃くなる多毛（hypertrichosis）と顎髭，恥毛，腋毛などのように男性ホルモン依存性の多毛である男性型多毛症（hirsutism）とがある．多嚢胞性卵巣症候群，アンドロゲン産生腫瘍，先天性副腎過形成，クッシング症候群などでは hirsutism をきたす．また神経性食欲不振症では hypertrichosis がみられる．一方下垂体機能低下症，副腎皮質機能低下症や甲状腺機能低下症では発毛状態が粗になる．さらに性腺機能低下症では，顎髭，腋毛，恥毛などが喪失する．

●文　献●
1) 臨床内分泌学（鎮目和夫，井村裕夫 編），朝倉書店，1986．
2) 内分泌疾患診療マニュアル．日本医師会雑誌特別号127巻12号，2002．
3) 内分泌疾患診療マニュアル（鎮目和夫 編），南江堂，1989．

［須田　俊宏］

総論 4 一般検査の異常から内分泌疾患をみつける

一般に，内分泌疾患は，経験を積んだ専門医が血中や尿中ホルモンを測定しないと診断できないと考えられている．

しかし，日常行う尿検査，末梢血および生化学検査，心電図，単純レントゲン検査の異常が，内分泌疾患診断の端緒となることが多い．臨床症状や所見と，一般検査成績の異常を手がかりに，その後の内分泌検査をきちんと進めれば，一般病院や診療所でもかなりの数の内分泌疾患を診断し，治療することが可能である．

本項では，内分泌疾患の診断に役立つ一般検査につきまとめ，単純レントゲン写真は実例も提示した．

尿検査

1．尿量の異常

3,000ml/日を超える多尿は，尿崩症，糖尿病（二次性を含む），高カルシウム（Ca）血症で認められる．原発性アルドステロン症やクッシング症候群など，低カリウム（K）血症を呈する疾患でも多尿が認められるが，3,000ml/日を超えることは少ない．

2．尿所見

尿浸透圧低下および尿比重低下は，尿崩症で認められる．

尿糖やケトン体は，二次性のものも含め，糖尿病で陽性となる．尿蛋白は，腎症を合併した糖尿病で陽性となる．

末梢血検査（表1）

貧血を伴う内分泌疾患として，ACTH欠損症と甲状腺機能低下症が知られている．このうち，甲状腺機能低下症に伴う貧血は，軽度～中等度であり，大球性あるいは正球性貧血である．

反対に，クッシング症候群では，多血症傾向があって，赤血球，Hb，Hctが高値を呈する例がある．尿崩症における脱水症などでも，これらが高値となる．

クッシング症候群や褐色細胞腫では，炎症反応がなくても白血球増加があったり，好中球の核の左方移動を認めることが多い．クッシング症候群における好酸球低下（＜50/μl），副腎皮質機能低下症における好酸球増加やリンパ球増加も診断の手がかりになる．

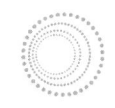

生化学検査（表1）

1．血糖の異常

高血糖は，糖尿病と種々の原因で糖尿病を呈する疾患（甲状腺機能亢進症，先端巨大症，クッシング症候群，原発性アルドステロン症，褐色細胞腫）で認められる．多嚢胞性卵巣症候群のうち肥満例には，インスリン抵抗性と耐糖能低下が認められることがある．

低血糖は，治療が不適切であった糖尿病，インスリノーマ，急性副腎皮質機能低下症（急性副腎不全，副腎クリーゼ），アジソン病やコルチゾール低下をきたす先天性副腎酵素欠乏症などの慢性副腎皮質機能低下症，成長ホルモン欠乏症，甲状腺機能低下症で認められる．

2．血清電解質異常

血清電解質異常のうち，臨床的に問題となるのは，Na，K，CaであるがCl，Pの異常も内分泌疾患の診断の契機となることがある．

正常者では，血清Naの変動があると，渇中枢や抗利尿ホルモン（ADH）の分泌を介して，飲水，腎における水の再吸収が変化し，Naを調節する機構が働く．この調節異常が起こると，血中Na異常が起こる．すなわち，ADH分泌不適切症候群（SIADH）では，循環血液量過剰により，Naが希釈され，低Na血症が起こる．また，高度の脱水では，高Na血症が起こる．

NaおよびK異常は，副腎皮質から分泌される電解質作用をもつステロイドの異常によっても引き起こされる．アルドステロン過剰による低K血症および高

表1 一般検査異常から疑われる内分泌疾患

検査項目	高 値	低 値
赤血球, Hb	クッシング症候群, 尿崩症による脱水 甲状腺機能低下症	ACTH欠乏症
白血球	褐色細胞腫, クッシング症候群	
血 糖	糖尿病, 二次性糖尿病を呈する疾患	治療中の糖尿病, インスリノーマ 副腎皮質機能低下症, 成長ホルモン欠乏症 甲状腺機能低下症
Na	尿崩症	SIADH, 副腎皮質機能低下症 アルドステロン欠乏症
K	副腎皮質機能低下症, アルドステロン欠乏症	原発性アルドステロン症, 二次性アルドステロン症, クッシング症候群, バーター症候群
Cl	副腎皮質機能低下症, アルドステロン欠乏症	原発性アルドステロン症, 二次性アルドステロン症, クッシング症候群, バーター症候群
Ca	副甲状腺機能亢進症	副甲状腺機能低下症
P	先端巨大症, 甲状腺機能低下症 副甲状腺機能低下症	副甲状腺機能亢進症, 甲状腺機能亢進症
血漿浸透圧	尿崩症	SIADH
AlP	甲状腺機能亢進症, 副甲状腺機能亢進症	
CPK	甲状腺機能低下症, 副甲状腺機能低下症	甲状腺機能亢進症
TChol	甲状腺機能低下症, 褐色細胞腫 多嚢胞性卵巣症候群, クッシング症候群	

SIADH：ADH分泌不適切症候群
TChol：総コレステロール

Na血症，ならびにその欠乏による高K血症および低Na血症が有名であるが，このほか，電解質ステロイド作用をもつステロイドである 11-deoxycorticosterone（DOC），コルチコステロンあるいはコルチゾール過剰と欠乏によっても同様の状態となる．

血清Ca濃度は，副甲状腺ホルモン（PTH）とビタミンD作用により維持されている．血清Pも，Caと同様にPTHにより調節され，Ca×P値は一定に保たれるように制御される．したがって，高Ca状態でPは低下し，低Ca状態でPは高くなる．

以下に，Na，K，Ca異常をきたす内分泌疾患について略述する．

1）Na異常

高Na血症は，脱水をきたした尿崩症で認められる．軽度の高Na血症は，アルドステロン過剰症（原発性，二次性）にも認められる．このうち，原発性アルドステロン症は，副腎腺腫によるものと副腎皮質過形成によるもの（特発性）に分けられるが，一般検査成績には，差が認められない．二次性（続発性）アルドステロンとしては，腎灌流圧低下を来す疾患（浮腫性疾患，バーター症候群など），腎動脈の狭窄（腎血管性高血圧症，悪性高血圧症），レニン産生腫瘍などがあげられる．バーター症候群やレニン産生腫瘍は有名ではあるが，遭遇する頻度はきわめて低い．

低Na血症は，SIADH，アジソン病，二次性副腎皮質機能低下症，アルドステロン欠乏をきたす先天性副腎酵素欠乏症（大部分は，先天性21-hydroxylase欠乏症，原発性低アルドステロン症），低レニン性低アルドステロン症に認められる．

2）K異常

高K血症は，通常，前述の低Na血症をきたす内分泌疾患に，低Na血症とともに認められる．このうち，副腎クリーゼのみ，Kが高値を示すことが少ない．

低K血症は，アルドステロン過剰をきたす疾患（原発性アルドステロン症，特発性アルドステロン症，二次性アルドステロン症），コルチゾール過剰症（クッシング症候群），二次性アルドステロン症，Liddle症候群に認められる．アルドステロン以外の電解質ステロイド（11-deoxycorticosterone, corticosterone）過剰をきたす先天性副腎酵素欠乏症（11β-hydroxylase欠乏症，17α-hydroxylase欠乏症）や，11-deoxycorticosteroneあるいはcorticosterone欠乏症でも低K血症が起こるが，これらの疾患の頻度も，きわめて低い．

甲状腺機能亢進症では，周期性四肢麻痺を合併することがあり，周期性四肢麻痺発作時には低K血症を示すことが多い．まれに，四肢麻痺発作時に，高K血症を呈する例がある．

3）Cl異常

高Cl血症は，副腎不全やアルドステロン欠乏症などの電解質ホルモン欠乏で生じ，代謝性アシドーシスを呈する（高Cl性代謝性アシドーシス）．

反対に低Cl血症は，原発性アルドステロン症など

の電解質ホルモン過剰症で生じ，代謝性アシドーシスを呈する（低Cl性代謝性アルカローシス）．原発性アルドステロン症と同様に低K血を呈するバーター症候群，利尿剤内服後にも，低Cl血症が認められる．また，高Ca血症を呈する副甲状腺機能亢進症でも低Cl血症が認められる．

4）Ca 異常

高Ca血症は，副甲状腺機能亢進症で認められ，悪性腫瘍に伴う高Ca血症と鑑別診断を要する．原発性副甲状腺機能亢進症では，低P血症，高Cl血症，高AlP血症を呈することが多く，診断の手がかりになる．二次性副甲状腺機能亢進症は，慢性腎不全に伴う病変である．悪性腫瘍では，腫瘍細胞が産生するPTH関連タンパク（PTH-related protein：PTHrP）のみならず，種々の骨吸収促進性サイトカインを産生し，高Ca血症を生じる．本症における血清Ca値は，原発性副甲状腺機能亢進症に比べて，かなり高値の例が多い．

低Ca血症は，PTH分泌不全による原発性副甲状腺機能低下症と，PTH不応症である偽性副甲状腺機能低下症に認められる．後者の頻度はきわめて低い．なお，血清アルブミンが低いと，血清Ca値が低く出るので，簡便な補正を行い（補正Ca値＝実測Ca値＋4－アルブミン値），低アルブミン血症がないと仮定した場合の血清Ca値を算出する．必要な場合には，イオン化Ca値を測定する．副甲状腺機能低下症に共通の生化学所見は，低Ca血症，高P血症である．

5）P 異常

高P血症は，腎からのP排泄の低下と近位尿細管からの再吸収亢進によって起こり，副甲状腺機能低下症（特発性，二次性，偽性），甲状腺機能低下症，先端巨大症などに認められる．

反対に，低P血症は，腎からのP排泄亢進を示す原発性副甲状腺機能亢進症に認められる．

3．肝機能検査

甲状腺機能亢進症では，AST（GOT），ALT（GPT）が軽度高値を呈するが，100 IU/Lを超えることはまれである．本症では，AlPが高く，アイソザイム検査で骨型AlP高値となる．

AST（GOT），ALT（GPT），LDHは，甲状腺機能低下症で高値を示す．LDHやクレアチンキナーゼ（CK）は，甲状腺機能低下症や副甲状腺機能低下症で高値を示す．AlPは，副甲状腺機能亢進症で高く，アイソザイム検査では，骨型AlP高値となる．

低K血症をきたす疾患では，筋原性酵素（LDH，CKなど）が高値を呈する．

4．その他

酸塩基平衡の異常のうち，低K血症を呈する疾患（代表は，原発性アルドステロン症）における代謝性アルカローシスが，診断に有用である．

血漿浸透圧は，尿崩症で高くなる．

脂質異常も，内分泌疾患に合併することが多い．高コレステロール血症は，甲状腺機能低下症，褐色細胞腫，多嚢胞性卵巣症候群で認められ，クッシング症候群では，脂質全体が高くなる．反対に，低コレステロール血症は，甲状腺機能亢進症で認められる．本症では，リン脂質，β-リポタンパクも低値を示す．

機序は不明であるが，クッシング症候群では，低γグロブリン血症を呈する例が多い．

心 電 図

甲状腺機能亢進症では，洞性頻脈が認められる．期外収縮や心房細動などの不整脈も出現しやすい．心房細動は，甲状腺機能亢進症の15〜20％に認められ，初めは発作性，一過性であるが，甲状腺ホルモン過剰が改善されなければ持続性となる．また，本症では，T波増高，房室ブロックなどが認められる．

甲状腺機能低下症では，洞性徐脈，低電位差，T波の平低ないし陰性化が認められる．

低K血症をきたす疾患（クッシング症候群，原発性アルドステロン症など）では，T波の平定化とU波がみられる．高K血症をきたす疾患（アジソン病やその他の原因による副腎皮質機能低下症）では，低電位差やテント状T波を認める．

高Ca血を呈する疾患（原発性副甲状腺機能亢進症，続発性副甲状腺機能亢進症など）では，QT間隔の短縮や非特異的ST-T変化を呈する．反対に低Ca血症を呈する疾患（原発性副甲状腺機能亢進症，偽性副甲状腺機能亢進症など）では，QT間隔の延長が認められる．

褐色細胞腫では，洞性頻脈や左室肥大を示す例が多い．また，種々の不整脈や心筋障害の所見が認められることがある．

単純レントゲン

単純レントゲン写真の所見から，内分泌疾患が疑われる場合がある．手がかりとなるのは，通常あるものの形の異常，位置異常，石灰化像などである．

1．頭部レントゲン写真

トルコ鞍の異常（鞍の拡大，変形など）から下垂体

疾患が疑われる．先端巨大症例，プロラクチノーマによるトルコ鞍のバルーニングは有名である（図1）．著者は，頭部単純レントゲン写真でほとんどトルコ鞍が認められないことから精査を勧めたところ，トルコ鞍および下垂体の形成不全によると思われるまれな下垂体機能低下症と診断できた例を経験している（図2）．トルコ鞍付近の石灰化像が頭蓋咽頭腫の診断の手がかりとなったり，松果体付近の石灰化像から松果体部の腫瘍（松果体細胞腫，奇形腫など）が見つかることもある．また，大脳基底核に著明な石灰化があって，特発性副甲状腺機能低下症が診断されることもある．

2．胸腹部レントゲン写真

一般検診で胸部レントゲン写真撮影を受け，肋骨に多発性骨折のあとがあることを指摘され，骨粗鬆症を疑われ，原因検査の結果クッシング症候群と診断がついた例がある．また，胸部レントゲン写真撮影を受け，右上腹部石灰化様陰影を指摘され，アジソン病と診断がついた例がある（図3）．

消化器科で腹部単純撮影を受け，左腎の位置が右側よりも低いことを指摘され，副腎のインシデンタローマが見い出されることもある．腹部単純撮影で腎長軸の傾斜がほとんどないことから馬蹄腎が見つかり，さらに，身体的特徴から染色体検査を施行したところ，

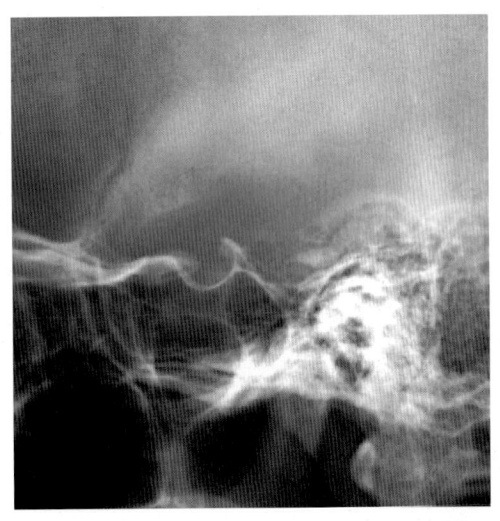
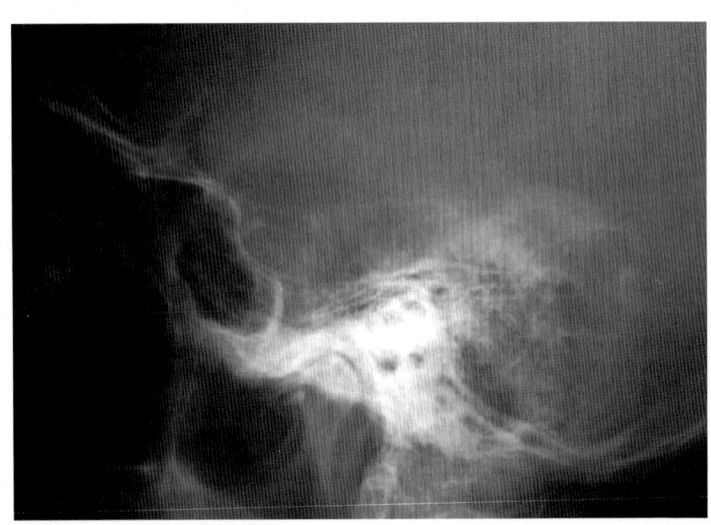

図1　頭部単純レントゲン写真（矢状断）
左：正常のトルコ鞍
右：先端巨大症に認められたトルコ鞍の拡大

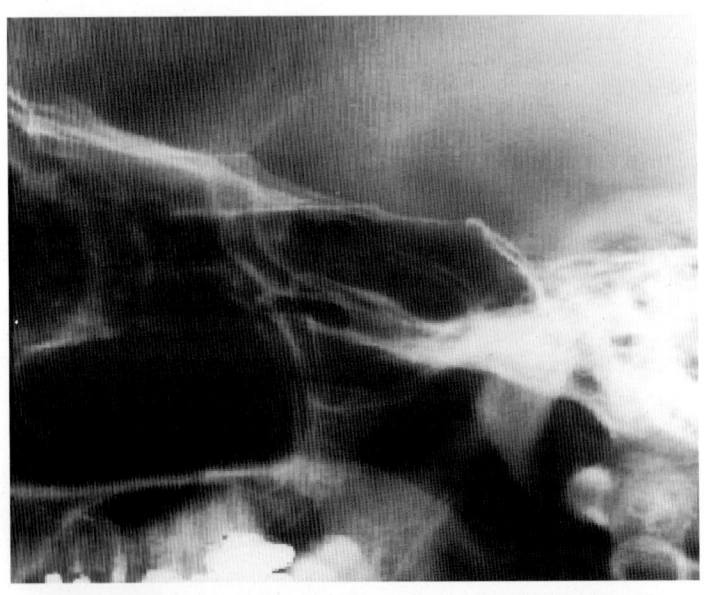

図2　頭部レントゲン写真（矢状断）上のトルコ鞍の変形が高度な例
トルコ鞍がほとんど認められないことが診断の契機となった下垂体機能低下症の一例

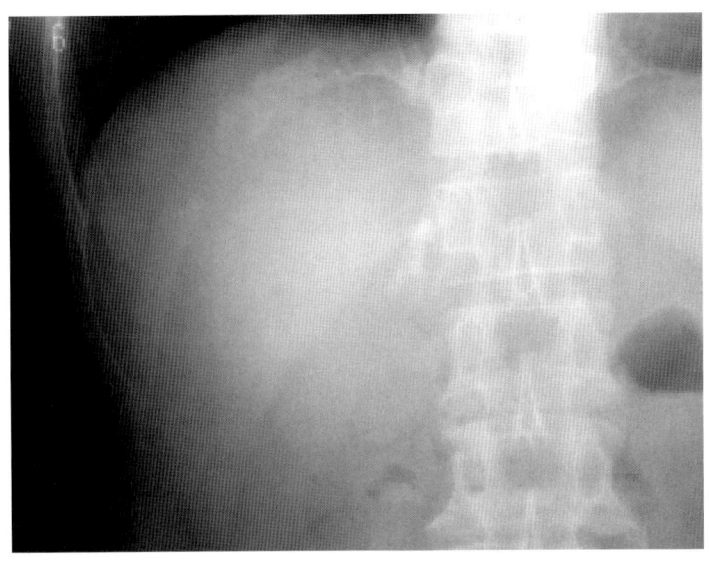

図3 腹部単純レントゲン写真上の石灰化像
右上腹部第12胸椎脇に認められた石灰化像が契機となり診断がついた結核性のアジソン病の一例

モザイク型ターナー症候群と診断がついた例を経験したこともある．

3．手足のレントゲン写真

手の第4あるいは第5中手骨の短縮，足の第4あるいは第5中手骨の短縮から，ターナー症候群や副甲状腺ホルモン不応症である偽性副甲状腺機能低下症が見つかることがある．

先端巨大症では，手根管症候群などによる手足のしびれなどを訴えることが多い．このため，整形外科で手足レントゲン写真撮影を受け，容積の増大，末節骨のカリフラワー状変形，種子骨の増大，足底部軟部組織厚が厚いことを指摘され，本症を疑われることがある．

このように，CTやMRI撮影でなくても，外来や検診で撮影する単純X線写真の所見が，内分泌疾患の診断に重要な手がかりを与えてくれるので，注意を要する．

[小島　元子]

総論

内分泌負荷試験

はじめに

負荷試験については、すでに多くの成書・参考書が出されている[1)~3)]。この項では個々の負荷試験について詳細を羅列するのをやめ、現在汎用されている負荷試験を表1にまとめた。負荷試験については、これを機械的に行うのでなく、つねにその背後にある内分泌生理を意識しながら行うことが必要であると思うので、代表としてGH欠損症・末端肥大症・副腎インシデンタローマに関するホルモン検査を選び、負荷試験の実施や意味について述べることにした。実施の方法は表1にできる限り盛り込んだつもりではあるが、不足の分は成書を参考にされたい。

なぜ負荷試験が必要か

1．ホルモン濃度の減少・過剰を間接的に知る手がかりとして

たとえばPTHの血中濃度測定が行われる以前、副甲状腺機能低下症を知る手がかりはPTHを負荷する前後の尿中リン排泄を調べ、負荷前に後に大きな差のある過剰な反応があれば、副甲状腺機能低下症がある傍証とした。その後、血中PTH濃度が測定できるようになってPTHの負荷の意味は、PTH不応症の検出に用いられるように意味の変わってきている。オリスキー水深試験など、このように意味の変貌した検査も少なくない

2．ホルモン作用の全体量の把握として

ある種のホルモンの作用は、血中濃度、とくに遊離ホルモンの血中濃度に比例しており、甲状腺ホルモンなどに代表される。しかし、ホルモンの多くはパルス状に分泌され、日内変動があり、血中濃度はある時点での状態像に過ぎずホルモン作用の全体量を反映していない。むしろ一日中の濃度プロファイルが簡単に調べられれば良いのだが、これは刺激を与えたときの最大分泌量に比例する可能性があり、たとえば小児の成長ホルモンに関しては、この最大分泌量に低下があれば、結果として低身長となる可能性があるため、刺激物質の負荷による最大分泌量を調べることが必要である。

3．ホルモン分泌のフィードバック調節を逸脱した自動能を検出する手段として

ホルモン分泌腫瘍では正常のフィードバック機構を逸脱したホルモン分泌がホルモン負荷によって検出される。たとえばクッシング症候群では、デキサメサゾンの負荷によって、正常ではACTH分泌が抑制され、コルチゾール分泌が減少するはずであるが副腎腫瘍によるコルチゾール過剰分泌は抑制されない。これにより腫瘍などによる異常な自働性分泌を検出できる。

4．負荷された物質の代謝から疾患を推定する

たとえば腎尿細管酸血症（renal tubular acidosis）では塩酸アンモニウムの負荷が行われるが、これは内分泌と直接関係ないのでこの稿ではふれない。以上のように、どのような目的で負荷試験をやろうとしているか、つねに意識して計画する必要がある。

負荷試験の準備と実施

1．負荷試験は患者にとっても大きな負荷であるので、どうしても負荷試験をやらなければならないかどうか、やるとすればどのような結果が予想され、その結果によって治療方針がどう変わる可能性があるのか、十分に考え、検討してから実施を決断すべきである。

2．決断したら、すべての手順についてシミュレイションを行う。すなわち、患者の状況（中止すべき薬剤はないか？中止してからの期間は十分か？食待ちか？検査するまでの姿勢は寝かせておいたほうがいい

のか，立位か座位のほうがいいのか），採血の準備（静脈に留置針を入れ，緊急に採血したり，薬液を注入したりする必要があるから，三方活栓つきのチューブをつなぎ，ヘパリンロックしておく）は整っているか，準備する薬剤，血液を入れる試験管（蛋白分解酵素阻止剤入りかどうか），採血した試験管をすぐに氷冷する必要はないか，あるとすれば氷の容器は準備されているか，ラベルは採血時間が書き込むのに便利で区別がわかるようになっているか，マーカーペンは準備されているか，器具などはすべてそろえて，所定の場所に置いてあるか，予想される危険な事態とそれに対する対応はすべて書き出してあるか，看護師や検査室などなど協力者との打ち合わせは十分に済んでいるか，これらをすべて書き出してみて，その書類に基づいて患者さんとの話し合いを行い，インフォームドコンセントをとる．その結果に基づいて回診などの機会に，上長との打ち合わせを行うことが必要である．

3．また担当医は負荷試験中はどのような事態が起こっても緊急に対応する必要があることから，病棟から離れないことが肝要で，負荷試験中に外来やほかの検査などのアサインメントをもつべきでない．

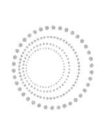

負荷試験一覧ととくに重要な負荷試験とその結果の解釈について

現在使用されている負荷試験の一覧を表1に示す．この稿の紙数では，これらすべてにについて解説することはできないので，使用される頻度の比較的頻度の高いものについてのみ言及し，目的に応じて，これらのうち，何を選択するのが最も良いかを判断する参考に供したい．

1．GH分泌欠損の診断

成長期では成長ホルモンは身長の発育に重要性であるが，これはパルス状に分泌される成長ホルモンの一日の総量に依存するし，またこれは成長ホルモンの最大分泌予備能に関係する．この観点からは，下垂体の成長ホルモン分泌最大予備能を反映する指標としてIGF-1を測定してそれが正常値であっても，まったく不十分でITT，GHRH＋ピリドスティグミン，GHRH＋クロニジンのどれかひとつを行うことが必要であると報告されている[4]．これら3者の刺激試験相互の間の一致性はかなり高いことが知られているから，この3負荷試験をすべて行う必要はなく，どれかひとつを行えばよいことになる．判定の基準は，GHのピーク値として3 ng/ml以下を異常低反応としてGH欠損の診断とする．これら反応の高さとIGF-1の濃度に相関関係がないことからも，IGF単独では診断価値が劣ることがわかる[4]．内分泌負荷試験を内容とした従来の成書では，グルカゴン＋プロプラノロール負荷，アルギニン負荷，l-DOPA負荷，GHRH単独負荷などが紹介されているが，文献4ではGHRHに加えてクロニジンなど最大刺激をもたらすものとして重複使用している．実際上インスリン低血糖による負荷試験が最も多いが，下垂体機能低下症では負荷試験前から血糖が低く，インスリン負荷で危険が予想される場合もあり，このようなときにはGHRHを利用した2つの負荷試験が有効であろう．

実務的には成長ホルモン分泌不全性低身長の診断準は，インスリン負荷，アルギニン負荷，L-DOPA負荷，クロニジン負荷またはグルカゴン負荷試験のうち，いずれか2つの負荷試験において，hCGの頂値が10 ng/ml以下（但し，リコンビナントGHが標準品の場合は6 ng/ml），成人GH分泌不全症の場合には，5 ng/ml（リコンビナントGHが標準品の場合は3 ng/ml）となっている．使用するキットによっても値が異なるので，補正値が考案されている．

2．末端肥大症の診断の場合

末端肥大症の多数例では，血中GHの対数とIGF-1の濃度が比例関係にあるが，女性では，ほぼ同じIGF-1の値を得るのに，GH値は3倍高値である[5]．健康な女性を男性と比べるとGHの24時間平均血中濃度は高く，GHの分泌量は多い．ブドウ糖負荷によるGH抑制の程度は少ない．女性ではGH分泌が多いのに，IGF-1の濃度は男性とほとんど変わらない．女性は男性に比べてGH抵抗性があると考えてよい．GHの影響をテストステロンが増強するのではないかと言われている．女性ではGHの末梢組織への影響をエストロゲンが阻害するからではないか，との考えもある．また言い方を変えていえば女性例のほうが男性例よりも，血清GH，ブドウ糖負荷後のGH値が高い．それなのに血清IGF-1は低い．このことはGHに対する感受性が女性のほうが低いと考えられるわけで，上記の論文とも一致した成績を得ている[6]．末端肥大症の女性は同じGH濃度で比較するとIGF-1，IGF-BP3もacid labile subunit（ALS）も男性より有意に低い．この傾向は患者が経口的にエストロゲンを使用しているとますます顕著になる．一般には男性のほうが女性よりもGHに対する効果（IGF-1，体脂肪減少，LBM増加などの指標でみて）が良い．この原因が性ホルモン自体の影響か，性ホルモンの差に結果するbody compositionの影響か，それともGHがIGF-1を上昇させる

表1 (1)

目的	試験名	負荷条件	採血	測定項目	判定	備考
GH分泌刺激	インスリン負荷低血糖刺激試験	速効型インスリン（レギュラー）0.1 U/kg	0, 30, 60, 90, 120	hGH, 血糖	判定には血糖値が40mg/dl以下，または前値の50％以下になっていることが必要．正常反応はhGH頂値10ng/ml，低反応5 ng/ml以下	負荷量は下垂体性副腎皮質機能低下のある場合には0.05 U/kgとし，先端肥大症の場合，0.2〜0.3 U/kgにするなど医師による配慮が必要．狭心症・脳動脈硬化症・てんかんのある場合には施行してはならない．
	クロニジン負荷試験	clonidine hydro-chloride	0, 30, 60, 90, 120	hGH	正常反応は負荷後60〜90分でGH頂値10ng/ml，低反応5 ng/ml以下	めまい，だるさ，嘔気など，副作用が多いので注意する．
	レボドパ負荷試験	体重15kg以下の場合125mg、体重16〜30kgの場合250mg、30kg以上500mgを経口投与	0, 30, 60, 90, 120	hGH	正常反応は負荷後60〜90分でhGH頂値10ng/ml，低反応5 ng/ml以下	
	アルギニン負荷試験	レバルギン（塩酸アルギニン）10％）5 ml/kgを30minで点滴静注	0, 30, 60, 90, 120	hGH, 血糖	正常反応：頂値10ng/ml以上	アルギニンはソマトスタチンの分泌抑制を介してGH分泌を刺激する．インスリン・グルカゴンの分泌を促進する．生食500mlで血管確保し採血に使用し反対側からアルギニン（約300ml前後）を点滴する．
	GRH負荷試験	GRH (somatorelin acetate)1バイアル (100μg) を生食10mlで薄めて静注	0, 30, 60, 90, 120	hGH	正常反応：頂値10ng/ml以上低反応：頂値5 ng/ml以下	
	GH+クロニジン	カタプレス300μgを内服、15, 30, 45, 60分後に採血、その後GRH 1μg/kgを生食10mlで薄めて静注	0, 15, 30, 45, 60, 75, 90	hGH	正常反応：頂値19ng/ml以上（ただしデンマークでの値）	めまい，だるさ，嘔気など副作用が強いので注意する．
	GH+メトクロプラミド	メタスチン120mgを内服、15, 30, 45, 60分後に採血、その後GRH 1μg/kgを生食10mlで薄めて静注	0, 15, 30, 45, 60, 75, 90	hGH	正常反応：頂値12.8ng/ml以上（ただしデンマークでの値）	インスリン負荷と同程度，それ以上の診断的価値があるといわれている．
	グルカゴン・プロプラノロール負荷試験	グルカゴン1U筋注、インデラール（10）1錠内服	0, 30, 60, 90, 120, 150, 180	hGH	正常反応：頂値15ng/ml以上	
肥大症 先端	グルコース負荷試験	グルコース75g（トレランG 1本）内服	0, 30, 60, 90, 120	hGH, 血糖	先端肥大症：hGH 1μg/ml以下に抑制されない	

表1 (2)

	試験名	方法	採血時間(分)	測定項目	判定	備考
先端肥大症	TRH負荷試験	TRH 500μg静注	0, 30, 60, 90, 120	hGH	先端肥大症では奇異反応：前値の2倍以上、または10ng/ml以上	
	LHRH負荷試験	LHRH 100μg静注	0, 30, 60, 90, 120	hGH	先端肥大症では奇異反応：前値の2倍以上、または10ng/ml以上	
	ブロモクリプチン負荷試験	パーロデル(2.5mg) 1錠内服	0, 1, 2, 4, 6, 8, 12, 24時間	hGH, PRL	先端肥大症でGHが低下する症例がある	
	オクトレオタイド負荷試験	サンドスタチン(50μg) 1バイアル皮下注	0, 2, 4, 6, 8, 12, 24時間	hGH	先端肥大症でGHが低下する症例がある	
プロラクチン	TRH負荷試験	TRH 500μg静注	0, 30, 60, 90, 120	PRL	30分後に頂値PRL前値の2倍以上	
	ブロモクリプチン負荷試験	パーロデル(2.5mg) 1錠内服	0, 1, 2, 4, 6, 8, 12, 24時間	hGH, PRL	正常：プロラクチンが前値の1/2以下に減少する	
甲状腺	TRH負荷試験	TRH 500μg静注	0, 30, 60, 90, 120	TSH	30分後に頂値TSH前値の数倍	バセドウ病の疑いがあるとき
	T3抑制試験	チロナミン(25μg) 3錠分3内服 8日間	前、8日目に放射性ヨード甲状腺摂取率検査			甲状腺髄様癌の疑い
	ペンタガストリン負荷試験	ペンタガストリン100μg静脈注射	0, 30, 60, 90, 120	カルシトニンおよびCEA	前値の3倍以上増加	
性腺	LHRH負荷試験	LHRH 100μg静注	0, 30, 60, 90, 120	LH, FSH	正常反応：LH、前値0.6〜17mIU/mlが3〜10倍に上昇、FSH、前値1.6〜19 mIU/mlから1.5〜2.5倍に上昇。異常反応：前値からの上昇がほとんどみられない場合、下記の連続負荷試験を行うことがある。	女性では月経周期によって異なる。卵胞期、排卵期、黄体期による正常値を施設で決めておく。
	LHRH連続負荷試験	LHRH試験で反応がない場合、LHRH 100μgを1日1回5〜7日間皮下注	前、後でLHRH試験をくり返す	LH, FSH	LHRHに対する反応が回復することがある	
	クロミフェン負荷試験	クロミッド(50mg) 2錠8日間内服（月経のある場合には開始後5日目より内服）	内服開始後1日1回採血	LH, FSH	2日目から増加、5〜7に値で頂値、正常反応LHが前値の2〜4倍、FSHは1.5〜2倍	
	HCG負荷試験	HCG 4,000単位1日1回3日間筋注	前後の一定時間後に採血	テストステロン	正常反応：前値の2倍以上	精巣の機能検査として用いられる。機能低下の原因が一次性か二次性かを鑑別し、HCG治療の可能性があるかどうかを検討する。
副甲状腺	CRH負荷試験	CRH 100μg皮下注	0, 30, 60, 90, 120分後	血漿ACTH、コルチゾール	正常反応：前値の1.5倍以上、またはACTHが20pg/ml以上、コルチゾールが5μg/dl以上増加する。クッシング病では血漿ACTH、コルチゾールが前値の1.5倍以上	
	DDAVP負荷試験	デスモプレッシン4μg静注	0, 15, 30, 60, 90	血漿ACTH、コルチゾール		

表1(3)

副腎皮質	インスリン負荷試験	速効型インスリン(レギュラー) 0.1〜0.15 U/kg	0, 15, 30, 45, 60, 90, 120	血漿ACTH、コルチゾール	正常反応：ACTHが100〜200pg/ml、コルチゾールが15〜30μg/dlに達する	
	LVP負荷試験	リジンバソプレッシン(10U研究用試薬)筋注	0, 15, 30, 60, 90, 120	血漿ACTH、コルチゾール	正常反応：ACTH、コルチゾールともに前値の1.5倍	
	メトピロン負荷試験	メトラポン(250mg)1回3カプセルを6回(6, 10, 14, 18, 22, 02時)内服	内服前日および翌日および2日目の24時間蓄尿(17 OHCS測定)、各日朝9時の食前空腹時採血(血漿11 OHCS、ACTH測定)	尿：17 OHCS、血漿ACTH、コルチゾール	正常反応：17 OHCSが5mg/日以上増加し、ACTHが200pg/mlになり、11 OHCSが前値の2倍以上	メトピロンは11-β-hydroxylaseを阻害し、コルチゾールの合成を抑制するため、ACTHが増加し前駆体の血中11-desoxy cortisolとその代謝物の尿中17 OHCSが増加する。
	迅速ACTH負荷試験	コートロシン(250μg)静注	0, 30, 60	血漿コルチゾール	正常反応：前値よりも7μg/dl以上増加し頂値は20μg/dl以上になる。前値より50％以上増加すれば副腎皮質機能正常と判定	静注用コートロシンと筋注用コートロシンと間違えてはならない。
	ACTH連続負荷試験	コートロシンZ(250μg) 1日2回3日間筋注	蓄尿：前日から3日目まで連続蓄尿	尿中17 OHCS、尿中コルチゾール	正常反応：1日目、2日目に前値の2〜3倍に上昇、3日目にはほとんど上昇しない	
	デキサメサゾン負荷試験少量overnight法	デカドロン(0.5mg) 1錠または2錠、23時に内服	翌朝8〜9時採血	血漿コルチゾール	正常反応：血清コルチゾール3〜5μg/dl以下に抑制される(備考参照)	抑制後のコルチゾール値は測定キットにより若干異なることがある。
	デキサメサゾン負荷試験大量overnight法	デカドロン(0.5mg) 16錠を23時に内服	翌朝8〜9時採血	血漿コルチゾール	正常反応：血漿コルチゾール1μg/dl以下に抑制される(備考参照)	
	デキサメサゾン少量負荷2日間法	デカドロン(0.5mg) 1回1錠を1日4回2日間内服	服用前日および2日目全日蓄尿	尿中17 OHCS または尿中コルチゾール	正常反応：尿中17 OHCS 2.5mg/day以下、または尿中コルチゾール25μg/day以下に抑制される	抑制後のコルチゾール値は測定キットにより若干異なることがある。
	デキサメサゾン大量負荷2日間法	デカドロン(0.5mg) 1回4錠を1日4回2日間内服	服用前日および2日目全日蓄尿	尿中17 OHCS または尿中コルチゾール	正常反応：尿中17 OHCS 2.5mg/day以下、または尿中コルチゾール25μg/day以下に抑制される	
水代謝・尿崩症	水制限試験(Dashe法)	検査開始まで自由飲水、検査直前に完全排尿、体重測定以後検査終了まで飲食禁止	30分ごとに体重測定、採尿、60分ごとに採血	尿：尿量、比重・浸透圧、血漿：ADH、A体重3％以上減少するまで続ける(6時間半で中止)	正常反応：尿浸透圧/血漿浸透圧>2、完全尿閉期：尿浸透圧/血漿浸透圧1〜2、尿浸透圧/血漿浸透圧<1	水制限試験終了後、水溶性ピトレッシン0.1単位を静注、30分間隔で1時間まで蓄尿し、尿量の減少、浸透圧の増加を観察し、ADHに対する反応の有無を検査することがある。

表1（4）

		方法	採血・採尿	判定	備考
水代謝・尿崩症	水制限試験 (Miller-Moses法)	前日午後6時に採血。この時間から飲食禁止。検査前に完全排尿、体重測定以後検査終了まで飲食禁止。翌朝60分ごとに体重測定。採尿、尿浸透圧が前値より30mOsm/L多い状態が2回以上続いたら採血。	尿：尿量・比重・浸透圧 血漿：ADH	正常反応：尿浸透圧/血漿浸透圧＞2、不完全尿崩症 尿浸透圧/血漿浸透圧1〜2、完全尿崩症 尿浸透圧/血漿浸透圧＜1	水制限試験終了後、水溶性ピトレッシン0.1単位を静注。30分間隔で1時間まで蓄尿し、尿量の減少、浸透圧の増加を観察し、ADHに対する反応の有無を検査することがある。
	高張食塩水負荷試験	水 20ml/kgを1時間かけて均等に経口摂取。飲水開始30分後から15分ごとに採尿し、5ml/分以上の尿が2回続けて採取されたら5％高張食塩水（10％NaClを蒸留水で2倍希釈して作製）0.05ml/分/kg体重の速度で2時間にわたり点滴静注。	尿量、尿浸透圧：15分ごと血清Naと血漿浸透圧、血漿ADH：0、60、120	正常反応：尿量が投与前の25％以下、浸透圧が血漿浸透圧を上回って上昇、血漿ADHの上昇 尿崩症：尿浸透圧が血漿浸透圧を上回らない 心因性多飲症：尿浸透圧 600 mOsm/kg/H₂O以上	血漿浸透圧とADH濃度の関係については文献5を参照のこと。
	ピトレッシン負荷試験	(1) 早朝空腹時に15ml/kgの水を30分間で均等に経口摂取。 (2) 終了後15分ごとに採尿し、そのつど尿量と同量の飲水をさせる。 (3) 終了45分後にピトレシン10単位筋注。 (4) 終了90分後まで15分ごとに採尿、飲水を続ける。 (3) の直前および (4) の検査終了時に採血。	採尿：尿量、尿浸透圧 採血：血漿浸透圧	正常者、尿崩症、心因性多飲症：尿量の減少、尿浸透圧の上昇、尿浸透圧＞血漿浸透圧 腎性尿崩症：上記のような有意な変化がない	水制限試験にひきつづいて行う場合には、注射前の水負荷を必要としない。水制限試験にひきつづいて行うのが普通であり、かつ、安全である。
	DDAVP負荷試験	(1) 早朝空腹時に15ml/kgの水を30分間で均等に飲水。 (2) 飲水終了後30分ごとに採尿し、そのつど尿量と同量の飲水をさせる。 (3) 終了30分後にデスモプレシン (DDAVP) 0.1ml (10μg) 点鼻。 (4) 以後30分ごとに4時間、採尿、飲水を続ける。 (5) (3)の点鼻直前および検査終了時に採血。	採尿：尿量、尿浸透圧 採血：血漿浸透圧	正常者、尿崩症、心因性多飲症：尿量の減少、尿浸透圧の上昇、尿浸透圧＞血漿浸透圧 腎性尿崩症：上記のような有意な変化がない	

表 1 (5)

分類	試験	方法	採取	判定	備考
水代謝・尿崩症	水負荷試験	(1) 20ml/kgの水を30分かけて経口摂取． (2) (1) 終了後より4時間，30分ごとに採尿．	採尿：尿量，尿浸透圧 採血：血漿浸透圧，血漿ADH	正常反応：負荷した水の80％以上が尿として排泄され，最小尿浸透圧は血漿浸透圧を下回る．血漿ADHは1pg/ml以下に低下する．	
副甲状腺	Ellsworth-Howard試験	1) 9時から15時まで1時間ごとに水200mlを飲む（採尿にあたって尿量を確保するため）． 2) 10時に完全排尿，以後1時間ごとに15時まで毎時間蓄尿． 3) 13時に採血し，ヒトPTH (1〜34) 100単位静注	13時に採血した血清についてCa, P, Cr を測定する．各蓄尿検体 (10〜11時U1, 11〜12時U2, 12〜13時U3, 13〜14時U4, 14〜15時U5, 15〜16時U6)の各尿についてP, cAMPを測定する．	正常反応 A．燐酸反応： (U4+U5) − (U2+U3) =35mg以上 B．cAMP反応：U4−U3=1μmol以上 かつ U4/U3=10倍以上	以前は副甲状腺機能低下症の診断に使用されたが，現在では特発性副甲状腺機能低下症I型とII型の鑑別に使用される．検査時燐酸欠乏状態になく，燐酸排泄の日内変動が大きくない状態にあることが正しい検査に必要である．
アルドステロン症	フロセミド立位2時間負荷試験	検査前日の21時以降絶飲食・禁煙．当日朝8時30分までに排尿．以後安静臥位．前採血後，ラシックス40mg静注その後2時間立位	血漿レニン活性，アルドステロン濃度	正常反応：レニン活性前値の2倍以上で2ng/ml/hr以上．アルドステロンも前値の2倍以上になる．	この反応で原発性アルドステロン症（腺腫），偽性アルドステロン症，腎血管性高血圧を鑑別することができる．
	立位4時間負荷試験	8時間前安静臥床，採血後4時間立位	血漿アルドステロン，レニン活性	APA（アルドステローマ）：血漿アルドステロン低下，IHA：血漿アルドステロンが上昇か前値は不変	
	ACTH負荷試験	コートロシン250μg静注	血漿アルドステロン，コルチゾール	副腎腺腫によるアルドステロン症では120分値が前値の2倍以上．過形成による病変でテルを挿入して副腎静脈をカテーテル挿入して前採血後，ACTHを負荷し，アルドステロン上昇程度から責任病変側を診断することがある．コルチゾールはカテーテルが正しく副腎静脈にウエッジされているかどうかの指標となる．	原発性アルドステロン症のうち，副腎腺腫によるものと過形成によるものを鑑別する．
	アンギオテンシンII負荷試験	アンギオテンシンII 5〜10ng/kg/minで30分間点滴静注	血漿アルドステロン	正常：AII負荷によりアルドステロン濃度が1.5倍以上に増加 APA：無反応， IHA：血漿アルドステロンが上昇	このほか，バーター症候群やジッラル症候群ではアンギオテンシンによって血圧も昇圧しないことから診断に利用される．
褐色細胞腫	レジチン試験	レジチン5mgをゆっくり静注	血圧	最初の5分間は30秒ごと，以後血圧の正常化まで3〜5分ごとに血圧測定．褐色細胞腫では収縮期圧35mmHg以上，拡張期圧25mmHg以上の低下があり，4分間以上持続する．	褐色細胞腫に対する検査：静脈確保し生理食塩水をゆっくり静注して血圧の安定を待ってからレジチンを注射する．

表1 (6)

グルカゴン負荷試験	グルカゴン1U静注	0、15、30、60分採血。血圧は注射後15分まで1分ごと、その後5〜10分ごとに注射後30〜60分まで、発作が生じたらただちに採血し、検査を中止する（必要な場合にはレジチンにより降圧する）。	血漿アドレナリン	褐色細胞腫では収縮期圧25〜35mmHg以上、拡張期圧10〜25mmHg以上の上昇、血漿アドレナリン、ノルアドレナリンは前値の3〜5倍以上の増加。
メトクロプラミド負荷試験	プリンペラン10mg静注	0、15、30、60分採血。血圧は注射後15分まで1分ごと、その後5〜10分ごとに注射後30〜60分まで、発作が生じたらただちに採血し、検査を中止する（必要な場合にはレジチンにより降圧する）。	ノルアドレナリン	褐色細胞腫では収縮期圧25〜35mmHg以上、拡張期圧10〜25mmHg以上の上昇、血漿アドレナリン、ノルアドレナリンは前値の3〜5倍以上の増加。

褐色細胞腫

注1）負荷試験に用いる薬剤の溶き方や注射の仕方、また、とくにアレルギー反応を起こしやすいものについての皮内反応など、十分に準備することが必要である。以下に事例をあげる。
　LHRH 100μg生食で10mlに薄めて、全量を約30秒かけて医師が静注する。
　コートロシン静注用 250μg添付の溶解液2mlに溶解して医師が静注。あらかじめ皮内反応で安全性を確かめる。

注2）採血に使用する試験管の種類も測定項目によって異なるので、検査室に問い合わせるなどして、確認しておく。以下に例をあげる。
　ACTH測定用の採血：EDTA.2Na・トラジロール入りの試験管に取りただちに氷冷する。
　iPTH用の採血：ヘパリン・トラジロール入り試験管に取りただちに氷冷する。

総論5．内分泌負荷試験　29

作用に対してエストロゲンが抑制的に，アンドロゲンが亢進的に作用するためか，今のところ原因がはっきりしない．性差以外にも，BMIは大きい方に対してGHが効きにくいし，GH-BPが多いとGH効きにくいのはGHが結合されてしまうからであろうと推測されている．負荷試験の結果の解釈にもこの点の考慮が必要である．

3．副腎インシデンタローマ

最近画像診断の進歩に伴い，副腎に結節・腫瘍が偶然に発見される確立が高くなった．こうして見つかる副腎インシデンタローマでの85％は非機能性で15％が機能性であるといわれている．施設によっても違いがあるが，そのなかで9％がプレクッシング症候群，4％が褐色細胞腫，2％がアルドステロン症といわれている．

1）プレクッシング症候群の診断

この目的には血中コルチゾール濃度は参考にならない．日中変動があるし，個人差も大きい．女性は一般にコルチゾール産生量が男性より少ない．男性のほうがmetabolic clearance rateが高い．体表面積を補正してもこの結果は変わらない．コルチゾールの生産量（production rate, stable-isotope dilution methodによる）を7例の健康成人男女，クッシング症候群女9例男3例で測定したところ，クッシング症候群女性4例では，男性の正常範囲にあったという．したがってコルチゾール産生量の指標である尿中フリーコルチゾールや17OHCSでは，分泌の増加を正確に検出することは難しい．女性のクッシング症候群の診断はとくに慎重にしなければならないという結論になる[7]．プレクッシング症候群ではACTH基礎値は79％で低下しているとはいうものの，これで診断を行うことも困難である．本邦で名和田らは夜11時にデキサメサゾン1mgを内服し，翌朝8時の採血で血中コルチゾール3ug/dl以上，さらに8mgデキサメサゾンを負荷して翌朝血中コルチゾール1ug/dl以上あれば，プレクッシング症候群を考えるという診断基準を推奨している[8]．しかし使用するコルチゾール測定キットによって負荷後の測定値が微妙に異なることを小田桐らは報告しており[9]，標準サンプルの測定値が一致するキットを用いているのに結果が異なることから，キットに使用されている抗体の特異性の違いである可能性もある．また，コルチゾール分泌量の男女差を考えれば，抑制試験の基準値にも男女差があるかどうかが検討されるべきであろう．

プレクッシング症候群でも24時間尿中コルチゾール値は正常の3倍以上のものが73％あるというし，コルチゾール日内変動消失しているものも75％あるわけであるから，代謝に与える影響も無視できない．もちろん，クッシング症候群の典型的症状は欠くものの，肥満・高血圧・耐糖能障害・高脂血症・骨密度の低下（とくに女性）など，いずれかの臨床症状がある場合には，積極的に手術を勧める必要がある．

2）褐色細胞腫

多くの統計で副腎インシデンタローマの3〜10％は褐色細胞腫といわれている．逆に褐色細胞腫の10％はほかの目的で行われた画像診断などで偶然に見つかる．診断には血中・尿中のメタネフリンの測定が推奨されるが，感度はよいが特異性が問題といわれている．血圧正常の例もあることからグルカゴン負荷やメトクロプラミド負荷試験などを行うが，昇圧発作が生じたときにはただちにレジチンで対応できるよう訓練しておく必要がある．

3）アルドステロン症

頻度は副腎インシデンタローマの1％以下であるが，高血圧を合併している例も多いので必ず鑑別しておく必要がある．症状として，高血圧・低K血症・血漿アルドステロン濃度（PAC）高値・レニン活性（PRA）低値・どちらかの副腎に結節・131Iアドステロールスキャンで取り込が結節に一致してあるような例に対しては，何らの負荷試験も必要でないこともある．しかし典型例から何らかの点で隔たるとさまざまな負荷試験が必要になる．たとえばPACが12ng/ml以上あり，かつPRAが1ng/ml/hr以下であるような例ではアルドステロン症の可能性が高く，画像で病変を特定できれば問題はない．PAC/PRA比は実際にスクリーニングによく利用されるがPRAの測定値が正確でないとfalse positiveの結果を出すことがあるので，PACの値が高いことをひとつの条件にしておく必要がある．検査は通常，外来にて朝9時に採血してPAC，PRAを測定する．ただし採血前にやめておく薬剤として，アルドステロン受容体拮抗薬であるスピロノラクトンやエプレレノンを使用している場合には，少なくとも6週間薬剤を中断することが勧められる．降圧剤としてACE阻害薬やARB使用中の患者ではPAC/PRA比が上昇していなくてもアルドステロン症は否定できないが，この薬剤にもかかわらずPAC/PRAが高い例では，アルドステロン症はより確からしくなる．PAC/PRA比は正常4〜10，でアルドステロン症典型例では30〜50である．カプトリル25〜50mgを服用してから60〜90分後PAC/PRA比を測定するほうが正常とアルドステロン症を分離できる能力が高いとして推奨する向きもある．アルドステロン症であることの診断確認試験として食塩負荷試験が行われる．食塩1日6g

（毎食に2gずつ食事以外に）経口3日間負荷するもので，3日後に24時間尿1日Na排泄量200mEq以上にする．尿中アルドステロン排泄量24ug/day以上ならアルドステロン症が考えられる．簡便法としては2リットルの生理食塩水を4時間で点滴静注し，終了時に採血する．PAC正常では5 ng/dl以下となるはずであるが，10ng/dl以上ならアルドステロン症の可能性がある．

機能的にアルドステロン症であることが確定したら，画像で結節が片側に認められ，^{131}Iアドステロールスキャンでその結節にのみ取り込みがあれば，その側の副腎を摘除すればよいが，結節が両側副腎に認められる例では副腎静脈カテーテル検査が必要で，コルチゾールとアルドステロン双方を測定する．コルチゾールを測定するのは，カテ先が正しくwedgeされたかどうかの指標でもあるからである．引き続きACTH負荷を行い，コルチゾールとアルドステロンの増加率の違いから責任病変が左右どちらかを決める．画像診断で両側の副腎が大きく，腫瘍も発見できず，どちらの側の副腎にも責任病巣発見できないときには，無理に検査を継続するよりも，アルドステロン受容体拮抗薬を使用して血圧を正常に保ち，時期を経て腫瘍ならば時間とともに成長して，画像で診断できるようになっていることを期待して検査をくり返すのが良いと思う．

まとめ

以上述べてきたように，負荷試験を行う場合に一番大切なことは，目的としているホルモン異常に関する，正確な生理的な知識である．それによって，適切な負荷試験を選び，前日までに，荷実施状況をすべてsimulationしてみて，準備に遺漏がないことを確かめ，実施法の詳細について，インフォームドコンセントを得ておくことが必要である．負荷試験のなかには，低血糖症状を起こしたり，血圧の急激な変化を起こして，即座に対応しなければならないものも多いから，担当医は検査中は病棟を離れるべきでない．

●文　　献●
1）高野加寿恵，紫芝良昌 監修：内分泌疾患診療マニュアル2001．東京，医学の世界社，2001．
2）吉岡成人，和田典男，伊東智浩：内分泌疾患レジデントマニュアル．東京，医学書院，2004．
3）石原　隆，ほか：看護師のための内分泌負荷試験マニュアル．神戸市立中央市民病院9階東病棟糖尿病内分泌内科（非売品）．
4）Hoeck HC Vestergaard, Jakobson PE, et al：Diagnosis of GH deficiency in adults with hypothalamic-pituitary disorders：comparison of test results using pyridostigmine plus GH-RH clonidine plus GHRH and insulin induced hypoglycemia as GH secretagogues. J Clin Endocrinol Metab 85：1467, 2000.
5）Parkinson C, Ryder WDJ, Trainer PJ：The relatioship between serum GH and serum IGF-I in acromegaly is gender specific. J Clin Endocrinol Metab 86：5240, 2001.
6）Colao A, Amato G, Pedroncelli AM, et al：Gender- and age-related differences in the endocrine parameters of acromegaly. J Endocine Invest 25：532, 2002.
7）Vierhapper H, Nowotny P, Waldhausl W, et al：Sex-specific difference in cortisol production rates in humans. Metabolism 47：974, 1998.
8）名和田新，出村　博，須田俊宏，ほか：Preclinical Cushinng's syndromne. 厚生労働省副腎ホルモン異常症研究班1996年 年報．
9）Odagiri E, Naruse M, Terasaki K, et al：The diagnostic standard of preclinical Cushing's syndrome：evaluation of the dexamethasone suppression test using various cortisol kits. Endocrine J 51（3）：295-302, 2004.

［紫芝　良昌］

総論

6 内分泌検査における超音波検査
甲状腺・副甲状腺を中心にみる超音波検査の有用性

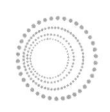

はじめに

エコーの有用性は，外来ですぐに簡単に無侵襲で行え，さらに，術者が診たいと思う場所を自由自在にビデオのように何度も観ることができることである．また，患者さん側も医師に診察を受けている，と実感し，検査代も比較的安価なので満足度の高い検査である．ただし，エコーがその力を発揮できるためには，医師自身の訓練と経験が不可欠である．

超音波検査が，甲状腺・副甲状腺疾患に有用だと実感できるのは，特に結節性疾患である．以後，具体例を参考に有用性を述べる．

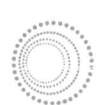

機種はどれを選ぶか？

1．機種の選択のポイント
1）体表専用の探触子を使う

まず，体表用（乳腺・甲状腺用）の探触子を使うことが，第一歩である．

エコー画像は，CTやMRI画像に比較して3000倍劣るとされている．この画像の悪さを克服するのが体表用の探触子であり，もう一つは動画面で自由自在に断面を描くことができるリアルタイム性である．最近（2004年），日本の代表メーカー4社の体表機種を，独断で比較した本を書いたので，本屋で立ち読みしてください[1]．基本姿勢は，『間違いだらけの車選び』という，自分が車を買うときに参考にした本に極力準じた．

2）オプションにパノラマ機能が有効！

パノラマ画像（図1）は，症例検討会などで，CT/MRIと同じ画像を造ることができるので，複数の画像診とも同じ土俵で"比較・検討することができる，という利点がある．そのため，筆者は，技師にパノラマ画像1枚でなるべく病巣を描出するようにと指導し，紹介医に必ず送っている．

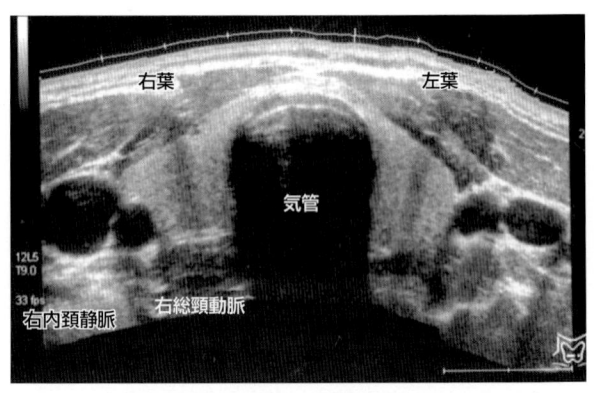

図1　パノラマ画像（甲状腺・周囲臓器を同時に描出できる）

2．基本的なエコー画像の作り方（表示法；図1）

ただし，画像表示には，誰もがわかるように日本超音波学会がきめたルールがある．

原則は，腹部・乳腺エコーと同様に，下から見上げたように（図1）描出する．

3．術者と患者，モニターの位置関係（図2）[2]

従来は，全例ベッドに寝てもらって，頸部を過伸展してもらっていたが，最近は図2のような理髪店で

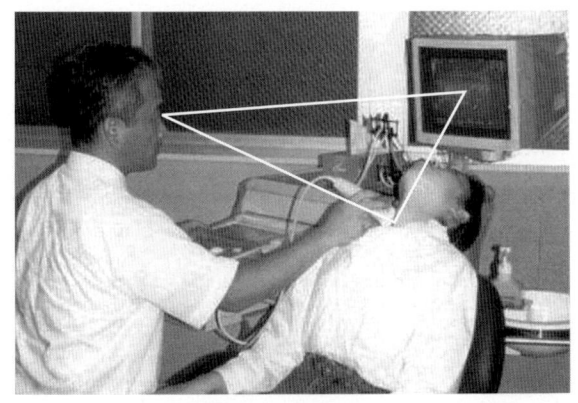

図2　検査時の椅子
術者と患者，モニターの3つがトライアングルをつくるような位置関係（横澤保，2004[1] より引用）

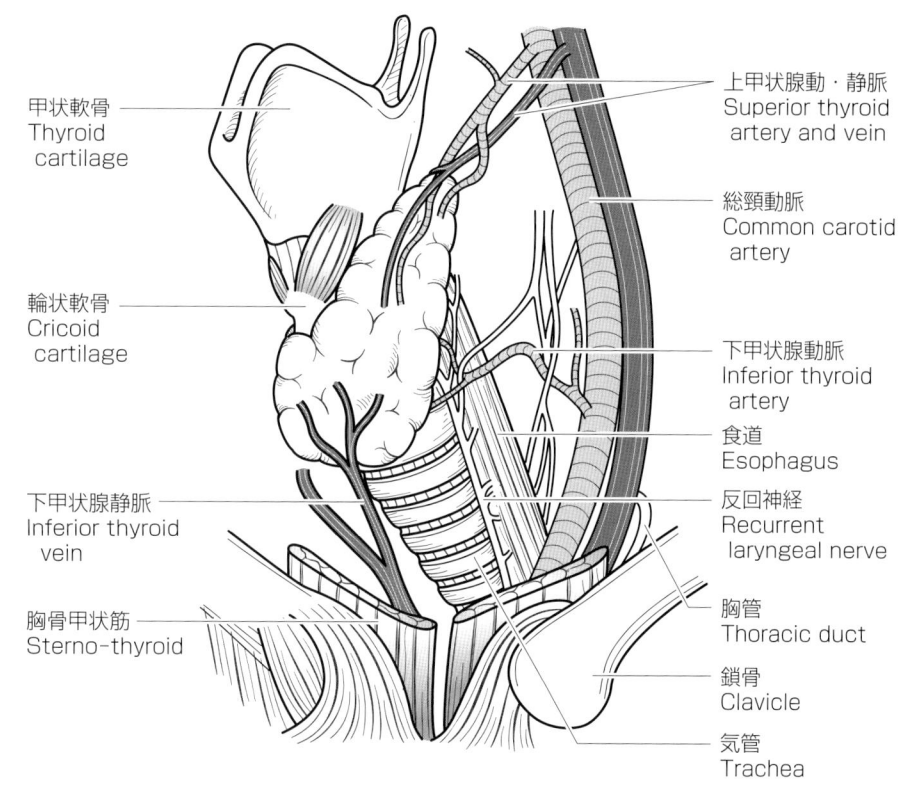

図3 甲状腺の局所解剖（左側面）；
特に，反回神経との関係が重要（横澤保，1997[2]）より引用）

用いている椅子を用いている．その利点は，a.場所をとらない，b.時間短縮できる，c.エコー下細胞診に都合良い，などである．ただし，唯一の欠点は，鎖骨下の腫瘍の描出が弱い点である（例；副甲状腺腫・気管周囲リンパ節・男性など）．

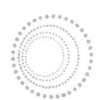

局所解剖と触診

甲状腺は首の"根っこ"にある（図3）．大きさは，左右とも4.6×2.5×1.1 cm ほどで，形は，ちょうど"メンタイコ"のようである．臨床的に重要なのは，甲状腺周囲に気管・食道・反回神経・総頸動脈・内頸静脈など人間のライフラインともいえる重要臓器がひしめき合っていることである．甲状腺自身は，おもに上下の甲状腺動脈によって栄養され，Berry靱帯という硬い結合織によって気管側面に固定しているが，前頸筋とは癒着がない．

触　診

皮膚より1cmの直下にあるくせに，柔らかく，前頸筋群や胸鎖乳突筋に遮られていて触知できない．触診に慣れた医師なら，嚥下運動によって前頸筋群の裏に気管だけにくっついた甲状腺がわずかに触知できる．逆にエコー検査しながら触診を併用すると，より正確な情報が得られる．

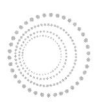

エコーの特徴
（長所・短所とその対策）

1．エコー法の長所（表1）

エコー法の利点は，大きく6点ある（表1）[3]．
1）外来で簡単に非侵襲的に行える，
2）正確なサイズ・局在・数・内部構造（充実性か嚢胞性か）が瞬時にわかる，
3）触診で迷う疾患に強い（微小病変・多発病変・バセドウ病や慢性甲状腺炎に合併した病変），
4）良・悪性の鑑別がある程度できる，
5）エコーガイド下に，正確に細胞診ができる，
6）浸潤性発育する癌（乳頭癌・未分化癌など）の診断に強い，

などである．エコー画像上では浸潤性に発育した結節性低エコー域は，まず，悪性腫瘍を疑う．

エコーの一番の役割は，スクリーニングにある．筆者らは誰でもできる細胞診に準じたエコーのクラス分類（表2）を用いている．最大の利点は，最も多く遭遇する結節性甲状腺腫が，スクリーニングできることである[3]．

2. エコー法の短所とその対策

1) 短 所 (表1)

エコーの最大の短所はエコー画像に癌特異性所見がなく，あくまでも"状況証拠"で良・悪性を診断していることである．例えば，低エコーを呈する病変は，癌細胞だけでなく，多数のリンパ球浸潤・線維性結合織の集塊でもみられる（例えば慢性甲状腺炎や亜急性甲状腺炎の回復期）．

エコー法の短所（限界）は，具体的には大きく4点ある．

1) 浸潤性に発育しない癌（濾胞癌・髄様癌など）に弱い，
2) 癌の組織型が診断不能，
3) 気管内，縦隔内の病変は描出不能で，4cm以上の大きな病変も描出困難，
4) 臨床上問題にならない微小病変（特に微小癌や腺腫様甲状腺腫）までも描出してしまう，

2) 短所への対策

実際の臨床現場では，それぞれ以下のように対応している．

1) 濾胞癌に弱い → 細胞診・血中サイログロブリン・ドプラ所見などで総合判定．
2) 特殊な悪性腫瘍疑い（髄様癌・悪性リンパ腫・未分化癌）→ 必ず細胞診を併用．
3) 気管内，縦隔内の病変は描出不能で，4cm以上の大きな病変 → CT・MRIを併用．
4) 臨床上問題にならない微小病変（特に微小癌）を描出してしまう → 最大径5mm以下の病変は，特に30～50歳代では臨床的にほとんど問題にならないので細胞診せず，エコーでの定期観察にとどめる（1cm以下の肝嚢胞や5mm以下の胆嚢ポリープと同様）．

＃特に微小癌の問題は重要で，エコー画像が機種の進歩によって著明に鮮明になった．甲状腺専門病院の

表1 エコーの長所・短所(限界)

長　　所	短　　所(限界)
1) 外来で，簡単に非侵襲的に行える．	1) 浸潤性発育をしない癌(濾胞癌・髄様癌など)に弱い．
2) 正確なサイズ・局在部位・数・充実性か囊胞性か，が瞬時にわかる．	2) 癌の組織型が診断不能．
3) 触診で診断困難な病変に強い（微小病変・多発病変・バセドウ病や慢性甲状腺炎に合併した結節）．	3) 気管内・縦隔内病変は描出不能．4cm以上の大きな病変は描出困難．
4) 良・悪性の鑑別がある程度可能．	4) 臨床上問題とならない微小病変(特に微小癌)や腺腫様甲状腺腫でも描出してしまう．
5) エコーガイド下に，正確な細胞診ができる．	
6) 浸潤性発育をしない癌(濾胞癌・髄様癌など)に弱い	

表2 エコーのクラス分類

クラス	エコー所見	おもな結節
I	円形もしくは楕円形の境界明瞭な無エコー	腺腫様結節
II	囊胞変性結節，多発性	腺腫様結節
III	充実性・形状整・均一	濾胞性腫瘍(まれに髄様癌・悪性リンパ腫)
IV	形状不整・不均一	乳頭癌
V	形状不整な結節が甲状腺外へ浸潤	乳頭癌・未分化癌

(Yokozawa T, et al, 2000[3])より改変)

表3 エコーガイド下細胞診が最も強力！

	超音波	触診下細胞診	エコー下細胞診*
偽陽性率	8.2%	2.6%	2.0%
偽陰性率	6.5%	4.5%	5.7%
感　度	93.5%	86.0%	94.3%
特異度	71.1%	84.8%	89.7%
正診率	88.5%	85.2%	93.5%
症例数	200例(1993年)	2046例(1981～1985年)	186例(1992～1993年)

(* 細胞診で class III以上を悪性とした)
(Yokozawa T, et al,1995[5]), Yokozawa T, et al, 1996[6])より引用)

隈病院伊藤らは，1cm以下の微小癌732例中，162例もの微小癌を手術せずにエコーで4カ月フォロウした成績を報告している[4]．

3）エコーガイド下細胞診が最も強力な診断法（表3）

実際の臨床では，エコー検査の弱点を補強したエコーガイド下細胞診（UG-FNAB）が最も強力な診断法である[5)~8)]．表3は，エコー単独の診断率，従来行われていた触診下の細胞診，筆者らが隈病院で行ったエコーガイド下細胞診の成績を比較したものである．この成績を見ると，UG-FNABが，エコーの弱点を見事に補正していることがよくわかる．つまり，エコー単独の欠点である，偽陽性（良性結節も癌疑いとしてしまう）・特異度（癌を癌と確定する診断率）が，細胞診を併用することで著明に改善した．

ただ，エコーガイド下細胞診（UG-FNAB）の問題点は，エコーの欠点に述べたが，臨床上問題にならない微小癌を癌と確定してしまうことである．筆者は人間ドックでの甲状腺検診は触診しか行っていない．

典型例

1．乳頭癌（図4）

典型的な乳頭癌は，辺縁不整な充実性の低エコー結節として描出される．内部は不均一で時々，砂粒小体疑いの微細な高エコー輝点が散在する[9)]．浸潤性に発育し，不均一・砂粒小体などをみれば，診断は容易である．しかし，このエコー像は，大部分が乳頭癌だが，稀に，濾胞癌の一部（広汎浸潤型），髄様癌の一部・未分化癌が含まれる．特に，未分化癌の予後は極端に悪く，迅速な治療方針決定が迫られるので，必ず細胞診を併用する．

2．濾胞癌（図5）

ほとんどの濾胞癌は，辺縁整な充実性の低エコー結節として描出される．内部は均一で，良性の結節（濾胞腺腫・一部の腺腫様甲状腺腫）と鑑別困難である．このような画像を見たら，先ほど述べたように細胞診・血中サイログロブリン・ドプラ所見などで総合判定する．ドプラ所見で良・悪性の診断ができるかどうかは現在評価が分かれる[10)]．ただし，明らかに腫瘍内の動脈性新生血管血流が豊富な腫瘍は濾胞癌の疑いが強い．図5の例は，さほど血流が多いわけではないが，組織学的には，被膜浸潤所見より濾胞癌と診断された．

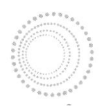

副甲状腺疾患へのエコーの有用性

副甲状腺疾患の発見のきっかけは，ほとんどが高カルシウム血症の原因の探索である．

エコー検査依頼の目的は，
1）甲状腺周囲に副甲状腺腫がないか（局在診断），
2）腫大は1腺だけか？（腺腫），複数の副甲状腺

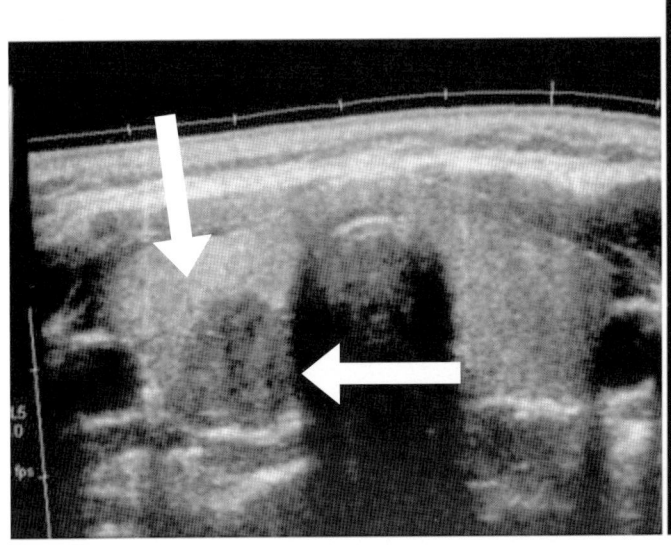

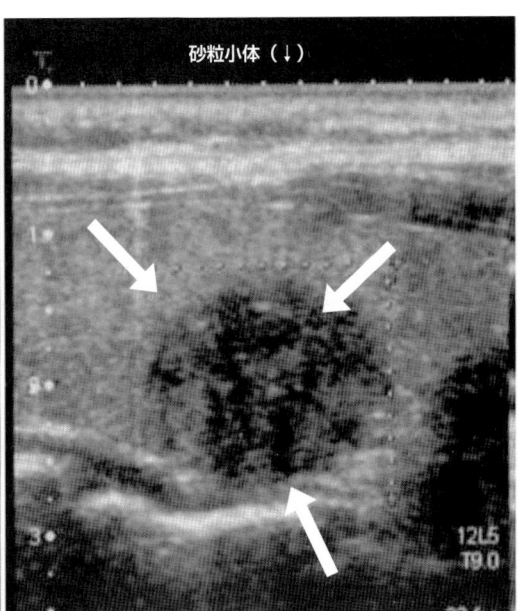

図4　乳頭癌（横断・縦断）
浸潤性の充実性低エコー結節が右葉にあり，一部気管に癒着している．縦断図では，砂粒小体（↓）を疑う高エコー輝点が散在している．

36　I．総論

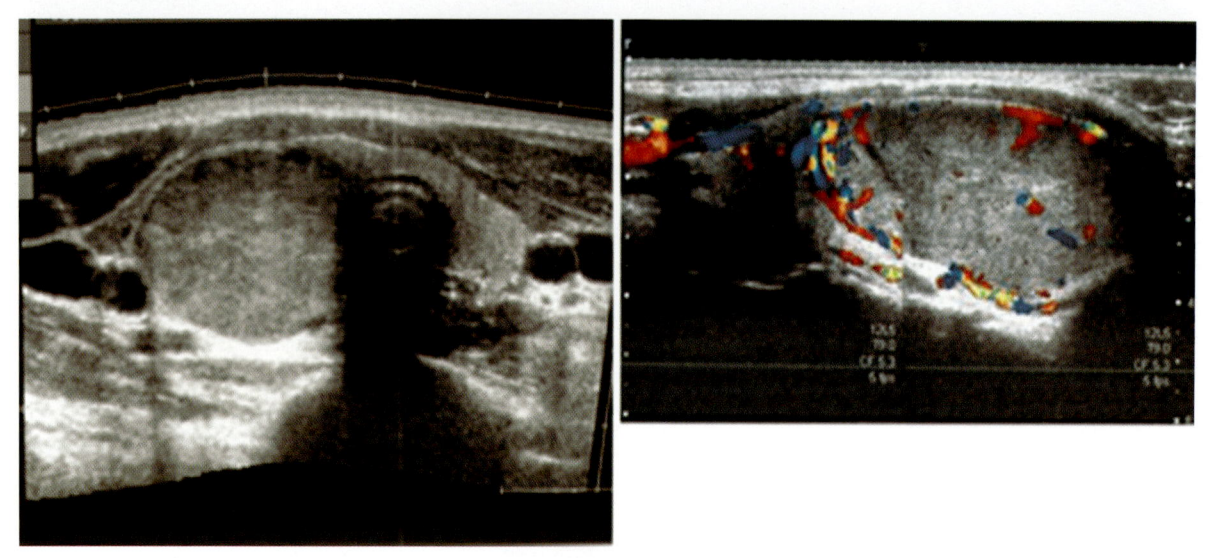

図5　濾胞癌（横断・縦断）
横断図で，充実性・均一な低エコー結節が，右葉にあり，腫瘍被膜の一部が不整．縦断図では，この腫瘍が上甲状腺動脈支配の新生血管に栄養されていることがわかる．

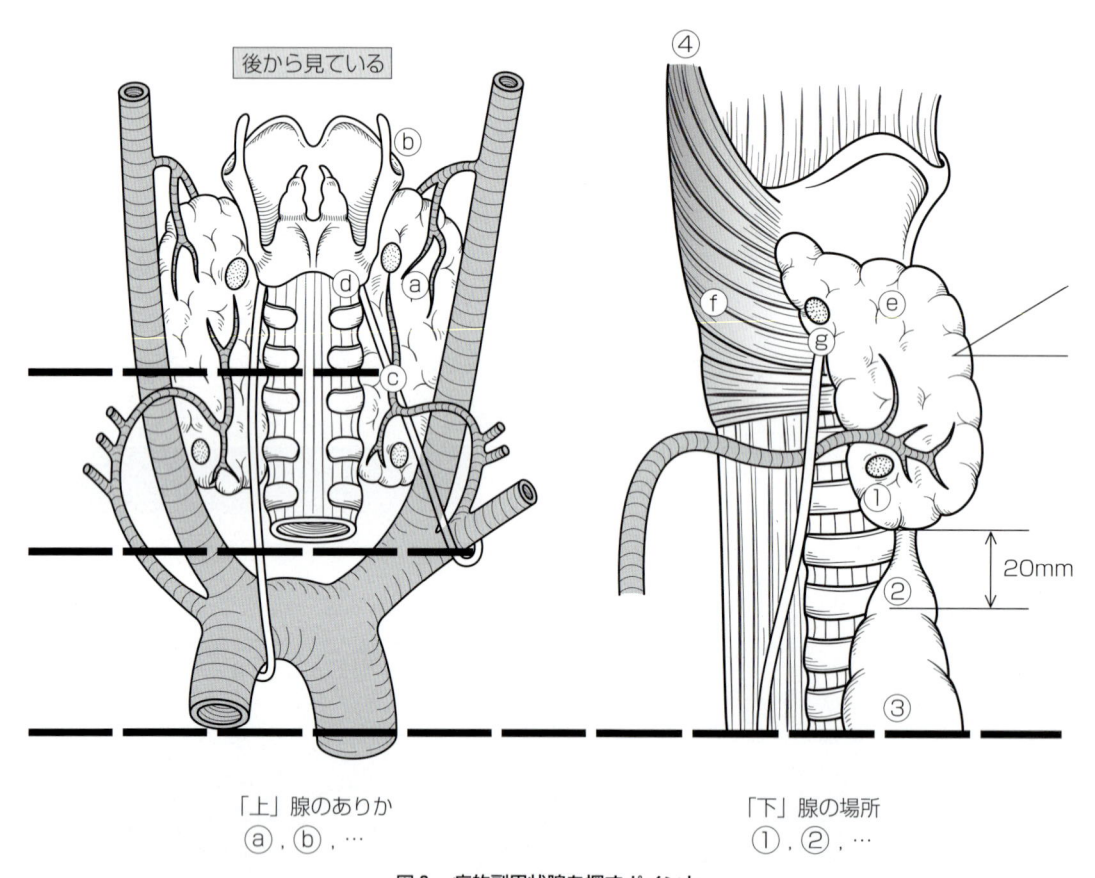

「上」腺のありか
ⓐ，ⓑ，…

「下」腺の場所
①，②，…

図6　病的副甲状腺を探すポイント

が腫れていないか？（過形成），
　3）副甲状腺癌の可能性はないか？
である．画像は，辺縁整な充実性の低エコー結節で，多くは扁平．鑑別はリンパ節や異所性甲状腺だが，いずれも稀である．ほとんどが，上下甲状腺動脈に栄養されているのでリンパ節に比べ，血流が多い．副甲状腺への細胞診は，甲状腺と異なり原則非適応なので，MIBIシンチグラフィーやCTが"競争相手"である．多くが腺腫（1腺のみの腫大）である．稀であるが，副甲状腺癌があり，そのエコー像の特徴は，辺縁不整

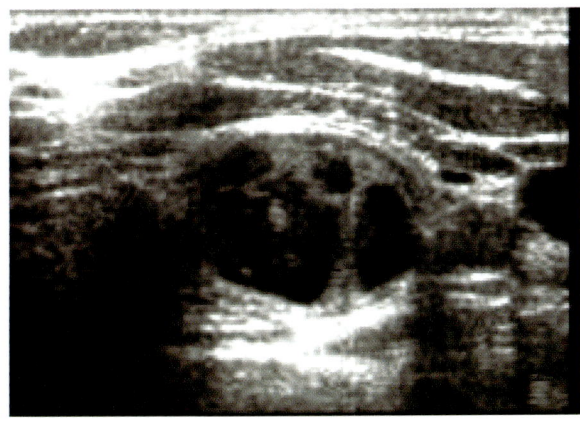

総論6. 内分泌検査における超音波検査　37

横断図 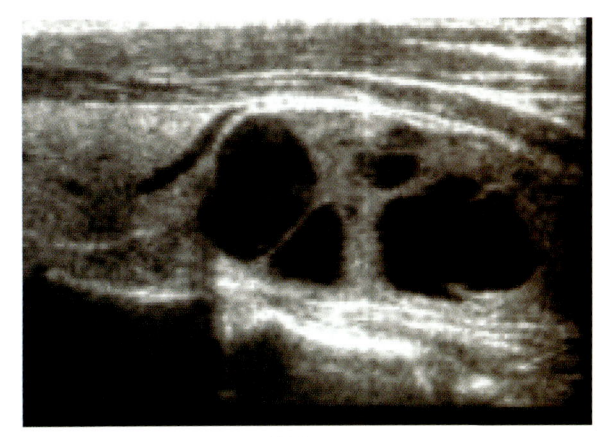　　　　　　　　　　　　　　　　　　縦断図

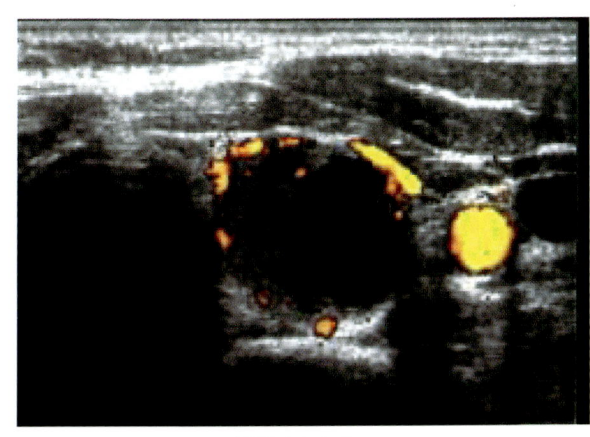

横断（ドプラ） 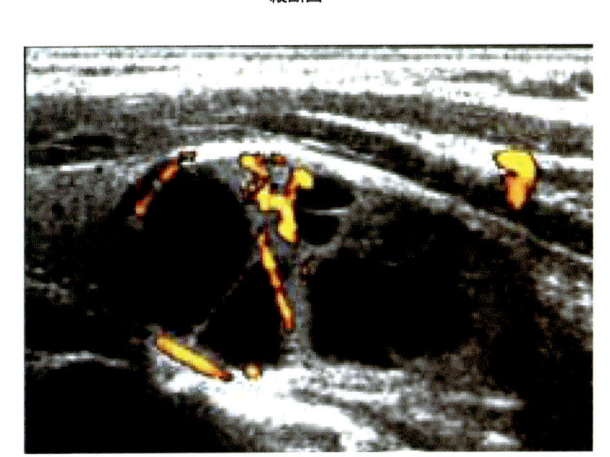　　　　　　　　　　　　　　縦断（ドプラ）

図7　副甲状腺腫（横断・縦断）
結節は，甲状腺外（左葉下極の胸側）にある．甲状腺への浸潤性発育（－）．結節の
境界；鮮明内部に嚢胞変性を認める．下段のドプラ画像では，血流はさほど多くない．

の低エコー結節と，周囲，特に甲状腺への浸潤性発育・周囲のリンパ節腫大である．

図6に，病的副甲状腺を探すポイントを示した[11)12)]．実際には，図6の好発部位から順番に調べていけばよい．ほとんどが，エコーで見つかるが，盲点は，食道周囲と気管後方である．通常の位置で見つからなかった場合は，食道周囲と気管後方を描出するためにいつもより1cmほど，超音波の深達領域を深くしておくこと，さらに被験者の首を横向きにして，食道・気管後方にビームをあてる，などの工夫が必要である．

図7は，39歳の男性で，尿管結石疝痛発作にて緊急入院した症例である．初診時の補正血中カルシウム値は，14.3 mg/dlと腺腫にしては高値を呈し，癌も考えられた．

しかし，エコーで，甲状腺への浸潤性発育・周囲のリンパ節腫大がないこと，病的副甲状腺の内部に嚢胞変性が著明なこと，家族調査で異常ないこと，などから癌と過形成が否定された．エコーの役割をよく示す例である．

● 文　献 ●
1）横澤保：超音波装置はどれを選ぶか？甲状腺PEIT,横澤保（編），ベクトルコア，東京，pp.30-40, 2004.
2）横澤保：1-5甲状腺と周囲臓器,甲状腺疾患診断アトラス,横澤保（編），ベクトルコア，東京，pp.14, 1997.
3）Yokozawa T, Kuma K, Sugawara M : Techniques of ultrasound-guided FNA biopsy.,1,edited by Baskin HJ, 137-153, Kluwer Academic Publishers, Boston, 2000.
4）Ito Y, Uruno T, Nakano K, et al : An observation trial without surgical treatment in patients with papillary microcarcinoma of the thyroid. Thyroid 13 : 381-387, 2003.
5）Yokozawa T, Miyauchi A, Kuma K, et al : Accurate and simple method of diagnosing throid nodules by the modified technique of ultrasound-guided fine needle aspiration biopsy. Thyroid 5 : 141-145, 1995.

6) Yokozawa T, Fukata S, Kuma K, et al : Thyroid cancer detected by ultrasound-guided fine needle aspiration biopsy. World J Surg 20 : 848-853, 1996.
7) Yokozawa T. Kuma K, : Use of fine needle aspiration and ultrasound-guided aspiration biopsy. Thyroidol. Clin Exp 10 : 103-108, 1998.
8) Takano T, Miyauchi A., Matuzuka A, et al : Preoperative diagnosis of Medullary thyroid carcinoma by RT-PCR using RNA extracted from leftover cells within a needle used for fine needle aspiration biopsy. Clin Endocrinol Metab 84 : 951-955,1999.
9) Shimura H, Haraguchi K, Hiejima Y, et al : Distinct diagnostic criteria for ultrasonographic examination of papillary thyroid carcinoma: a multicenter study. Thyroid 15 : 251-258, 2005.
10) Kobayashi K, Fukata S, Miyauchi A. : Diagnosis of follicular carcinoma of the thyroid: Japanese J Med Ultrason, in press,2005.
11) Nobori M, Saiki S, Tanaka N et al : Blood supply of the parathyroid gland from the superior thyroid artery. Surgery 115 : 417-423, 1994.
12) 三村芳和：副甲状腺.I. 外科局所解剖学. 標準手術アトラス, 日本内分泌外科学会編, インターメルク,東京, pp.153-161, 2003

［横澤　保］

総論 7 内分泌疾患の画像診断

はじめに

　本書はいろいろな内分泌臓器の疾患を扱っている．対象臓器および疑われる疾患の特徴に合わせて画像診断を選ぶために，まず各検査法の特徴を簡単に述べる．超音波断層（以下US）は簡便，安価で放射線被曝がないという利点がある．最近ではドップラー法の併用により局所の血流についての情報も得られるようになった．欠点としては検査の質が担当者の技量により左右されること，深部の臓器や皮下脂肪，内臓脂肪の多い被検者では画像が劣化し十分な情報が得られないことがあげられる．シンチグラフィは機能を反映する点と定量性に特徴があり，とくに機能過剰を示す腺を描出することにかけてはほかでは得られない情報を提供する．しかし検査設備のある医療施設が限られており，また前処置・準備や実施に日数を要することがあるのは短所である．X線コンピュータ断層（以下CT）と核磁気共鳴（以下MRI）はどちらもコンピュータ断層である．画像の構成原理は前者がX線吸収度，後者は磁場の緩和時間，とまったく違う物理的性質を利用したものであるが，機器の進歩により空間解像力の点では両者にそれほどの優劣はなくなり，腫瘍などの存在診断のみならばいずれか一方で十分なことが多い．ただしある程度の大きさの病変については，CT値やMRIの信号強度から脂肪や石灰化など，構成成分について推測できることがあるので両者を併用する意味がある．なお，MRIは体内に磁性体や心臓ペースメーカを装着している被検者には禁忌となり，また閉所恐怖症があると検査ができないことがあるので注意が必要である．血管造影は侵襲が大きいため，ほかの方法で病変の局在や性質がしぼりきれないときなど，ごく限られた症例にのみ行われる．なお，CT，血管造影に用いられるヨード系経静脈性造影剤には腎毒性があり，またMRIのガドリニウム系造影剤も高度の腎障害があると排泄が遅延するために使用できないことがある．したがってこれら造影検査依頼時には腎機能のチェックが欠かせない．

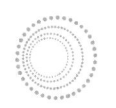

各内分泌臓器の画像診断についての概説

1．下垂体

　MRIが第一選択であり，それが上述の禁忌などでできないときや，腫瘍の存在がわかっている症例で石灰化や周囲の骨の破壊を詳細に観察したいときにCTが行われる．正常の下垂体後葉はMRIでは前葉より高信号として描出される．尿崩症では信号強度が低下することなどから，抗利尿ホルモン（ADH）の分泌顆粒蓄積がその原因とされている[1]．下垂体腫瘍の存在診断は通常比較的容易であるが，直径1 cm以下の腺腫（microadenoma）が疑われるときはガドリニウム系造影剤を用いた冠状断ダイナミック撮像が有用である．大きな腫瘍のほかにリンパ球性下垂体炎などで下垂体は腫大を示すが，思春期，妊娠産褥期などホルモン分泌の盛んな時期には生理的に腫大するので病的かどうかの判断に注意を要する[2]．

2．甲状腺

　初診時のスクリーニングとしてはUSを行うのが適切と考えられる．核医学検査は甲状腺中毒症の原因精査にとくに有用で，ほかに異所性甲状腺の検出や甲状腺機能低下症の可逆性の予測などにも利用される．放射性ヨードI-123あるいは過テクネチウム酸Tc-99mを用いて甲状腺摂取率を測定し，同時に機能画像として甲状腺シンチグラフィを行う．I-123を用いる検査の際には体内の非標識ヨードによって検査用の放射性医薬品が希釈されないように，ヨード制限が必要である．検査用のカプセル服用の少なくとも1週間前から最後の撮像ないし摂取率測定終了まで，ヨードを含む飲食物（海藻，昆布だし，寒天を使った菓子，昆布茶の入った飲料など）の摂取や薬物（消毒薬，うがい薬，

造影剤）の使用を禁止する．過テクネチウム酸による検査の場合にはヨード制限は不要である．なお，以前使用された I-131 は被曝が相対的に多くまたシンチグラフィの画質が劣るので，下記の癌の術後検査のときを除き，ルーチン検査としては勧められない．真の甲状腺機能亢進症のうちバセドウ病ではびまん性甲状腺腫全体に I-123 や Tc-99m の集積が亢進し，過機能性腺腫（プランマー病）では腫瘍部にのみ取り込みが集中する．これに対して，無痛性甲状腺炎などによる破壊性甲状腺中毒症では甲状腺への集積が抑制されるためにほとんど描出されず，摂取率も正常以下となる[3]．

甲状腺腫瘍の術前には，リンパ節腫大の有無や周辺組織・血管との関係を確認して切除範囲を確定する目的で CT[4] あるいは MRI のいずれかが行われることが多い．なお，US でも検出できるような周囲への浸潤がある例を除けば甲状腺癌と良性結節の鑑別は画像のみでは困難なことが多いので，腫瘍性病変の全例にスクリーニング的に CT や MRI を依頼するのは適切ではない．

甲状腺癌術後の局所再発の検出には必要に応じて US，塩化タリウム Tl-201 による腫瘍シンチグラフィ，CT あるいは MRI が利用される．乳頭癌，濾胞癌の転移，術後再発に対しては放射性ヨード治療の適応の決定および治療効果判定を目的に I-131 または I-123 による甲状腺腫瘍シンチグラフィ[5]を行うことがある．癌組織がヨード摂取能を残している場合には感度が高く，疾患特異性もあるが，実施には以下に述べる3つの条件が整っていなければならない．すなわち甲状腺が全摘あるいは亜全摘状態で，正常組織の残存が少ないこと．癌組織のヨード摂取能は正常甲状腺に比べると格段に低いので，片葉切除などの術式では投与した放射性ヨードのほとんどすべてが正常部に集積し，癌組織の検出は困難となる．次に検査時に TSH による刺激がかかるように，術後の甲状腺剤補充を延期ないし中止し，検査時には甲状腺機能低下状態になっていること．放射性ヨード投与日に採血して TSH の上昇具合を確認しておく．最後に厳重なヨード制限を行うことである．

3．副甲状腺

腫大していない副甲状腺の描出はいずれの画像診断法でも困難であるため，機能亢進症の際に過機能腺の局在診断を目的に検査が行なわれる．1 g を超える大きさの腺腫，過形成であれば，通常は US で検出できる．シンチグラフィとしては塩化タリウム Tl-201 と放射性ヨード I-123 あるいは過テクネチウム酸 Tc-99m を組み合わせた二核種法[6]が一般的である．両シンチグラムの視覚的な比較やコンピュータによる引き算画像により，甲状腺シンチグラム製剤の集積が相対的に弱く，タリウムの集積が亢進している箇所を陽性と判定する．テクネチウム標識心筋血流製剤 Tc-99m-methoxy-isobutyl-isonitrile（MIBI，文献により sestamibi，セスタミビと記載されることもある）にも副甲状腺腫への集積が知られており，現在適応拡大に向けて治験が進行中である．タリウムや MIBI によるシンチグラフィは US では評価困難な胸部の異所性副甲状腺腫にも有効である．ただし，タリウムも MIBI も副甲状腺組織に特異的に集まるものではないので，過機能副甲状腺と甲状腺結節や腫大リンパ節との鑑別が問題となる．また原発性の機能亢進症であっても，二腺以上が腫大する多発性病変の可能性はつねに念頭におく必要がある（腎透析に関連した二次性の機能亢進症では複数の腺が腫大している方が普通である）．これらの落とし穴は CT，MRI でも同様であり，いずれの診断手段でも臓器特異性，疾患特異性のある異常信号は知られていない．また，0.3 g 以下の小さな腺腫はすべての画像診断法を駆使しても局在が断定できないことがまれではない．潜在性の機能亢進症で責任病巣が画像上確定しきれないようなときには，本当に手術適応かどうかを慎重に検討すべきである．

4．副　　腎

腫瘍の存在診断と大きさの評価には CT あるいは MRI が役立つが，皮質あるいは髄質由来のホルモン産生腫瘍の診断には機能画像であるシンチグラフィが特異的な情報を与えてくれる．

皮質のシンチグラフィには I-131 で標識されたコレステロールの誘導体，adosterol（アドステロール）を使用する[7]．副腎に集積するのに時間がかかるので，静脈投与から5～10日後に撮像する．また，体内で標識の外れた放射性ヨードが甲状腺に集積して悪影響を及ぼさないよう，静注前日から検査終了まで連日，ヨウ化カリウムあるいはルゴール液を投与して甲状腺ブロックを行う．コーチゾール産生腺腫では病巣に正常よりも強く集積し，正常副腎はフィードバック機構により抑制される．両側性の高集積がある場合はACTH 産生腫瘍を考え，両側性の副腎腺腫との鑑別には血清 ACTH 値を照合する．アルドステロン産生腫瘍が疑われる場合には，ACTH を抑制して過機能腺と正常副腎との違いをはっきりさせるためにアドステロール静注の1週間前から外因性の糖質ステロイド剤を投与する方法（デキサメサゾン負荷シンチグラフィ）が推奨される．この場合，アドステロール静注日にACTH の採血を行って抑制を確認する．

髄質由来の腫瘍に対してはカテコラミン類似物 meta-iodobenzylguanidine（MIBG）を I-131 標識した製剤によるシンチグラフィ[8]が行われる。副腎の褐色細胞腫や神経芽細胞腫はもちろん，副腎外の傍神経節腫瘍や悪性褐色細胞腫の肝転移，リンパ節転移などにも集積する。通常，静注後 24 時間ないし 48 時間後に撮像する。I-131-アドステロールを使用する皮質の検査時と同様に，遊離した I-131 から甲状腺を保護するために静注前日から検査終了まで無機ヨード剤を投与する。なお，MIBG を心筋交感神経の検査製剤として I-123 で標識したもの（I-123-MIBG）も褐色細胞腫，神経芽細胞腫に集積するので，カテコールアミン過剰による心筋障害が疑われる際には心筋 SPECT 作成時に上腹部も視野に含めれば，副腎の病巣検出に役立つことがある。

5．膵　　臓

消化管ホルモン産生腫瘍が疑われる場合，まず US や単純 CT で膵臓の腫大のスクリーニングが行われる。次いで造影ダイナミック CT により，多血性の腫瘍を検索する。膵内分泌性腫瘍には潜在的に悪性のものが多いので，肝臓やリンパ節に転移がないかについても注意して読影する必要がある。

腫瘍が小さく US や CT で検出ができないときや，詳しく腫瘍の性状を調べたいときには造影を含む MRI が有効である。一般に消化管ホルモン産生腫瘍は T1 強調像で低信号，T2 強調像で高信号を呈し，多血性を反映して造影検査で濃染される[9]。

通常の方法で局在が同定できない腫瘍や術前検査として，症例によっては薬物負荷下の選択的静脈採血を組み合わせた血管撮影や超音波内視鏡も行われている。

消化管ホルモン産生腫瘍にはソマトスタチン受容体を過剰発現していることが多く，In-111 標識ソマトスタチン誘導体（octreotide）による受容体シンチグラフィ（オクトレオスキャン）で特異的な機能画像が得られる。わが国では現在，健康保険の適応に向けて治験結果の審査中である。

6．卵　　巣

ホルモン産生性卵巣腫瘍が疑われる場合，非産生性の腫瘍と同様に，卵巣腫大の有無をスクリーニングするには US が，精査には禁忌がない限り MRI が最適[10]である。T1 強調像，T2 強調像，造影検査での信号強度を総合して，漿液・血腫・脂肪・線維化など腫瘍の構成成分を推測し，被膜の状態を観察し，また栄養血管を同定する。CT を追加することにより石灰化，まれに甲状腺組織由来の高吸収度などの情報が得られる。通常は同じ検査で子宮も見えるので，卵巣腫瘍が産生するホルモンに反応して内膜が肥厚していないかについても観察する。

●文　献●

1) Fujisawa I, Nishimura K, Asato R, et al：Posterior lobe of the pituitary in diabetes insipidus：MR findings. J Comput Assist Tomogr 11：221-225, 1987.
2) Tsunoda A, Okuda O, Sato K：MR height of the pituitary glands as a function of age and sex：especially physiological hypertrophy in adolescence and in climacterium. Am J Neuroradiol 18：551-554, 1997.
3) Misaki T, Miyamoto S, Kasagi K, et al：Serial occurrence of two types of postpartum thyroid disorders：Usefulness of Tc-99m pertechnetate uptake. Clin Nucl Med 21：460-462, 1996.
4) 御前　隆，岩田正広：1 章-VI 甲状腺：画像からみた癌の病期診断（平岡真寛，西村恭昌，富樫かおり，小西淳二　編），pp55-65，金芳堂，2000.
5) Kasagi K, Misaki T, Alam SM, et al：Mini review；I-131 treatment for thyroid cancer. Thyroidol Clin Exp 10：1-6, 1998.
6) Ferlin G, Barsato N, Camerani M et al：New perspectives in localizing enlarged parathyroids by technetium-thallium subtraction scan. J Nucl Med 24：438-441, 1983.
7) Nakajo M, Nakabeppu Y, Yonekura R, et al：The role of adrenocortical scintigraphy in the evaluation of unilateral incidentally discovered adrenal and juxtaadrenal masses. Ann Nucl Med 7：157-166, 1993.
8) 小泉　満，遠藤啓吾，阪原晴海，ほか：褐色細胞腫における 131I-metaiodobenzylguanidine シンチグラフィの有用性．日医放会誌 46：946-952, 1986.
9) 佐賀恒夫，伊藤　亨，前谷洋爾，ほか：消化管ホルモン産生腫瘍の局在診断．画像診断 22：174-182, 2002.
10) 富樫かおり：婦人科疾患の MRI 診断．pp43-59, 医学書院，1990.

［御　前　　　隆／小　西　淳　二］

総論 8 内分泌救急疾患の処置

内分泌救急疾患は診断がつかないまま放置されると死に至る危険性が高いが，早急に診断し適切に治療すれば救命しうるばかりか，多くの場合後遺症を残すことなく治癒する．したがって，これらの疾患を疑うことが診断の第一歩であり，迅速な治療が要求される．基礎疾患をもつ患者に何らかの誘因が加わり発症することがほとんどであるため，誘因となった疾患に対する処置，体液・電解質の補充，代謝異常の改善が治療の基本である．

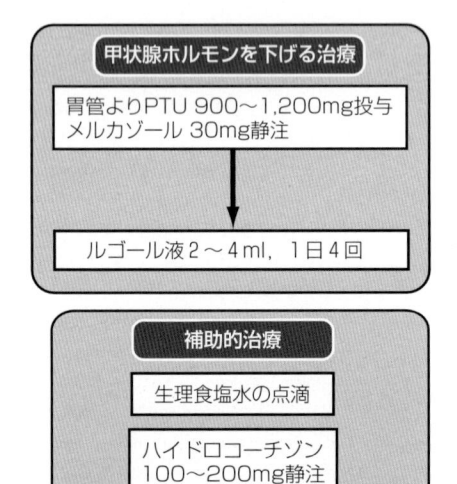

甲状腺クリーゼ

1. 病因

甲状腺クリーゼは甲状腺中毒症状が急激に増悪した状態で，放置すれば致命率が高い．通常バセドウ病に伴い発症するが，中毒性の結節性甲状腺腫で起こることもある．未治療の甲状腺中毒症，あるいは治療中であっても甲状腺機能が正常化していない患者で，感染，外傷，外科手術などのストレスを契機として発症するのが大部分である．ときに，バセドウ病に対する放射線治療，糖尿病性ケトアシドーシス，妊娠中毒，出産などを合併した際に起こる．甲状腺クリーゼを発症する機序はよくわかっておらず，甲状腺ホルモンの血中濃度も通常の甲状腺中毒症に比べ明らかに高いわけではない．また，カテコールアミンに対する感受性が亢進していると考えられているが，原因についてはなお不明である．

2. 症候

悪心，嘔吐，下痢，腹痛などの消化器症状が初期症状として認められることが多い．患者は落ち着きがなく，じっとしておられず (restlessness)，150/分以上の著しい頻脈，著明な振戦などの甲状腺中毒症状を示す．発汗を伴った発熱は特徴的であり高熱を呈することも多い[1]．不穏状態，譫妄などの精神症状もみられる．進行すれば意識障害，昏睡，心不全，ショックから死に至る．

3. 診断

最終診断は甲状腺ホルモンの血中濃度の測定によるが，甲状腺クリーゼは早期に適切な治療をしないと病状は悪化し，死亡率が高くなる．著しい頻脈，発汗を伴った高熱（熱が高いときには通常発汗は認められない），振戦・不穏などの精神症状のある患者では甲状腺クリーゼを疑い，甲状腺中毒症の既往や，甲状腺腫・眼球突出などバセドウ病に特徴的な所見に注意して診察する．

4. 治療

甲状腺クリーゼが疑われれば甲状腺ホルモンの検査結果を待たずただちに治療を開始する[2]．たとえ診断

```
┌─────────────────────────┐
│   甲状腺ホルモンを下げる治療    │
├─────────────────────────┤
│ 胃管よりPTU 900〜1,200mg投与   │
│ メルカゾール 30mg静注          │
│              ↓                │
│ ルゴール液2〜4ml，1日4回      │
└─────────────────────────┘

┌─────────────────────────┐
│         補助的治療              │
├─────────────────────────┤
│       生理食塩水の点滴          │
│   ハイドロコーチゾン            │
│   100〜200mg静注                │
│     インデラル点滴投与          │
│ 精神症状に対してレセルピン筋注  │
└─────────────────────────┘
```

図1 甲状腺クリーゼの治療
甲状腺ホルモンを下げる治療と補助的治療を同時に行う．抗甲状腺剤はルゴールよりも前に投与したほうがいいが，ルゴールには速効性があるため，緊急の場合にはルゴールが先でも構わない．

が間違っていたとしても治療が不利益をもたらすことはない．甲状腺クリーゼでは，著明な脱水を認めるため，生理食塩水を主体とした輸液を行い，感染症があれば抗生物質の投与を行う．甲状腺中毒症状の是正には，甲状腺ホルモン合成を抑制するために多量の抗甲状腺薬（プロピルチオウラシル，PTUを1日900～1,200mg）を経口投与するか，胃チューブから投与する．PTUは末梢でのT4からT3への転換を抑制するので第一選択となるが，メルカゾール®でも差しつかえない．メルカゾール®は注射液も市販されており（10mg/1ml），1回30～60mgを静脈内投与する．これらの抗甲状腺薬には即効性はないため，すでに甲状腺内に存在する甲状腺ホルモンの放出を抑制する目的で，抗甲状腺剤投与の1～2時間後に無機ヨードを100～200mg/日，数回に分けて投与する（ルゴール液なら8～16ml投与：1mlあたりヨード12mg含有）．点滴投与が必要な場合はヨードを含む造影剤も投与できる．ヨード含量は製品により異なるが，1mlあたり100～300mgである（例：ウログラフィン®，292mg/ml）．頻脈や振戦に対してはβ-遮断薬が有効である．静脈内投与が可能であるが，甲状腺中毒症の患者はβ-遮断剤に対する感受性が高いため，心電図をモニターしながら緩徐に投与する．また，甲状腺クリーゼでは相対的な副腎不全になっている可能性もあり，ハイドロコーチゾン100～200mgの静脈内投与を行う．β-遮断剤や副腎皮質ホルモンにはT4からT3への転換を抑制する作用もあり甲状腺クリーゼの治療に有用である．精神症状が強い場合はレセルピンの筋注（アポプロン® 1mg）が効果的である[1]．発熱に対してはアセトアミノフェンが第一選択である．サリチル酸製剤はT3，T4がサイロキシン結合蛋白へ結合するのと競合し遊離のT3，T4を増加させる可能性があるため，使用は避けるべきである．抗甲状腺剤，ヨード剤，ステロイドを併用すればT3の血中濃度は1～2日で正常に戻る．

副腎クリーゼ（急性副腎不全）

1．病因

高熱・下痢・嘔吐や，外傷・低酸素血症などのストレスにさらされると，生体は通常の3～5倍のグルココルチコイドが必要となるが，副腎皮質機能が低下している患者ではストレスに応じてグルココルチコイドを分泌する予備能がないことから，副腎クリーゼに陥る．また，副腎皮質ホルモン剤を長期間投与されている患者では，本剤の急激な減量・中止や，感染症・手術などのストレスが加わった場合，副腎クリーゼを誘発することがある．

2．症状

悪心，嘔吐，腹痛などの消化器症状と血圧低下，頻脈などのショック症状，意識障害などであるが，いずれの症状も非特異的であるため，低血圧を伴った全身状態不良の患者では副腎クリーゼを念頭におくべきである．

3．診断

まず，血糖，電解質の検査を行う．副腎クリーゼでは通常低血糖を示し，血中Na濃度は低値である．慢性副腎不全が長期にわたれば血中K濃度は上昇するが，副腎クリーゼの場合，Kが高値を示すことはむしろ少ない．ハイドロコーチゾン投与前の血液で血中コルチゾール測定を依頼する．

4．治療

ハイドロコーチゾン100～200mgを1～2分で静注し，同量のハイドロコーチゾンを24時間で持続点滴静注する[3]．ハイドロコーチゾンは静注ではコルチコステロイド結合蛋白（CBG）に結合できない遊離の状態で存在する割合が増加し，余分なステロイドは尿中に排泄されるため，効果を持続させるために点滴投与する必要がある．また，脱水が著しく細胞外液量の減少は2～3Lに及ぶため，生理食塩水（0.9％）500mlに50％グルコース50mlを混注して点滴投与する．3号液などの低張電解質輸液剤は低Na血症を助長させるので用いるべきではない．副腎クリーゼの場合グルココルチコイド投与に対する反応は早い．初期治療ののち，クリーゼを誘発した原因疾患（感染症，胃腸炎など）に対する治療を行う．敗血症などの重篤な合併症がなければハイドロコーチゾンは1～3日間で漸減し，経口投与に切りかえる．

5．その他

副腎機能低下症で補充療法中の患者や，副腎皮質ホルモンを長期に服用している患者には，予備の薬を渡しておき，抜歯も含めた小手術，外傷，高熱，下痢などの場合は3～5倍に増量するように指導する．また，

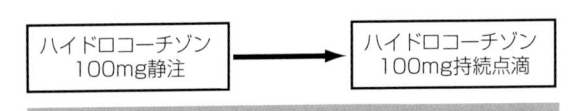

```
┌─────────────┐      ┌─────────────┐
│ハイドロコーチゾン│ ───→ │ハイドロコーチゾン│
│  100mg静注   │      │ 100mg持続点滴 │
└─────────────┘      └─────────────┘
  生理食塩水 500mlに50％グルコース50mlを混ぜて点滴
```

図2 副腎クリーゼの治療
ハイドロコーチゾンはまず静注しておいて，その後点滴投与する．感染症などの基礎疾患に対しての治療も行う．

経口摂取不能となった場合は緊急時にハイドロコーチゾン100mgを静注する旨を書いた医師向けの指示メモを携帯してもらう。米国では，デカドロン®の自己注射が可能であるが，わが国では認められていない．

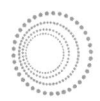

高Ca血性クリーゼ

1．病　因

高Ca血症をきたすすべての疾患で高Ca血性クリーゼは起こりうる．感染症，発熱，下痢などによる脱水は高Ca血症を悪化させ，高Ca血性クリーゼを誘発する．

2．症　状

高Ca血性クリーゼの定義はないが，血中Ca濃度が16mg/dl以上や，14～16mg/dlでも高Ca血症の症状が強い場合には，生命に危険を及ぼすことがあり緊急の治療が必要である[4]．悪心，嘔吐などの消化器症状，口渇，脱水などの高Ca血症による症状が非常に強く，意識混濁から昏睡に至るまでの意識障害を伴うことが多い．また，腎機能障害もほぼ必発であり急性腎不全を起こすこともある．腎不全は多くの場合可逆性であり，Caの低下，脱水の補正により回復する．

3．治　療

高Ca血症に対してはhydrationが基本的な治療であり，一日2～6Lの生理食塩水を心不全に注意しながら投与する[4]．フロセミドにはNa利尿を促すことによりCa利尿を促進する作用がある．カルシトニンは腎機能に影響を与えず，数時間以内に血中Ca濃度を1～3mg/dl低下させる[5]．40～200Uを6～8時間ごとに筋注する．しかし，カルシトニンのみでは血中Ca濃度は正常には戻らないため，bisphosphonate（アレディア®）や，ステロイドが有効なタイプの高Ca血症（血液疾患，ビタミンD中毒）ではステロイドを用いる．乏尿性の腎不全を合併している場合は生理食塩水を投与できないため，Ca freeの透析液を用いた血液あるいは腹膜透析が一時的にCa濃度を下げるのに有効である．

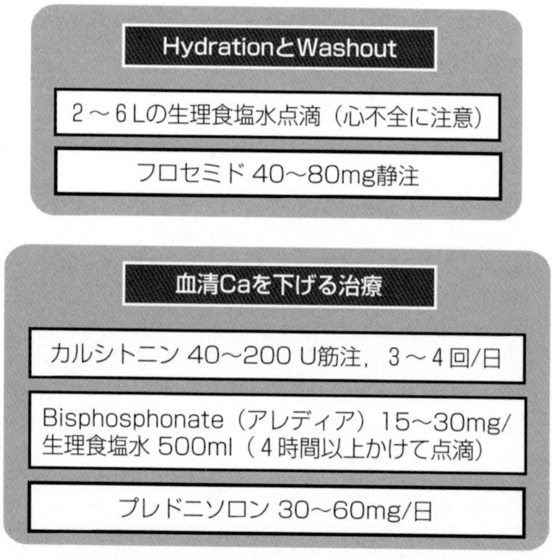

糖尿病性昏睡

1．病因・分類

糖尿病昏睡は，インスリン欠乏とそれに伴う高血糖，ケトーシス，高浸透圧による意識障害を主とする病態であり，ケトアシドーシスと非ケトン性高浸透圧性昏睡の2つの病型に分けられる．糖尿病性ケトアシドーシスはインスリンの絶対的不足を背景として，高血糖，高ケトン症を呈する病態であり，1型糖尿病や不安定糖尿病で起こる．感染症，食思不振や血管障害発症などでインスリン注射を突然中止したり，インスリンを減量したりして生じることは多いが，小児の1型糖尿病ではそれまで健常であってなんの誘因もなく昏睡となることがある．非ケトン性高浸透圧性昏睡は高齢者に多く発症し，感染症や血管障害発症などが誘因となる．また，経管栄養・中心静脈栄養の開始・急速な増量，脱水を引き起こすような薬物投与（ステロイド，利尿薬，強い下剤）など医原性に起こることも多い．

2．症　状

強い口渇，多尿，著しい倦怠感があり，しばしば嘔吐，腹痛などの消化器症状も認められる．非ケトン性高浸透圧性昏睡では，意識障害に加えて，脳血管障害を思わせる中枢神経症候が多発することが多い．高齢者がすでにもっている脳循環不全に，脱水などによる虚血が加わり一過性の神経症状を示すと考えられている．また，脱水が著明であるためショックなどの循環動態の変化を認める．

3．診　断

意識障害を呈し，高血糖・血中ケトン体著増・代謝性アシドーシスの三つが揃えば糖尿病性ケトアシドーシスと診断してよい．血糖は通常500mg/dl以上となるが1,000mg/dlを超えることはない．動脈血のpHは本症では7.20以下になることが多い．非ケトン性高浸透圧性昏睡では血糖は糖尿病性ケトアシドーシスよりも高く1,000mg/dlを超えることもある．血中Naは血

図3　高Ca血性クリーゼの治療

Hydrationとwashout
- 2～6Lの生理食塩水点滴（心不全に注意）
- フロセミド40～80mg静注

血清Caを下げる治療
- カルシトニン40～200 U筋注，3～4回/日
- Bisphosphonate（アレディア）15～30mg/生理食塩水500ml（4時間以上かけて点滴）
- プレドニソロン30～60mg/日

生理食塩水の輸液と利尿剤によるwashoutで血清Caは2mg/dl程度低下する．カルシトニンは速効性であるが，Bisphosphonateは効果があらわれるのに1～2日かかる．

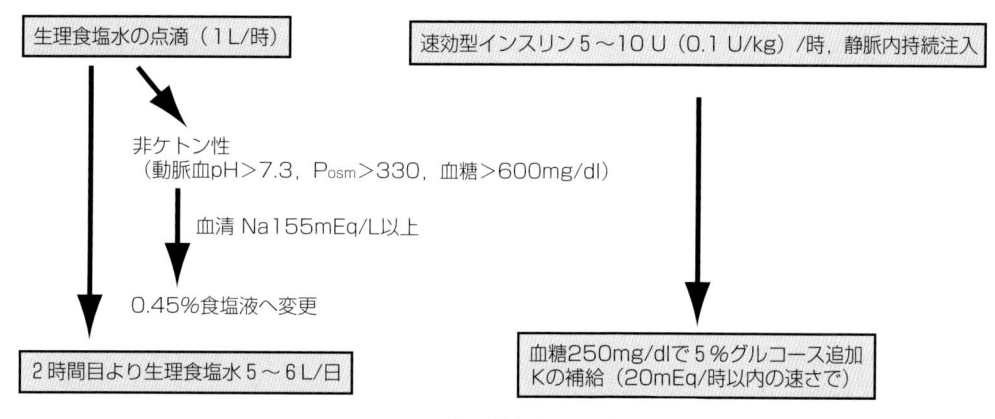

```
生理食塩水の点滴（1L/時）              速効型インスリン5～10U（0.1U/kg）/時, 静脈内持続注入

          非ケトン性
         （動脈血pH>7.3, Posm>330, 血糖>600mg/dl）

          血清Na155mEq/L以上

          0.45％食塩液へ変更

2時間目より生理食塩水5～6L/日        血糖250mg/dlで5％グルコース追加
                                      Kの補給（20mEq/時以内の速さで）
```

図4　糖尿病性昏睡の治療

ケトン性・非ケトン性, いずれも最初は生理食塩水の輸液と速効型インスリンの静脈内持続投与で治療を開始する. 非ケトン性で, 血清Naが150mEq/L以下に下がらなければ, 0.45％食塩液に変更する.

糖が高いにもかかわらず150mEq/l以上であり, 血漿浸透圧は350mOsm/Lを超える. また, 脱水も著明であるためBUNは非常に高値を示す. 動脈血pHは7.3以上でケトン体の上昇はないかあっても軽度である.

4．治　　療

いずれの場合でも治療の基本は

1）インスリン投与による高血糖・代謝失調の是正,
2）輸液による脱水の補正,
3）誘因となった疾患の治療

である. 糖尿病性ケトアシドーシスの場合, インスリン欠乏のためにアシドーシスとなっているので, 重曹による補正は不要である[6]. pHが7以下になると組織障害や薬物に対する反応低下があらわれるため, 初期治療でのみ重曹を投与する. 即効型インスリンを5～10U/時の速度で持続静脈内投与し, 1～2時間ごとに血糖を測定して投与量を調節する. 血糖値が10％/時低下すればインスリン量は有効と判定し, 200mg/時を超えるときは適宜減量する. 敗血症, 肺炎などを併発しているとインスリン抵抗性のためにインスリンが効きにくい. 血糖値が250mg/dlに低下すればブドウ糖を含む輸液を開始する. グルコースが加わると血清Kが低下するので注意する. 嘔吐がなく経口摂取が可能となれば, なるべく早く果汁や牛乳などで経口投与を開始する. 輸液は生理食塩水で開始し, 最初の4時間で2L, 以後循環動態が安定していれば3～5Lを24時間で投与する.

非ケトン性高浸透圧性昏睡では, 当初の1時間は生理食塩水を投与し（30～60分で1L）, 血清Na値をみて155mEq/L以上であれば0.45％食塩水に交換する. 最初から低張液を投与して高浸透圧を急速に是正すると, 脳浮腫や低血圧からショック状態となることがある[7]. また, 心・腎機能低下を合併していることが多いので輸液過多にならないように注意する. しばしば重症感染症を合併しておりこれが本症の誘因となっていることが多いので, 強力な抗生物質の投与を行う.

●文　　献●

1) 對馬敏夫：甲状腺疾患：内科疾患の救急薬物療法. 日本内科学会雑誌 84：60-64, 1995.
2) Davis TF：Thyrotoxic crisis. Williams Textbook of Endocrinology. 10th Edition. pp 413-414, 2003.
3) Arlt W, Allolio B：Adrenal insufficiency. Lancet 361：1881-1893, 2003.
4) J. P. Bilezikian Management of acute hypercalcemia：Drug therapy, New Engl J Med 326：1196-1203, 1992.
5) 佐藤幹二：高カルシウム血症クリーゼの治療. 日本内科学会雑誌 88：1229-1232, 1999.
6) 平田幸正：糖尿病性昏睡：糖尿病の治療. pp810-827, 東京, 文光堂, 1991.
7) 佐竹昭介, 井口明久：脱水症の管理. 糖尿病患者. Nikkei Medical 7：127-129, 2001.

［今城　俊浩］

総論

9 内分泌疾患と心身症

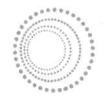

はじめに

　日本心身医学会による心身症の定義は表1に示した通りである．代表的な内分泌疾患であるバセドウ病と糖尿病は，ともにその発症や経過に心理社会的因子が密接に関与していることが多くの研究結果によって示唆されており，ちょうどこの心身症の定義に合致する疾患である．また，いずれもさまざまな精神障害を合併しやすいことが知られており，最近の研究でこれら精神障害の合併が疾患の予後に悪影響を及ぼすことがわかってきた．よって今後，両疾患の診療において，心身医学的アプローチの重要性が増してくることが予想される．国内外の主な文献を基にして両疾患の心身症的側面と心身医学的アプローチの実際について述べる．

表1　日本心身医学会による心身症の定義（1991年）

> 身体疾患のなかで，その発症や経過に心理社会的因子が密接に関与し，器質的ないし機能的障害が認められる病態をいう．ただし，神経症やうつ病など，他の精神障害に伴う身体症状は除外する．

バセドウ病

1．バセドウ病の病態における心理社会的因子の役割

　Parryが恐怖体験のあとに本症を発症した女性患者を報告して以来，本症の発症に心理社会的因子が関与している可能性が長く議論されてきた．この因果関係については，Schreck-Basedow（驚愕バセドウ）やKrieg-Basedow（戦争バセドウ）という言葉があるように，当初は逸話的なものに過ぎなかった．しかし近年，心理テストや心理面接などの客観的な方法による多くのコントロールスタディが行われた結果[1][2]，本症の発症にライフイベント（人生における比較的大きな事件）や日常精神混乱（日常生活上の些細ないらだちごと）が関与していることが確認されつつある．一方，臨床的には本症の治療経過にも心理社会的因子が影響して増悪させる可能性が示唆されてきたが，この点に関する構造的研究は多くない．そこでわれわれは，各種心理テストを用いた研究により，ライフイベント，日常精神混乱，神経症傾向，抑うつ傾向，アレキシサイミア傾向，エゴグラムによるAC（過剰適応傾向）が増悪因子となること，反対にエゴグラムによるA（合理的判断力）やFC（感情表出力）が改善因子となることを見い出した[3][4]．これら心理社会的因子によって生じたストレスが本症の病態に影響する機序としては，大脳や視床下部から直接免疫系に影響すること，または神経系（自律神経，カテコラミンなど）や内分泌系（CRH，グルココルチコイド，女性ホルモン，甲状腺ホルモンなど）を介して間接に免疫系に影響することで自己免疫反応が生じることが想定されている[1]．しかしながら，まだ詳細は明らかではなく，今後の研究の発展が望まれる．

2．バセドウ病と精神障害（バセドウ精神病）

　バセドウ病患者では，不安，抑うつ，躁，幻覚，妄想など多彩な精神症状を呈しやすいことが知られている[2]．これらはバセドウ精神病と総称され，代表的な症状精神病のひとつである．バセドウ病その他の疾患による甲状腺中毒症患者では，いらいら，神経質，易怒性がよくみられ，一見，活動性が亢進し，興奮しているようにみえる．また，甲状腺ホルモンにはうつ病の改善のために重要なカテコラミン，セロトニンの作用の増強効果がみられ，逆の病態である甲状腺機能低下症でうつ病の合併が多い．そのため大抵の医師は，バセドウ病の精神障害で最も頻度の多いのは躁状態であり，この症状は治療により甲状腺機能が正常化するとともに改善すると信じているようである．しかし，

多くの研究結果によると，実際に本症患者においてよくみられる精神障害は不安障害などの神経症状態やうつ状態であり，躁状態は躁うつ病の既往があるか，同症の強い家族歴がある例を除けば少ない．加えて，最近の多数例における研究によると，治療後euthyroid状態になっても精神症状が残る例が多いことがわかってきた．甲状腺専門病院に長年精神科医として勤務する藤波は，臨床観察による経験からこれらの症状の成因としては，甲状腺機能亢進症以外に，心因，性格，生育史，生活状況，治療，合併症などさまざまな因子が関与していることを報告している[5]．われわれもまた，MMPIを用いた前向き研究により，本症患者に多い精神症状は神経症および抑うつ傾向であり，これらの症状は治療後甲状腺機能が正常化したのちにも多数例でみられ，その機序としては甲状腺ホルモンの影響よりも心理的ストレスの影響が大きいと考えられる結果を得た[6]．さらに4年間フォローアップできた例で抗甲状腺剤治療予後との関連を調べたところ，神経症，抑うつ傾向を伴う本症患者では，対照群に比較して有意に寛解率が低いという，本症の心身症としての病態解明にもつながる結果を見い出した[3]．

3．バセドウ病に対する心身医学的アプローチ

バセドウ病の治療では，まず抗甲状腺剤その他の治療手段によって甲状腺機能を正常化することが重要であることは言うまでもない．しかし，甲状腺機能正常化後にも精神症状が残存した場合や，長期間の抗甲状腺剤にても寛解が得られない場合には，心理社会的因子の関与を考える必要がある．患者の話を傾聴して心理社会的背景について情報を集めたり，各種心理テスト（CMI，SDS，STAI，TEGなど）を用いて抑うつ，不安傾向，時に幻覚，妄想などの精神病症状や，摂食障害，人格障害などの合併の有無を確認する必要がある．この際，患者の抱えるストレスについて受容的に傾聴，共感すること自体に患者の感情発散を促す簡易精神療法としての効果が期待できる．軽い抑うつ，不安程度であれば，一般内科医レベルで抗不安薬や，SSRI，SNRIなどの副作用の少ない抗うつ薬で加療を試みてよい．本症にベンゾジアゼピン系抗不安薬（ブロマゼパム）を併用することで抗甲状腺剤による寛解後の再発率が低下したという後ろ向き研究の報告[1]があることより，抗不安薬によって不安症状のみならず甲状腺機能亢進症の予後自体を改善できる可能性がある．また，SSRIは抗うつ，抗不安作用を併せもつ薬剤であるが，最近われわれは，うつ病の合併により長期間抗甲状腺剤治療をしても寛解しなかった本症患者において，パロキセチンを併用したことで，うつの改善とともに甲状腺機能亢進症の寛解が得られた症例を経験した[7]．これらの薬剤治療によっても改善が得られないうつ状態や不安障害，摂食障害の合併がある場合には心療内科に，精神病症状や人格障害を思わせる問題行動がある場合には精神科にそれぞれ紹介することが望ましい．

糖尿病

1．糖尿病の病態における心理社会的因子の役割

糖尿病では，患者自身のセルフケア行動（食事療法，運動療法，節酒，禁煙など）への取り組み方が治療経過を左右するため，その診療において心身医学的アプローチが重要となる．近年米国を中心に，この点に関して多くの研究がなされた結果，表2にあげたように本症患者のセルフケア行動に影響するいくつかの心理的要因が明らかにされている[8][9]．また，筆者らの研究[10]からも明らかになったように，食事や飲酒といった行為自体が，患者にとって日々遭遇するさまざまな生活上のストレスに対しての対処行動（コーピング）の手段になっている可能性がある．よって，本症

表2 糖尿病患者のセルフケア行動に影響する心理的要因

ストレス	→ 1）生理学的機序（インスリンの低下，インスリン抵抗性の増加） 2）心理行動医学的機序（ストレス対処行動）
ヘルスビリーフ（健康信念）	→ 疾患の重大性や治療の有効性の認識
セルフエフィカシー（自己効力感）	→ 目標を達成するためにどの程度うまく行動できるか，予測可能な個人の確信の度合い
感　情	→ 疾患や治療に対する不安，怒り，悲しみや否認，周囲への羞恥心，疎外感など
認　知	→ 疾患や治療に対する誤った知識や不合理な信念
アレキシサイミア（失感情症）	→ 感情を認知し，言語化することが困難．アレキシソミア（失体感症）を合併していることも多い．
うつ病	→ 自己効力感の低下，治療意欲低下，過食，インスリン抵抗性の増加など
不安障害	→ 低血糖や治療に対する過剰な不安など
摂食障害	→ 過食症，インスリン注射の省略や中止，重症の低血糖，むちゃ食い，アルコール依存など

患者の療養指導をする際には，ただやみくもに飲食を制限することでかえってストレスを増さないように十分配慮する必要がある．

2．糖尿病と精神障害

疫学研究から，糖尿病における大うつ病性障害合併頻度は15〜20％で，一般人口に比較して約3倍であることが指摘されている[11]．また，うつ病を合併した患者では血糖コントロールが不良になりやすいことが報告されている．糖尿病がうつに影響するのか，その反対なのかは議論の分かれる所であるが，少なくとも2型糖尿病においては，うつが発症，増悪の危険因子のひとつであると考えられている．その機序としてまず，うつ病患者では自己効力感や治療意欲の低下などによりセルフケア行動がとりにくくなる心理行動医学的機序が考えられる．加えて，うつ病患者ではHPAaxisが異常亢進しているため，それによる血中コルチゾール上昇がインスリン抵抗性をひきおこすなどの生理学的機序が考えられる．しかし，いずれもまだ詳細は明らかではなく，さらなる研究が必要である．

糖尿病と摂食障害の合併も多いことが知られており[12]，とくにインスリンを注射している女性患者の1/3が潜在性の摂食障害であるとの報告がある[8]．糖尿病に摂食障害を合併した場合，体重増加を恐れてインスリン注射をしないことによる糖尿病性ケトアシドーシスのくり返し，血糖コントロールの悪化，食事を抜くことによる重症の低血糖，無茶食いやアルコール依存などさまざまな問題が生じ得る．そのため，とくに1型糖尿病の女性患者では摂食障害の一次，二次予防が重要となる．

ほかに不安障害を合併した場合には，低血糖や治療に対して過剰な不安を感じるためにセルフケア行動をうまく行えないことがある．

3．糖尿病に対する心身医学的アプローチ

セルフケア行動のアドヒアランスが不良な患者では，心理社会的因子の関与を考える必要がある．この際，患者の話を受容的に傾聴することで心理社会的背景についての情報を得るとともに，信頼関係を構築しておくことが次の心身医学的アプローチを効果的にする．血糖コントロールや体重などの生物学的成績を指標にした心理社会的，教育的介入の効果に関する研究によると，食事指導と社会学習・行動変容が最も大きな影響があり，教育的，精神的介入の効果は中等度で，リラクゼーションの効果が最も弱いという結果であった[12]．この結果は，糖尿病に対する心身医学的アプローチとして，患者の行動を変容させる行動療法が有効であることを示唆している．その理由はおそらく，先述のバセドウ病とは違って本症では，ストレスが直接病態に影響するよりも表2に示した心理的要因が媒介してセルフケア行動を乱すことで悪化する方が主であるためと思われる．本症患者における3種類の学習（レスポンデント，オペラント，認知学習）に基づく行動療法技法の例を表3に示した[13]．また，ソリューション・フォーカスト・アプローチ（solution-focused approach；解決志向アプローチ，以下SFA）も本症の診療において有用である[14]．表4に糖尿病患者を例にして，従来のカウンセリングや医療モデルで頻用される問題志向の質問と比較しながらSFAにおける解決志向の質問を示した．SFAでは，問題ではなく，成功体験や対処法など解決法について尋ねることで，患者の動機づけに重要である自己効力感の向上を実現しやすくなるものと考えられる．

心理テストなどを使って精神疾患の合併について鑑

表3 糖尿病患者に対する行動療法の技法

1) レスポンデント的アプローチ
   - 受容的態度による傾聴
   - モデリングによる条件づけ
   - リラクゼーション（自律訓練法，呼吸法，スポーツ，太極拳，アロマセラピー，音楽療法など）

2) オペラント的アプローチ
   - 言語的賞賛などの報酬（正の強化），診察間隔を長くする，薬剤を減らす，インスリン療法の中止など嫌悪刺激を避けられること（負の強化）による望ましい行動の強化
   - 問題行動の指摘，診察間隔を短くする，薬剤を増やす，インスリン療法に変更する，入院させるなどの嫌悪刺激による問題行動の抑制，消去

3) 認知行動療法的アプローチ
   - 糖尿病教室，患者の会，モデリング，セルフモニタリング（血糖自己測定，グラフ化体重日記，生活ダイアリーなど）
   - その他
   - バイオフィードバック
   - 咀嚼法

表4 問題志向と解決志向の質問法（糖尿病患者の例）

- **問題志向の質問の仕方**（症状などの問題点や原因について尋ねる）
  - どこが悪いのですか？
  - 困っていることは何ですか？
  - どういうときに過飲食するのですか？
  - 最近1カ月以内に過飲食は何回ありましたか？
  - どうして過飲食するのですか？
- **解決志向の質問の仕方**（成功体験や対処法など解決法について尋ねる）
  - どこが良くなりましたか？
  - たまに過飲食せずにいられたのはどういうときでしたか？（すでにある解決をみつける質問）
  - 最近1カ月以内に過飲食せずにいられたのはいつですか？（同上）
  - こんなにイライラする毎日のなかで，どうやって過飲食しないでいられたのですか？（coping question）
  - あなたはこれからどうなっていったらいいと思いますか？（outcome question）
  - そうなったら，周りの人はどう違うと言うでしょうか？（関係性の質問）
  - 一番ひどかったときを1，何とか穏やかに過ごせている状態を10としたら今は何点ですか？（scaling question）

別を行うことも重要である．軽い抑うつ，不安程度であれば，一般内科医レベルで抗不安薬や，抗うつ薬で加療を試みてよい．うつを合併した本症患者に対して各種抗うつ薬や認知行動療法を併用することで，うつの改善とともに血糖コントロールも改善されたという研究報告がいくつかみられる[11]．抗うつ薬としては，三環系抗うつ薬と異なりインスリン抵抗性や体重増加といった本症に不利な作用がないことからSSRIやSNRIの使用が推奨される．これらの薬剤治療によっても改善が得られないうつ状態や不安障害，および摂食障害の合併がある場合には心療内科や精神科に紹介することが望ましい．

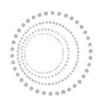

おわりに

心身症として扱われるべき他の内分泌疾患としては，甲状腺機能低下症，クッシング症候群，副腎不全などがある．これらの疾患もバセドウ病や糖尿病と同様に，症状精神病をきたしやすいことや，ストレスが発症や増悪に関連している可能性がいくつかの研究によって示唆されている．しかし，いずれも研究の数が少なく，方法論的にも問題が残されているため今後の課題と考えられる．

● 文　献 ●

1) Mizokami T, Wu Li A, El-Kassi S, et al：Stress and thyroid autoimmunity. thyroid 14：1047-1055, 2004.
2) Whybrow PC, Bauer M：Behavioral and psychiatric aspects of thyrotoxicosis. In Werner and Ingbar's The Thyroid, 9th edition (edited by Braverman LE and Utiger RD), pp842-849, Philadelphia, Lippincott-Raven Publishers, 2005.
3) 深尾篤嗣，高松順太，槙野茂樹，ほか：内分泌代謝領域の心身医療におけるEBM．日本心療内科学会誌7：229-238, 2003.
4) Fukao A, Takamatsu J, Murakami Y, et al：The Relationship of Psychological Factors to the Prognosis of Hyperthyroidism in Antithyroid Drug-Treated Patients with Graves' Disease. Clin Endocrinol 58：550-555, 2003.
5) 藤波茂忠，伊藤國彦：バセドウ病からみた内分泌精神障害．精神神経学会誌85：776-787, 1983.
6) 深尾篤嗣，高松順太，佐々木一郎，ほか：バセドウ病患者に伴う神経症傾向と甲状腺機能，心理的ストレスとの関連についての前向き検討．心療内科6：308-314, 2002.
7) 深尾篤嗣，奥見裕邦，高松順太，ほか：内科疾患にうつ病が合併した症例における心療内科医の役割について．心身医学45：抄録，106, 2005.
8) 中尾一和，石井　均監訳：糖尿病診療のための臨床心理ガイド．東京，メディカルレビュー社，1997.
9) 日本糖尿病療養指導士認定機構 編：糖尿病患者の心理と行動．日本糖尿病療養指導士受験ガイドブック2000．pp59-66, 東京，メディカルレビュー社，2000.
10) Fukao A, Kitaoka H, Sasaki E, et al：Differing effects of coping styles and personality traits on glycemic control between and within male and female Japanese NIDDM patients. 心身医学 40：429-437, 2000.
11) 久保千春，千田要一：糖尿病とうつ．Diabetes Journal 32：39-44, 2004.
12) Jacobson AM, Hauser ST, Anderson BJ, et al：Psychological aspects of diabetes. In Joslin's diabetes mellitus 13th edition (edited by Kahn CR, Weir GC), pp431-445, Philadelphia, Lea and Febiger, A Waverly Company Press, 1994.
13) 深尾篤嗣：糖尿病の行動療法．日本心療内科学会誌8：38-42, 2004.
14) 深尾篤嗣，濱田恭子，高松順太，ほか：外来におけるソリューション・フォーカスト・アプローチがコーピングスキルの向上に有効であった糖尿病患者の2例．心療内科6：52-57, 2002.

［深尾　篤嗣］

10 内分泌領域における最近の動向

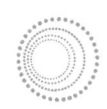

はじめに

　内分泌疾患研究にも再生医学やゲノム医科学などの現代サイエンスの大きな潮流が押しよせていることは言うまでもない．また，研究や臨床の対象疾患として生活習慣病が大きく取りあげられている．その理由として，患者数が多くかつ増大し，人類の寿命や医療経済に与えるインパクトが大きいことがあげられよう．生活習慣病は多因子疾患であり，病因・病態に関与する因子・分子・臓器は多岐にわたっている．したがって，その病因・病態の理解には単一の分子ではなく，ネットワークやシステムに基づいた研究が必要とされるようになってきた．その例として，ゲノムネットワークやシステムズバイオロジーという言葉がさかんに使用されるようになっている．さらに，研究の目的が単なる個人の学問的・科学的興味に根ざすものではなく，基礎研究を臨床応用することを最初から目的としたトランスレーショナルリサーチが近年特にさかんになってきている．日本は従来，せっかく優れた基礎研究が行われたにもかかわらず臨床応用に結びつかなかった例が少なからずあったという．この点を省みて，基礎的研究を積極的に臨床応用へと発展させていく橋渡し的研究が推進されてきている．このような研究は，研究機関単独ではなく，民間企業や官（国や地方自治体）ともに協力体制を敷いて進めるプロジェクトとなる場合も少なくない．

　本稿では，内分泌・代謝学におけるトランスレーショナルリサーチの一例としてグレリンを取りあげ，内分泌領域における最近の話題の紹介とする．

グレリンに関するトランスレーショナルリサーチ

　グレリン（ghrelin）は，1999年に寒川・児島らによって，新規成長ホルモン分泌促進ペプチドとして発見・構造決定された[1]．グレリンは28個のアミノ酸からなり，3番目のセリンが脂肪酸（オクタノイル酸）で修飾された特異な構造を有している．発現は胃に最も多く，胃底腺の内分泌細胞（X/A様細胞）から分泌される．胃以外にも少量ではあるが視床下部，腸，膵臓，心臓などでひろく産生されている．グレリン受容体も視床下部，心臓，消化管，膵臓，甲状腺，血管など多臓器に発現している．

　このようなリガンドと受容体の広汎な発現から推測されるように，グレリンは全身に多彩な生理作用を有している．すなわち，強力な成長ホルモン（GH）分泌促進作用のほかに，摂食促進，エネルギーバランスに対する生物作用，心血管への作用，消化管ホルモン分泌に対する作用，胃酸分泌や自律神経に対する作用，糖代謝への影響，などが示されてきている[2]．したがって，このようなグレリンの多様な作用を基礎的かつ臨床的の両方の観点から検討し，診断薬や治療薬としての臨床応用をはかることが期待されている．とりわけ，摂食促進作用に関しては，末梢から作用が認められる物質としてはこれまで報告された唯一のものであり，非常に注目されている．また，GH分泌促進作用はきわめて強力であり，これまで見出されたものとしては最強である．グレリンの臨床応用は，血中グレリン濃度測定による臨床的意義の解明という点とグレリン投与による治療薬・診断薬としての開発という2点から探索されている．本稿では紙面のスペースからグレリン投与による臨床応用に焦点をしぼって国内外で行われている臨床試験を中心に述べる．

1. グレリン投与対象の候補疾患
1）GH分泌促進作用の利用

　成長ホルモン分泌不全症の診断には複数の成長ホルモン分泌刺激試験が必要であり，現時点ではインスリン負荷試験（ITT）が第一選択となっているが，精度が高くないうえに低血糖症状の危険が伴う．GHRH負荷試験はGH分泌刺激作用がそれほど高くなく，診

断における臨床的価値は低い．そこで，ITTにかわる新たな成長ホルモン分泌不全症診断薬としてのグレリンの有効性が期待される．グレリンには強力なGH分泌刺激作用や，GHRHとの相乗作用がヒトにおいて認められている[3,4]．グレリンが内因性のリガンドである点からより安全で生理的反応を期待できると考えられる．

また，GHは成長の他に代謝調節や老化の進展に深く関与するホルモンである．GH分泌は思春期をピークとして，以後老化の過程で減退する．このGH分泌低下は，ヒトにおいて，筋肉，骨量の低下，内臓脂肪蓄積型肥満，脂肪肝などをもたらし，高齢者の生活の質（QOL）を悪化させる．これは近年"somatopause"ともよばれ，高齢化社会を迎え大きな問題として注目をあびている．そこで，GH分泌低下状態にある高齢者や血中グレリン低下症患者に対するホルモン補充療法が考えられる．

2）摂食促進作用の利用

血中グレリン濃度は絶食により上昇し，摂食により低下する．また，グレリンの末梢投与は視床下部での食欲亢進シグナルを増加させることが明らかにされている．さらに，グレリンは摂食亢進を伴わずに正エネルギーバランスに傾けることも報告されている．一方で，若年者に多い神経性食思不振症は，現状では心療内科的対応しかできない難治疾患であり，その増加は大きな社会的問題となっている．また，ICU入院患者のような重症患者では食欲不振状態を呈し消耗性状態にあるが，このような患者に対する治療としては現在点滴などによる栄養補給しかない．従ってこれらの患者に対してグレリンを投与することによって，摂食調節や栄養状態が改善されるといった有益な効果がもたらされると期待される．

2．グレリン投与の臨床試験―臨床第I相試験

健康成人を対象としたグレリン投与の臨床第I相試験は，2001年健常人ボランティアに国立循環器病センターで最初に行われた[5,6]．合成ヒトグレリンを静脈内ボーラス投与したが，軽度の熱感や軽度の腸蠕動の亢進を数分自覚したのみで，そのほかに特記すべき自覚症状，他覚症状，有意な生化学データの変動は認められなかった．

われわれも京都大学医学部付属病院において，2002年〜2003年に第I相試験を実施した[7]．健常人ボランティア18人を3群（グレリン高用量投与群，グレリン低用量投与群，およびプラセボ［生理食塩水］投与群）にランダム化に割つけ，二重盲検試験にて実施した．グレリン静脈内ボーラス投与したが，少数例において軽度のほてり感，軽度の腹部症状，発汗，傾眠を自覚したのみで，そのほかに特記すべき自覚症状および他覚症状は認められなかった．有害事象の発生頻度は3群間で有意な差を認めなかった．

3．臨床第II相試験

GHSに関しては，低身長，成長ホルモン分泌不全症，肥満，慢性消耗性疾患などの治療薬として有用であるかどうかを検討する臨床試験がすでに多数行われている．グレリンに関しても，国立循環器病センター，イギリスのインペリアル大学，京都大学医学部付属病院・探索医療センターなどで臨床試験が施行されており，今後さらに施行施設が増加すると予想される．

1）重症心不全

国立循環器病センターの永谷らは，グレリンによる種々の心血管作用を確認した[8]．GH/IGF-1を介する作用として，強心作用，蛋白同化作用，血管拡張作用，GHS受容体を介する作用として，血管拡張作用，心血管のアポトーシス抑制，交感神経抑制作用，エネルギー代謝改善作用，などである．また，体重減少や筋力低下を示す心悪液質（カヘキシア）と伴う重症心不全患者では血中グレリン濃度が上昇していることを見出した[6]．そこで，既存の治療に抵抗性の難治性慢性心不全患者にグレリン）を1日2回3週間投与したところ，10例中4例でニューヨーク心臓協会（NYHA）分類が改善したという成績を得ている[9]．このような反復投与で重篤な副作用や血液・生化学検査の異常は認められなかった．また，心筋量，骨格筋量が増加し，左室駆出率（LVEF）や運動耐容能が改善した

2）食欲低下をきたす疾患

イギリスのBloomらのグループは，カヘキシア状態にある末期癌患者にグレリンを1回投与したところ，生食投与群に比して（無作為化二重盲検試験）食欲が増加し，エネルギー摂取量が約30％上昇したと最近報告した[10]．癌カヘキシア患者への補助的治療として注目されている．

われわれは，第II相試験として摂食不振患者への投与を開始している．対象は摂食不振のなかでも，とくに「機能性胃症（functional dyspepsia）」や「その他の機能性摂食不振」と分類される患者である．これらの患者の摂食量や体重減少に対するグレリンの効果と安全性を検証していく予定である．なお，摂食低下やせをきたすような器質性疾患，神経性無食欲症，非定型神経性無食欲症，肥満の恐怖やボディイメージのゆがみのある者などは除外している．試験デザインとしては，入院後1週間の観察期間をおいたあと，2週間にわたり，朝食前と夕食前にグレリンを点滴投与し，

主要エンドポイントとして摂食エネルギー量を評価する．

3）その他

グレリンは主に胃で産生される．胃全摘後，血中グレリン濃度は約35％程度まで減少する[11]．従来より，胃切除術に伴うさまざまな内分泌・代謝・栄養学的問題が認められていた．これらの症状が単なる胃切除に伴う消化吸収障害によるものだけではなく，グレリン欠乏による特異的な胃内分泌機能低下による可能性が考えられる．そこで，このような胃切除後患者を対象とした臨床試験も現在長崎大学医学部付属病院で計画中である．さらに，われわれも高齢者の手術後のリハビリ，筋機能改善などへのグレリンの臨床応用を現在考案中である．グレリンのユニークで多彩な生理・薬理作用を考えるとそのほかにもグレリン臨床応用の対象になる疾患は数多く存在すると予想される．今後のグレリンに関する基礎的研究とともに臨床的研究の発展を期待している．

おわりに

本稿の最初に，生活習慣病の病因・病態の理解にはネットワークやシステムに基づいた考え方が必要と述べた．このような発想はもともと内分泌学の得意とするところである．したがって，研究および臨床における内分泌学の発展は大いに期待されることを確信してここに筆をおく．

●文　献●

1) Kojima M, Hosoda H, Date Y, et al：Ghrelin is a growth-hormone-releasing acylated peptide from stomach. Nature 402：656-660, 1999.
2) van der Lely AJ, Tschop M, Heiman ML, et al：Biological, physiological, pathophysiological, and pharmacological aspects of ghrelin. Endocr Rev 25：426-457, 2004.
3) Takaya K, Ariyasu H, Kanamoto N, et al：Ghrelin strongly stimulates growth hormone release in humans. J Clin Endocrinol Metab 85：4908-4911, 2000.
4) Hataya Y, Akamizu T, Takaya K, et al：A low dose of ghrelin stimulates growth hormone (GH) release synergistically with GH-releasing hormone in humans. J Clin Endocrinol Metab 86：4552, 2001.
5) Nagaya N, Kojima M, Uematsu M, et al：Hemodynamic and hormonal effects of human ghrelin in healthy volunteers. Am J Physiol Regul Integr Comp Physiol 280：R1483-1487, 2001.
6) Nagaya N, Uematsu M, Kojima M, et al：Elevated circulating level of ghrelin in cachexia associated with chronic heart failure：relationships between ghrelin and anabolic/catabolic factors. Circulation 104：2034-2038, 2001.
7) Akamizu T, Takaya K, Irako T, et al：Pharmacokinetics, safety, and endocrine and appetite effects of ghrelin administration in young healthy subjects. Eur J Endocrinol 150：447-455, 2004.
8) Nagaya N, Moriya J, Yasumura Y, et al：Effects of ghrelin administration on left ventricular function, exercise capacity, and muscle wasting in patients with chronic heart failure. Circulation 110：3674-3679, 2004.
9) Nagaya N, Miyatake K, Uematsu M, et al：Hemodynamic, renal, and hormonal effects of ghrelin infusion in patients with chronic heart failure. J Clin Endocrinol Metab 86：5854-5859, 2001.
10) Neary NM, Small CJ, Wren AM, et al：Ghrelin increases energy intake in cancer patients with impaired appetite：acute, randomized, placebo-controlled trial. J Clin Endocrinol Metab 89：2832-2836, 2004.
11) Ariyasu H, Takaya K, Tagami T, et al：Stomach is a major source of circulating ghrelin, and feeding state determines plasma ghrelin-like immunoreactivity levels in humans. J Clin Endocrinol Metab 86：4753-4758, 2001.

［赤水　尚史］

疾患編

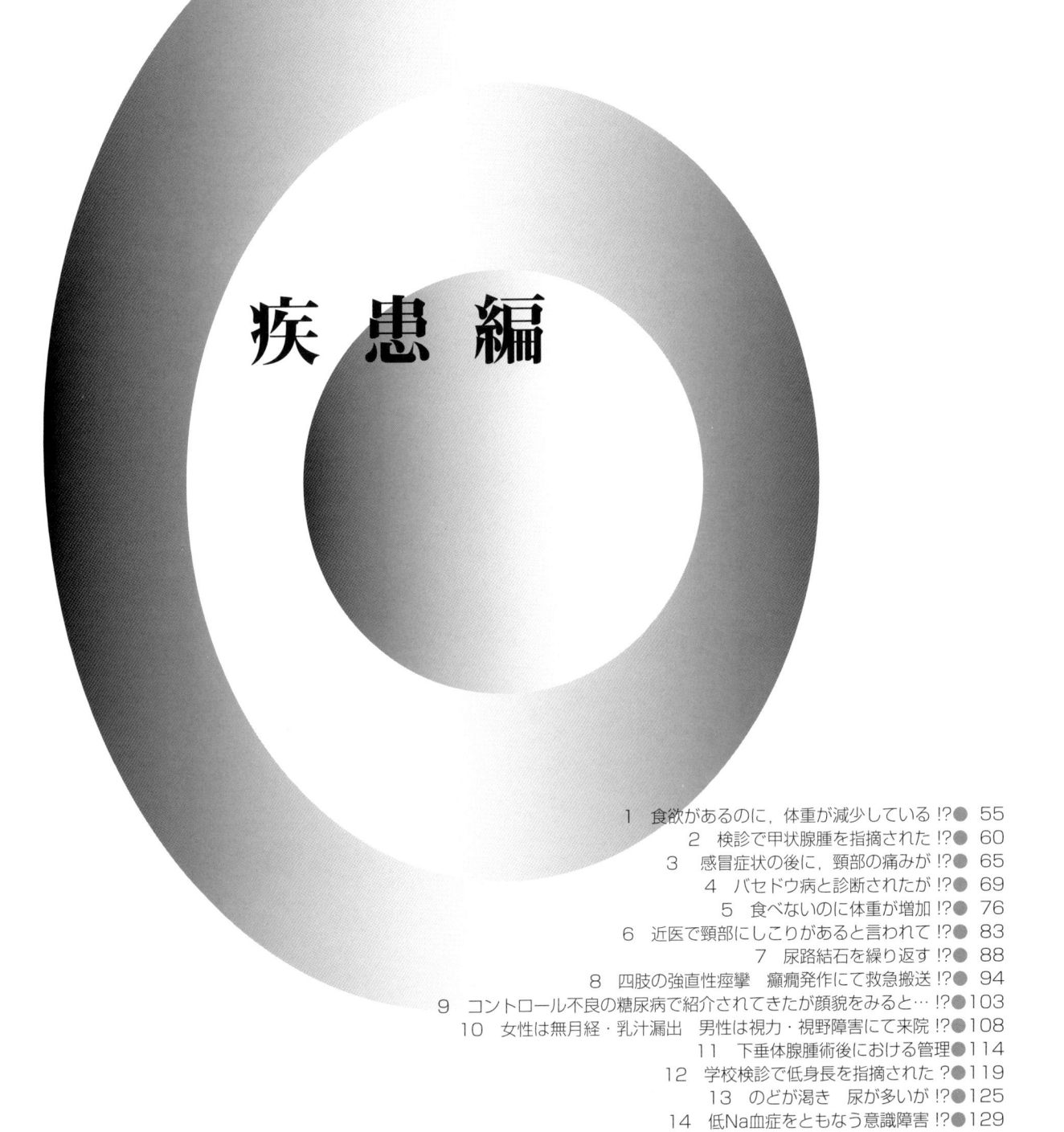

1　食欲があるのに，体重が減少している!?● 55
2　検診で甲状腺腫を指摘された!?● 60
3　感冒症状の後に，頸部の痛みが!?● 65
4　バセドウ病と診断されたが!?● 69
5　食べないのに体重が増加!?● 76
6　近医で頸部にしこりがあると言われて!?● 83
7　尿路結石を繰り返す!?● 88
8　四肢の強直性痙攣　癲癇発作にて救急搬送!?● 94
9　コントロール不良の糖尿病で紹介されてきたが顔貌をみると…!?●103
10　女性は無月経・乳汁漏出　男性は視力・視野障害にて来院!?●108
11　下垂体腺腫術後における管理●114
12　学校検診で低身長を指摘された？●119
13　のどが渇き　尿が多いが!?●125
14　低Na血症をともなう意識障害!?●129
15　肥満，高血圧，月経不順を主訴に来院した32歳女性●133
16　血清カリウム低値の高血圧患者!?●136
17　突然頭痛がひどくなる!?●140
18　最近色黒になったんじゃない!?●145
19　無月経を主訴に来院した17歳女性!?●149
20　全身倦怠感，しびれを主訴に来院した38歳女性!?●156
21　体毛が多くなり不妊となったが!?●163
22　無月経となったが!?●169
23　奇形を伴う性腺機能異常って？●173
24　難治性の十二指腸潰瘍!?●178
25　検診で見つかった胃粘膜下腫瘍!?●182
26　消化性潰瘍と高カルシウム血症の合併!?●186
27　神経性食欲不振症(拒食症)と神経性過食症(神経性大食症)はどう違うの？●191
28　1型糖尿病ではいつもGAD抗体は陽性なの？●196
29　内臓脂肪が増えると糖尿病になる？●200
30　こんなにたくさん鎮痛剤を投与して大丈夫なの？●208

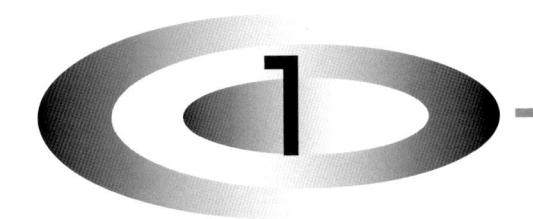

疾患 1 食欲があるのに，体重が減少している!?

問題編

症例と設問

症　例：28歳，女性
主　訴：体重減少
家族歴：特記すべきことなし
既往歴：特記すべきことなし
現病歴：最近，体のやせを自覚．3カ月間で体重が48kgから43kgまで減少したが，食欲はむしろ亢進しており，やや過食気味であった．動悸や多汗も認めるようになり近医を受診したところ甲状腺腫大を指摘され紹介受診となった．
現　症：身長158cm，体重43kg，血圧134/60mmHg，脈拍102/分・整，体温36.7℃，皮膚湿潤，甲状腺びまん性腫大，軟，圧痛なし，心音・呼吸音異常認めず
尿検査：異常なし
一般血液・生化学検査：白血球4,310/μl（3,500〜9,000），赤血球528万/μl（420〜550），Hb 12.6g/dl（11.4〜14.7），Hct 41.6%（40〜54），血小板15.7万/μl（12〜35），T-cho 110mg/dl（120〜220），中性脂肪44mg/dl（40〜150），総蛋白6.6g/dl（6.5〜8.3），ALB 4.1g/dl（3.8〜5.2），TBIL 1.0mg/dl（0.2〜1.0），GOT 21 IU/l（5〜40），GPT 20 IU/l（5〜35），ALP 480 IU/l（105〜340），γGTP 31 IU/l（0〜70），LDH 131 IU/l（105〜215），CPK 63 IU/l（60〜290），BUN 15mg/dl（8〜20），Cr 0.8mg/dl（0.5〜1.3），UA 6.0mg/dl（3.0〜7.0），Ca 9.2mg/dl（8.2〜10.2），P 4.4mg/dl（2.5〜4.5），Na 142mEq/l（137〜147），K 4.2mEq/l（3.5〜5.0），Cl 104mEq/l（98〜110），血糖（空腹時）92mg/dl（70〜110）
甲状腺機能検査：FT4 3.68ng/dl（0.7〜1.6），FT3 18.4pg/ml（1.7〜3.7），TSH＜0.003μIU/ml（0.3〜5.0）
心電図：脈拍112/分，洞性頻脈，胸部X-p：異常なし，頸部超音波検査：びまん性甲状腺腫大，内部均一，腫瘤性病変認めず

問題1　本症の診断に必要な検査はどれか．2つ選べ．
a. 抗サイログロブリン抗体（TgAb）測定
b. 抗TSH受容体抗体（TRAb）測定
c. 放射性ヨード甲状腺摂取率測定
d. 尿中c-AMP測定
e. 頸部CT検査

問題2　本症に認められる症状はどれか．3つ選べ．
a. 下痢
b. 手指振戦
c. 嗄声
d. 腎結石
e. 眼球突出

問題3　本症の治療として正しいのはどれか．2つ選べ．
a. 投薬は少量より始め，徐々に増量する．
b. 甲状腺機能が正常化したら投薬は中止する．
c. 妊娠時には投薬を中止する．
d. 再発の場合には放射性ヨード療法（アイソトープ治療）または手術治療も検討する．
e. 放射性ヨード療法（アイソトープ治療）または手術治療後に甲状腺ホルモンの補充療法を行うことがある．

解説編

● テーマ疾患の解説（総論）

　内分泌疾患のなかで甲状腺疾患の占める割合は高く，そのなかでもバセドウ病は一般臨床において頻度の高い疾患のひとつである．バセドウ病を含めた甲状腺疾患の多くは，疾患を疑わなければ見逃してしまうこともあるため，臨床症状や一般検査所見の特徴をよく理解し，把握しておくことが必要である．

● 主要疾患の解説

1．疾患概念

　バセドウ病は，甲状腺刺激性免疫グロブリンによって引き起こされる甲状腺機能亢進症で，TSH受容体に対する自己抗体を原因とする自己免疫疾患と考えられている[1]．

　1835年にアイルランドのGraves博士，1840年にドイツのBasedow博士により甲状腺腫，眼球突出，心悸亢進を呈する疾患（Merseburgの三徴）として報告され，現在両者の名前が疾患名として用いられている．しかし，実際には眼球突出を呈するような眼症状の強いバセドウ病は20％程度である．

　本症は，ほかの甲状腺疾患と同様，女性に多くみられるが（男女比1：4），とくに20～30代の若年女性に多いのが特徴である．

2．病　　因

　バセドウ病の原因に関しては，甲状腺細胞膜のTSH受容体に対する自己抗体（抗TSH受容体抗体）の存在が明らかになっている[2]．甲状腺刺激活性をもつ抗TSH受容体抗体がTSH受容体に阻害結合することにより，甲状腺ホルモンの合成・分泌が促進され甲状腺機能亢進となる．しかし，抗TSH受容体抗体が産生される機序に関しては現在のところわかっていない．

3．症　　候

　甲状腺においてホルモンが過剰に合成・分泌され，血中の甲状腺ホルモン（T3，T4）が増加すると，全身にさまざまな症状や徴候が現れる．甲状腺はびまん性に腫大し，ヨードの取り込みが増加している．下垂体でのTSH分泌は，甲状腺ホルモンのフィードバック作用により抑制され，バセドウ病患者ではほとんどの場合測定感度以下となっている．

　甲状腺ホルモンの過剰により基礎代謝が亢進し，交感神経が刺激されることにより，食欲亢進，体重減少，動悸（頻脈），手指振戦，下痢，発汗過多などの症状が現れる．体重減少は基礎代謝の亢進によるものであり，エネルギー消費を補うため食欲亢進がみられるが，若年者などでは摂食量が消費量を上まわっている場合もあり必ずしも体重減少を認めるとは限らない．「よく食べるにもかかわらず体重が増加しない」というのが適切な表現と考えられる．

　甲状腺機能検査では，甲状腺ホルモン（FT4，FT3）は高値でTSHは低値となる．その他一般検査では，コレステロール値の低下とALP値の上昇が特徴的で，エネルギー代謝の亢進および骨代謝の亢進をそれぞれ示している．ALPの上昇は骨型ALPが優位となり治療開始後もしばらく高値となることが多い．

　甲状腺自己抗体検査では，抗TSH受容体抗体（TRAb）または甲状腺刺激抗体（TSAb）が陽性となり，抗マイクロゾーム抗体，抗サイログロブリン抗体も陽性となることが多い．

　放射性ヨード甲状腺摂取率測定はバセドウ病では高値となり，無痛性甲状腺炎や亜急性甲状腺炎など破壊性の甲状腺中毒症では低値（5％以下）となるため，鑑別に有用な検査である．

4．診　　断

　バセドウ病の診断に関しては，日本甲状腺学会より診断フローチャートおよび診断ガイドラインが作成されている[3]（図1，表1）．甲状腺機能亢進症状と血液検査においてFT4・FT3高値，TSH低値，抗TSH受容体抗体（TRAb）が陽性であれば，ほぼ診断は確実である．しかし，抗TSH受容体抗体（TRAb）が陰性となる場合や，無痛性甲状腺炎および亜急性甲状腺炎においてTRAbが疑陽性となる例も少数ではあるが存在するため，臨床経過や症状が合致しない場合には，放射性ヨード甲状腺摂取率測定を行うのが良い．

5．治　　療

　現在，バセドウ病に対しては抗甲状腺剤内服治療，放射性ヨード療法（アイソトープ治療），および外科的治療が主として行われているが，これらの治療法の選択に関しては国によって大きな差異がある[4]．わが

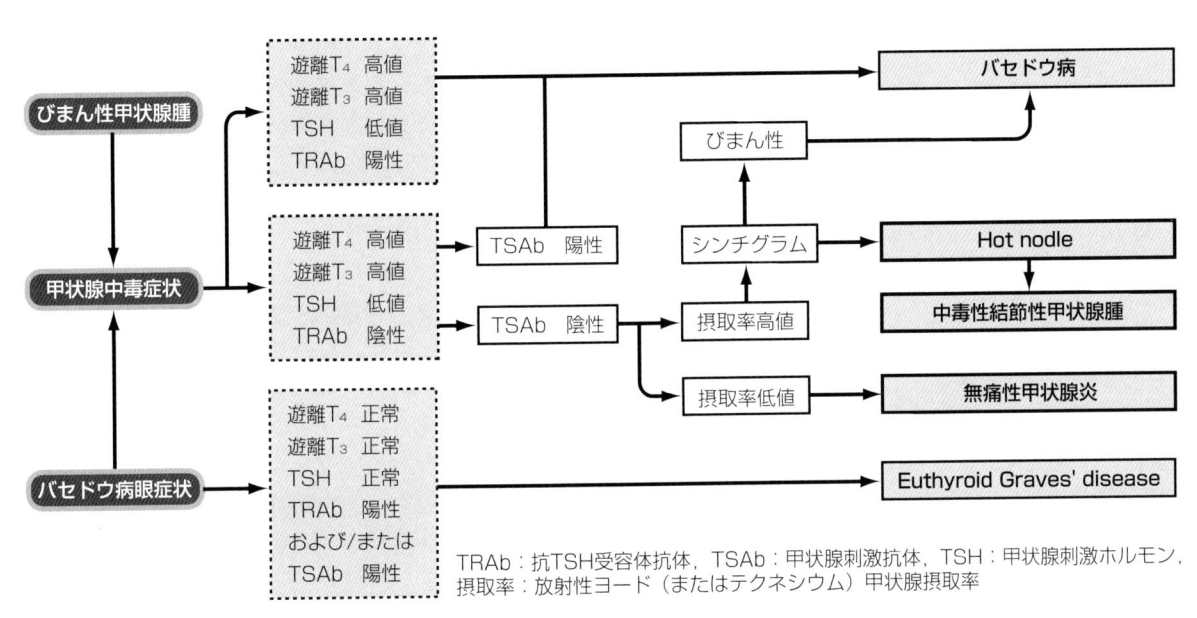

図1 バセドウ病診断フローチャート

- びまん性甲状腺腫
- 甲状腺中毒症状
- バセドウ病眼症状

遊離T₄ 高値／遊離T₃ 高値／TSH 低値／TRAb 陽性 → バセドウ病

遊離T₄ 高値／遊離T₃ 高値／TSH 低値／TRAb 陰性 → TSAb 陽性 → シンチグラム → びまん性 → バセドウ病
　　　　　　　　　　　　　　　　　　　　　　　　　　　　　　　　　　　　→ Hot nodle → 中毒性結節性甲状腺腫
　　　　　　　　　　　　　　　　　　　　→ TSAb 陰性 → 摂取率高値
　　　　　　　　　　　　　　　　　　　　　　　　　　　→ 摂取率低値 → 無痛性甲状腺炎

遊離T₄ 正常／遊離T₃ 正常／TSH 正常／TRAb 陽性および/またはTSAb 陽性 → Euthyroid Graves' disease

TRAb：抗TSH受容体抗体，TSAb：甲状腺刺激抗体，TSH：甲状腺刺激ホルモン，摂取率：放射性ヨード（またはテクネシウム）甲状腺摂取率

表1 バセドウ病の診断ガイドライン

a) 臨床所見
1. 頻脈，体重減少，手指振戦，発汗増加などの甲状腺中毒所見
2. びまん性甲状腺腫大
3. 眼球突出または特有の眼症状

b) 検査所見
1. 遊離T4，遊離T3のいずれか一方または両方高値
2. TSH低値（0.1μU/ml以下）
3. 抗TSH受容体抗体（TRAb, TBⅡ）陽性，または刺激抗体（TSAb）陽性
4. 放射性ヨード（またはテクネシウム）甲状腺摂取率高値，シンチグラフィでびまん性

1）バセドウ病
　a）の1つ以上に加えて，b）の4つを有するもの
2）確からしいバセドウ病
　a）の1つ以上に加えて，b）の1．2．3．を有するもの
3）バセドウ病の疑い
　a）の1つ以上に加えて，b）の1．と2．を有し，遊離T4，遊離T3高値が3カ月以上続くもの

＜付　記＞
1. コレステロール低値，アルカリフォスターゼ高値を示すことが多い．
2. 遊離T4正常で遊離T3のみが高値の場合がまれにある．
3. 眼症状があり，TRAbまたはTSAb陽性であるが，遊離T4およびTSHが正常の例はeuthyroid Graves' diseaseまたはeuthyroid ophthalmopathyといわれる．
4. 高齢者の場合，臨床症状が乏しく，甲状腺腫が明らかでないことが多いので注意をする．
5. 小児では学力低下，身長促進，落ち着きの無さなどを認める．
6. 遊離T3（pg/ml）／遊離T4（ng/dl）比は無痛性甲状腺炎の除外に参考となる．

国では抗甲状腺剤が広く用いられており，現在，日本甲状腺学会にて作成中の治療ガイドラインでも抗甲状腺剤を第一選択として検討が進められている．

抗甲状腺剤ではメチマゾール（MMI：メルカゾール®）とプロピルチオウラシル（PTU：チウラジール®，プロパジール®）がわが国において使用されている．MMIのほうがPTUに比較して作用が強く，副作用の頻度も少ないため，妊娠や授乳時期を除きMMIが第一選択薬として用いられている．初期投与量はMMI 15〜30mg，PTU 150〜300mgが一般的であるが，甲状腺ホルモンの極端な高値例を除けばMMI 15mgの投与で十分効果が得られる．

治療開始後は甲状腺ホルモンのほか，肝機能，白血球数（好中球分画を含む）などの検査も行い，とくに

治療開始後の2カ月間は2週間に1回の白血球数の検査により無顆粒球症のチェックが必要である．抗甲状腺剤は甲状腺ホルモン（FT4）の正常化を基準に漸減し，MMIで1日5mg，PTUで1日50mgの少量投与による維持療法が可能となるようにする．また，治療開始後FT4は正常値まで改善したがFT3が高値を持続する場合には，T3優位型のバセドウ病が考えられ，抗甲状腺剤による寛解は難しいことが予想される[5]．

頻脈に対してはβ遮断薬の併用をしばらく行い，眼症に対しては外眼筋の肥厚による眼球運動障害（複視）や視力低下がある場合には，MRIによる外眼筋の炎症を確認のうえ，ステロイドパルス治療や放射線治療（球後照射）を行う．

6．予後，抗甲状腺剤以外の治療法の選択

抗甲状腺剤内服治療を2～3年行っても寛解に至らなければ，その後寛解する可能性は低いと考えられる．この時点でほかの治療法の選択を行うかどうか患者と十分話し合う必要があるが，甲状腺腫の大きい場合や抗甲状腺剤の少量投与ではコントロールが難しい場合には，積極的にアイソトープ治療か外科的治療を行うのが良いと考えられる．

その他の疾患（類縁疾患）

甲状腺ホルモン（FT4）およびTSHは正常であるが，バセドウ病と同様の眼症状がありTRAbまたはTSAbが陽性となる患者が存在する．これらはeuthyroid Graves' diseaseまたはeuthyroid ophthalmopathyといわれ，眼症に対する治療が必要である．

患者の生活指導

抗甲状腺剤治療の開始後，甲状腺機能が正常化するまでは（約1～2カ月間），激しい運動は避けるよう注意する．また，甲状腺機能が正常化すると自覚症状も乏しくなるため，服薬コンプライアンスが悪くなり，病気の増悪やいつまでも寛解に至らないケースが出てくる．治療開始時点において継続服用の必要性を十分説明しておくことが治療効果をあげるためにも重要である．

治療による甲状腺機能の正常化に伴い徐々に体重の増加を認めることから，抗甲状腺剤による副作用と誤解されることがあるが，これは過食の習慣がしばらく続いているためであり，食事および運動療法の指導が必要である．間違っても薬の服用を中止してしまうことがないよう注意が必要である．

抗甲状腺剤により副作用（無顆粒球症，肝障害，発疹など）が生じる場合があることは必ず説明しておかなくてはならない．とくに無顆粒球症に関しては対応が遅れると重篤になることもあるため，高熱と咽頭痛が生じた場合にはただちに服用を中止し医療機関を受診するように説明しておくことが必要である．

問題の解説および解答

問題 1

本症例は，体重減少と頻脈を認め，びまん性の甲状腺腫大および甲状腺ホルモン（FT4，FT3）の上昇とTSHの低下から，甲状腺を原因とした甲状腺ホルモン過剰疾患の鑑別が必要となる．バセドウ病やPlummer病など甲状腺ホルモンの産生が過剰となる甲状腺機能亢進症，または無痛性甲状腺炎や亜急性甲状腺炎など甲状腺の破壊により甲状腺中毒症を呈した疾患が鑑別としてあげられる．

バセドウ病患者では，抗TSH受容体抗体（TRAb）が，高感度法（固相法）において96～99％陽性となるため，ほぼ診断が可能である．しかし，本検査法においても偽陰性もしくは偽陽性となる患者も少数ながら存在するため，その場合には放射性ヨード甲状腺摂取率測定が必要となる．

問題 2

バセドウ病では，甲状腺ホルモンの過剰により基礎代謝が亢進，交感神経系も優位となるため，食欲亢進，体重減少，動悸（頻脈），手指振戦，下痢，発汗過多などの症状が認められる．その他の合併症として，心房細動や周期性四肢麻痺（東洋人男性に多い），眼球突出なども認められる．

問題 3

バセドウ病の治療は，抗甲状腺剤をMMI 15～30mgもしくはPTU 150～300mgより開始し徐々に減量を行う．

抗甲状腺剤治療中止後の再発では，同治療による寛解は難しいと考えられるため，放射性ヨード療法（アイソトープ治療）もしくは手術治療を検討するほうが良い．

妊娠の判明により抗甲状腺剤を急に中止すると甲状腺機能亢進により流産の危険性が高まる．患者への十分な説明と注意が必要である．

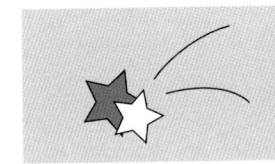

解 答
問題1：b, c
問題2：a, b, e
問題3：d, e

レベルアップをめざす方へ

放射性ヨード療法と外科的治療について

　放射性ヨード療法（アイソトープ治療）は，放射性ヨード（^{131}I）を経口投与する内用療法で，放射線により甲状腺を破壊し甲状腺ホルモンの産生を抑制する．効果は投与後2～3カ月程度であらわれ甲状腺腫も縮小する．発癌性や放射線障害の問題もなく，米国では第一選択の治療法として広く用いられている．一方，外科的治療は甲状腺亜全摘術と全摘術があり，確実かつ早期に甲状腺ホルモンを低下させることができる．アイソトープ治療および外科的治療とも甲状腺機能低下症となった場合には甲状腺ホルモン剤による補充療法が必要である．

　これらの治療法の適応は，副作用により抗甲状腺剤の継続が困難な者，長期間（2～3年以上）の抗甲状腺剤治療を行っても寛解しない者，もしくは抗甲状腺剤治療を行った後再発した者などであり，抗甲状腺剤大量投与でも甲状腺機能をコントロールできない者や，甲状腺腫大が著明な者では，比較的早期にこれらの治療法に変更するのが良いと考えられる．

バセドウ病と妊娠

　バセドウ病患者の妊娠に関しては，個々の場合で対応が異なるため専門医へのコンサルトが望ましいが，基本的には抗甲状腺剤で機能がコントロールされ，抗TSH受容体抗体（TRAb）が高値でなければとくに治療を変更する必要はない．抗甲状腺剤による胎児奇形に関してはMMIによる頭皮欠損や臍帯ヘルニアなどの報告があるが，現在のところ本薬剤によるものかどうかは確定していない．授乳に関してはMMIに比べPTUのほうが母乳への移行が少なく大量服用でも問題ないため[6]，可能であれば妊娠前にPTUへ変更しておくのが良いと考えられる．なお，抗TSH受容体抗体（TRAb）または甲状腺刺激抗体（TSAb）が高値の場合の出産では，新生児が一過性の甲状腺機能亢進となる可能性があるため注意が必要である．

●文　献●
1) Braverman LE, Utiger RD：The Thyroid 9th edition. pp457-473, Philadelphia, Lippincott, 2005.
2) Smith BR, Hall R：Thyroid-stimulating immunoglobulins in Graves' disease. Lancet 24：427-431, 1974.
3) 網野信行, 浜田　昇：甲状腺疾患の診断・治療ガイドライン. 最新医学別冊 甲状腺疾患：302-314, 2004.
4) Wartofsky L, Glinoer D, Solomon B, et al：Differences and similarities in the diagnosis and treatment of Graves' disease in Europe, Japan, and the United States. Thyroid 1：129-135, 1991.
5) Takamatsu J, Sugawara M, Kuma K, et al：Ratio of serum triiodothyronine to thyroxine and the prognosis of triiodothyronine-predominant Graves' disease. Ann Intern Med 100：372-375, 1984.
6) Momotani N, Yamashita R, Makino F, et al：Thyroid function in wholly breast-feeding infants whose mothers take high doses of propylthiouracil. Clin Endocrinol 53：177-181, 2000.

［佐々木　一郎／高松　順太］

疾患 2 検診で甲状腺腫を指摘された!?

問題編

● 症例と設問

症　例：45歳，女性
主　訴：甲状腺腫の精査
家族歴：母方の従姉妹にバセドウ病
既往歴：特記すべきことなし
現病歴：会社検診で，甲状腺腫と高脂血症を指摘され近医受診．甲状腺疾患の精査を勧められ当科外来紹介となった．海藻類が好物である．
初診時現症：身長155cm，体重55kg，意識清明，血圧118/78mmHg，脈拍68bpm，体温36.4℃．皮膚はやや乾燥．甲状腺はやや硬く，びまん性の甲状腺腫大を認める．心肺異常所見なし．両下腿に浮腫を認めず．
尿所見：蛋白（－），糖（－），潜血（－），沈渣異常なし
一般血液・生化学検査所見：白血球 4,340/mm³ (3,300～8,190)（分画異常なし），赤血球 456万/mm³ (375～530)，Hb 12.0g/dl (11.5～16.5)，Hct 42% (34.5～48.7)，血小板 22万/mm³ (16.2万～32.9万)，血沈15mm/1時間（14以下），総蛋白 6.4g/dl (6.3～8.0)，Alb 4.2g/dl (3.5～5.0)，GOT 17 IU/l (10～35)，GPT 18 IU/l (5～35)，LDH 246 IU/l (130～250)，ALP 131 IU/l (100～330)，CK（クレアチンキナーゼ）185 IU/l (30～200)，BUN 15mg/dl (8～20)，クレアチニン 0.8mg/dl (0.5～1.2)，尿酸 4.2 mg/dl (2.5～7.0)，総コレステロール 247mg/dl（160～220），HDLコレステロール 49mg/dl (40～70)，中性脂肪 164mg/dl (55～150)，空腹時血糖 79mg/dl (70～98)，Na 142mEq/l (135～148)，K 4.5mEq/l (3.6～5.2)，Cl 104mEq/l (98～108)，Ca 10.1mg/dl (8.4～10.2)，IP 3.7mg/dl (3.0～4.7)，CRP 0.02mg/dl (0～0.25)
甲状腺機能検査：FT₄ 0.8ng/dl（0.90～1.80），FT₃ 2.2pg/ml（1.80～4.50），TSH 19.65μU/ml（0.34～4.50）

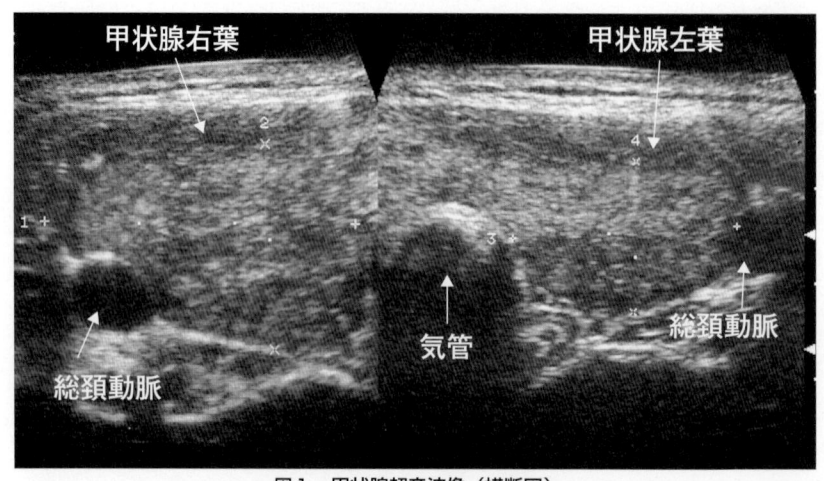

図1　甲状腺超音波像（横断図）

心電図：異常なし
胸部レントゲン写真：異常なし
甲状腺超音波：図1
甲状腺体積26ml（8〜12ml），腫瘍の合併は認めず．内部エコーは一部表面から背側にかけて低下している．

問題1 本症で認められる抗体はどれか．2つ選べ．
  a．抗甲状腺ペルオキシダーゼ抗体
  b．抗サイログロブリン抗体
  c．抗アセチルコリンレセプター抗体
  d．抗Jo1抗体
  e．抗下垂体抗体

問題2 今後の治療方針として正しいのはどれか．
  a．経過観察のみでよい旨を説明し，1年後の再診を指示する．
  b．海藻類（ヨード）制限のみでしばらく様子をみる．
  c．早急に甲状腺ホルモン剤の静脈内投与を開始する．
  d．甲状腺ホルモン剤の経口投与を開始し，徐々に増量する．
  e．甲状腺ホルモン剤の投与開始と同時に，抗高脂血症剤も開始する．

問題3 本症を背景として発症すると考えられる病態はどれか．3つ選べ．
  a．無痛性甲状腺炎
  b．出産後甲状腺炎
  c．亜急性甲状腺炎
  d．周期性四肢麻痺
  e．悪性リンパ腫

解 説 編

慢性甲状腺炎（橋本病）について

1．疾患概念

橋本病は，甲状腺濾胞細胞に対する臓器特異的自己免疫疾患であり，1912年，わが国の橋本策博士によって初めて報告された[1]．組織学的には，リンパ球浸潤を主体とする特異的変化を認め，本症の大半で血中に抗甲状腺自己抗体である抗サイログロブリン抗体，ないしは抗甲状腺マイクロゾーム抗体が証明される[2]．橋本病の半数以上は，甲状腺機能は正常で，甲状腺のびまん性腫大のみであるが，病勢が進行すると血中甲状腺ホルモン値の低下，血中TSH値の上昇を示し，甲状腺機能低下症状を示すようになる．またまれに抗TSHレセプター抗体が存在するために甲状腺機能低下が生ずることがあり，この場合の抗体は刺激型ではなく，阻害型である．

2．頻 度

好発年齢は20〜50歳で，男女比は1：10と女性に多い．成人女性の約10％に本症が存在するとされ，高頻度に認められる[3]．

3．臨床症状
1）甲状腺腫

通常びまん性の甲状腺腫大をきたすことが多いが，軽症例や萎縮性に進行した例では甲状腺腫を触知しない．病初期は比較的柔らかく，表面も平滑であるが，進行するにつれ硬度を増し，表面も不整となる．

2）甲状腺機能低下症状

橋本病は，原発性甲状腺機能低下症の主たる原因疾患である．病初期は，甲状腺腫大を呈するのみであることが多いが，病態が進行するにつれ機能低下症状が出現する．全身の代謝低下により，全身倦怠感，全身の浮腫，耐寒性の低下，体重増加などが生じる．また，徐脈，心拡大を呈することもある．また，本症では，経過中まれに，甲状腺が急激に増大し，疼痛を伴い，多汗，手指振戦，頻脈など，逆に甲状腺機能亢進症状を示す場合があるが，これは橋本病の急性増悪といわれる病態である．

3）検査成績

甲状腺機能検査では，半数以上で血中FT4値，TSH値とも正常範囲内であるが，病態の進行とともに血中TSH値の上昇，FT4値の低下を認めるようになる．一般検査では，本症は自己免疫疾患であるため，赤沈の亢進，ZTTやTTTの上昇，高γグロブリン血症が認められることがある．また，甲状腺機能低下症を生じると，全身の代謝低下を反映して総コレステロール高値等の脂質代謝異常，CK，LDHなどの筋原性酵素の上昇を認めるようになる．明らかな甲状腺腫大や自覚症状を認めない場合でも，これらの一般検査値の異常を契機に本症が発見される場合がある．

表1 慢性甲状腺炎（橋本病）の診断ガイドライン

a）臨床所見
1．びまん性甲状腺腫大
　　ただしバセドウ病などほかの原因が認められないもの
b）検査所見
1．抗甲状腺マイクロゾーム（またはTPO）抗体陽性
2．抗サイログロブリン抗体陽性
3．細胞診でリンパ球浸潤を認める

慢性甲状腺炎（橋本病）：a）およびb）の1つ以上を有するもの

＜付　記＞
1．ほかの原因が認められない原発性甲状腺機能低下症は慢性甲状腺炎（橋本病）の疑いとする．
2．甲状腺機能異常も甲状腺腫大も認めないが抗マイクロゾーム抗体およびまたは抗サイログロブリン抗体陽性の場合は慢性甲状腺炎（橋本病）の疑いとする．
3．自己抗体陽性の甲状腺腫瘍は慢性甲状腺炎（橋本病）の疑いと腫瘍の合併と考える．
4．甲状腺超音波検査で内部エコー低下や不均一を認めるものは慢性甲状腺炎（橋本病）の可能性が高い．

4．診　断

本症の確定診断には，厳密な意味では病理組織学的検討が必要であるが，実際の臨床上では，血清学的検査すなわち抗甲状腺自己抗体（抗サイログロブリン抗体，抗甲状腺マイクロゾーム抗体）が陽性であることを確認すればよい．その際，同じく自己免疫性甲状腺疾患であり，これらの抗体が陽性となることがあるバセドウ病を除外する必要がある．日本甲状腺学会による橋本病の診断ガイドライン[4]（表1）を示す．

5．治　療

甲状腺機能が正常であれば，6カ月か1年に1回程度の定期検査で経過観察する．明らかな機能低下症を認める場合は，甲状腺ホルモン（T_4製剤；チラーヂンS）の補充療法を行う．その際，高齢者や冠動脈疾患を有するものにおいては，少量（12.5〜25μg/日）より開始する[5]．根昆布などによるヨード過剰摂取がある場合は，ヨード制限のみで機能低下症が改善することがある．甲状腺機能が正常であっても，甲状腺腫が非常に大きい場合は，甲状腺腫の縮小をはかる目的で甲状腺ホルモンを投与することがある．急性増悪に伴う炎症所見に対しては，消炎鎮痛剤や副腎皮質ホルモン剤による対症療法を行う．甲状腺中毒症状が強い場合は$β$遮断薬を投与する．

6．橋本病に関連する特殊な病態

1）破壊性甲状腺炎

一般に破壊性甲状腺炎と総称される病態のなかには，橋本病の急性増悪に加え，無痛性甲状腺炎，出産後甲状腺炎，亜急性甲状腺炎などがある．これらのうち，ウイルス感染との関連が示唆されている亜急性甲状腺炎以外は，橋本病を背景にして発症すると考えられている．これらの詳細については，別項にあるので省略する．

2）甲状腺悪性リンパ腫

橋本病5,592例の女性のうち，8年間で0.1％の症例に甲状腺悪性リンパ腫を認めたという報告がある[3]．とくに高齢（70〜80歳）の女性で甲状腺が急速に増大する場合は，悪性リンパ腫の合併を疑い，超音波検査，穿刺吸引細胞診を行い，疑いが強いときには生検を行って確定診断をする必要がある．

3）潜在性甲状腺機能低下症

血中FT_3値，FT_4値が正常で血中TSHのみが高値の状態を，潜在性甲状腺機能低下症といい，とくに高齢者では高頻度で認められる．本症においては脂質代謝異常[6]や冠動脈疾患の有病率増加が報告されている．治療の必要性に関しては，医療経済上の問題もあり様々な意見があるが，妊娠女性，TSH 10μU/ml以上の例，甲状腺自己抗体陽性例，高脂血症例などは治療すべきであると提唱されている．

問題の解説および解答

問題　1

本症例は，弾性硬のびまん性甲状腺腫大を認め，検査成績にて原発性甲状腺機能低下症を呈していることから，橋本病による甲状腺機能低下症と考えられる．抗サイログロブリン抗体と抗甲状腺ペルオキシダーゼ（TPO）抗体については高感度法が開発され，自己免疫性甲状腺疾患の診断に用いられている．これらのいずれかが陽性であれば，自己免疫性甲状腺疾患（橋本病ないしはバセドウ病）と診断される．しかし，ともに陰性であっても自己免疫性甲状腺疾患が否定されるものではない．著者らが橋本病患者について調べたと

ころでは，抗サイログロブリン抗体の陽性率が89.1%（49/55例），抗TPO抗体の陽性率が89.1%（49/55例）であった[7]．高感度法（RIA法）になり，抗サイログロブリン抗体および抗TPO抗体は，おのおのの従来法である血球凝集法のサイロイドテスト，マイクロゾームテストに比し，ともに感度は向上しているが，抗TPO抗体に関しては特異性も向上しており，マイクロゾームテスト陽性であったものが，抗TPO抗体では陰性である場合もある．

問題 2

本症例は比較的軽度の甲状腺機能低下症であり，早急に甲状腺ホルモン補充療法を開始する必要はない．海藻多食があり，ヨード過剰摂取による一過性の甲状腺機能低下症の可能性もある．この場合，ヨード制限のみで機能低下症が改善することがある．ヨード制限で改善せず，永続性の機能低下症と考えられる場合，ホルモン補充を開始する．一般に，合成サイロキシン剤（チラーヂンS錠）を用いて1日量1錠ないしは0.5錠で開始し，徐々に増量する漸増法が推奨されている．甲状腺ホルモン剤の静脈内投与法は，粘液水腫昏睡や経口投与が不可能な症例に対して考慮される方法である．甲状腺機能低下症においては，続発性の高脂血症を呈するが，まずホルモン補充により甲状腺機能を正常化することが先決である．甲状腺機能が正常化しても高脂血症を認めるようであれば，抗高脂血症治療剤の投与を検討する．とくにスタチン系薬剤については，本症患者においては横紋筋融解症の頻度増加が報告されており，注意が必要である[8]．

問題 3

無痛性甲状腺炎と出産後甲状腺炎は，ともに橋本病を背景として発症する破壊性甲状腺炎であり，甲状腺組織の破壊によって一時的に甲状腺ホルモンが血中に漏出し，甲状腺中毒症を呈するものである．亜急性甲状腺炎はウイルス感染との関連が示唆されている破壊性甲状腺炎である．周期性四肢麻痺は，バセドウ病で認められる甲状腺中毒性ミオパチーで，東洋人の男性に多いとされている．橋本病の経過中に甲状腺が急速に増大する場合は，悪性リンパ腫の合併を疑う必要がある．

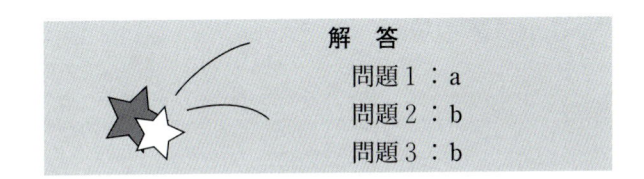

解答
問題1：a
問題2：b
問題3：b

レベルアップをめざす方へ

橋本病の病理組織所見

橋本博士により報告された本症の病理組織所見は，甲状腺組織の1）リンパ球浸潤，2）リンパ濾胞形成，3）濾胞上皮細胞の好酸性変性，4）間質の線維化であり，現在においてもなお通用する完璧なものであるといわれている．しかし，実際に臨床的に橋本病と診断される場合には，これらの特徴をすべて備えたものから，散在性に軽度のリンパ球浸潤を認めるだけの軽症例に至るまでさまざまなものがある．典型例（図2）と線維化の進行した症例（図3）を図に示した．

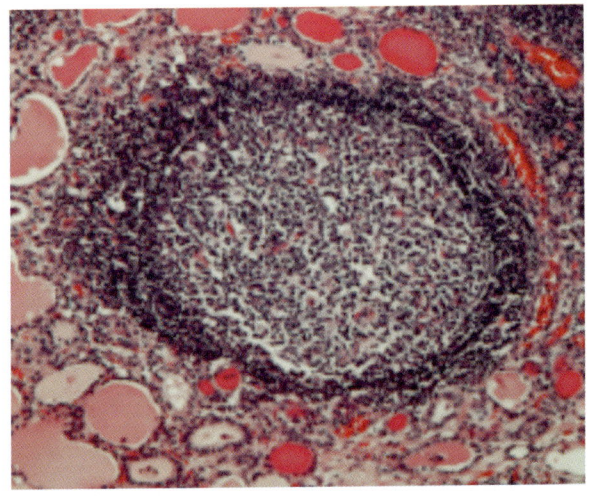

図2　リンパ球浸潤，リンパ濾胞の形成

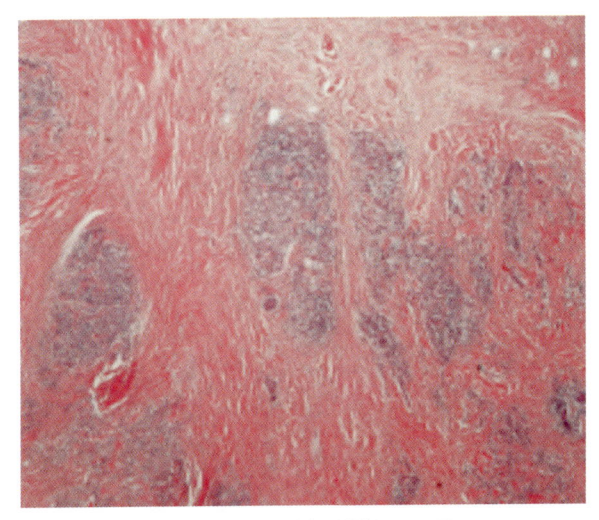

図3　間質の線維化が進行している

橋本病の病因

　複数の要因により甲状腺に対する免疫異常が生じる多因子性疾患と考えられているが，いまだ完全には解明されていない．自己免疫性疾患であるという点では，1）抗体依存性細胞障害作用（antibody dependent cellular cytotoxicity：ADCC）機構の関与，2）細胞傷害性T細胞による甲状腺濾胞細胞の破壊などの説が有力である．そのほか，遺伝因子として，ヒト白血球抗原（HLA）[9]やT細胞調節遺伝子CTLA-4の多型性[10]との関連などが報告されている．また，環境因子として，ヨード過剰摂取やセレニウム欠乏[11]との関連が報告されている．

●文　献●

1) Hashimoto H：Zur Kenntniss der lymphomatosen Veranderung der Schilddruse（Struma lymphomatosa）. Arch klin chir 97：219-248, 1912.
2) Yoshida H, Amino N, Yagawa K, et al：Association of serum antithyroid antibodies with lymphocytic infiltration of the thyroid gland: studies of seventy autopsied cases. J Clin Endocrinol Metab 46：859-862, 1978.
3) Dayan CM, Daniels GH：Chronic autoimmune thyroiditis. N Engl J Med 335：99-107, 1996.
4) 日本甲状腺学会診断ガイドライン作成ワーキンググループ：甲状腺疾患診断ガイドライン 慢性甲状腺炎（橋本病）．ホルモンと臨床 50：643-653, 2002.
5) 坂根貞樹，高松順太：ホルモン療法の実際；甲状腺疾患．臨床と薬物療法 10：673, 1991.
6) Ito M, Takamatsu J, Sasaki I, et al：Disturbed metabolism of remnant lipoproteins in patients with subclinical hypothyroidism. Am J Med 117：694-697, 2004.
7) 高松順太，松尾高志，山野由里子，ほか：抗サイログロブリン抗体及び抗甲状腺ペルオキシダーゼ抗体血中濃度の高感度測定法の基礎的検討及び臨床応用の評価．医学と薬学 41：449-456, 1999.
8) Thompson PD, Clarkson P, Karas RH：Statin-associated myopathy. JAMA 289：1681-1690, 2003.
9) Wan XL, Kimura A, Dong RP, et al：HLA-A and -DRB4 genes in controlling the susceptibility to Hashimoto's thyroiditis. Hum Immunol 42：131-136, 1995.
10) Sale MM, Akamizu T, Howard TD, et al：Association of autoimmune thyroid disease with a microsatellite marker for the thyrotropin receptor gene and CTLA-4 in a Japanese population. Proc Assoc Am Physicians 109：453-461, 1997.
11) Gartner R, Gasnier BC, Dietrich JW, et al：Selenium supplementation in patients with autoimmune thyroiditis decreases thyroid peroxidase antibodies concentrations. J Clin Endocrinol Metab 87：1687-1691, 2002.

［伊藤　充］

疾患 3 感冒症状の後に，頸部の痛みが!?

問題編

症例と設問

症　例：46歳，女性
主　訴：発熱，右前頸部痛
家族歴：特記すべきことなし
既往歴：特記すべきことなし
現病歴：5日前より発熱，咽頭痛などの感冒様症状が出現し，近医にて抗生剤や非ステロイド消炎鎮痛薬を処方された．昨夜から39℃の発熱とともに右前頸部痛を伴う腫瘤を認め来院した．痛みは，耳介後方に放散する．
初診時現症：身長156cm，体重54kg，体温38.2℃，血圧134/72mmHg，脈拍104bpm，甲状腺は右葉が硬く腫大し，表面不整．自発痛，圧痛が著しい．胸腹部異常なし．下肢浮腫無し．
一般血液・生化学検査所見：赤血球 421万/mm³ (370〜500)，Hb 12.0g/dl (11.3〜15.2)，Ht 42% (33〜45)，赤沈 115mm/1時間（<15），CRP 6.8mg/dl（<0.3），AST 16 IU/l (11〜40)，ALT 32 IU/l (5〜43)，LDH 245 IU/l (200〜400)，ALP 186 IU/l (80〜260)，BUN 16mg/dl (8〜20)，クレアチニン 0.8mg/dl (0.4〜0.9)，尿酸 3.5 mg/dl (2.1〜6)，総コレステロール 184 mg/dl (160〜220)

甲状腺機能検査：FT₃ 8.4pg/ml (2.5〜4.5)，FT4 4.7ng/dl (0.7〜1.7)，TSH 0.0012 μU/ml (0.34〜3.8)．
心電図：洞性頻脈
胸部レントゲン写真：異常なし
甲状腺超音波：図1，右葉の腫大と境界不明瞭な低エコー領域を認める．左葉にも一部に低エコー領域を認める．

問題1 本症で高値を呈するものはどれか．
a. 白血球数
b. サイログロブリン
c. TSHレセプター抗体
d. 抗サイログロブリン抗体
e. 甲状腺放射性ヨード摂取率

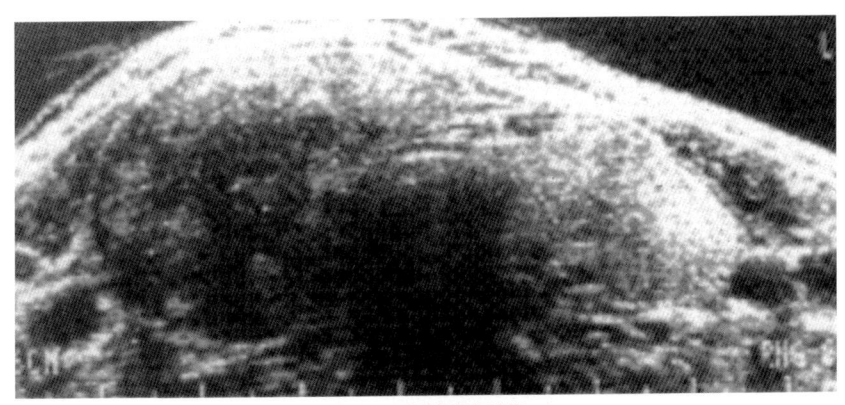

図1 甲状腺超音波像

問題2 治療方針として正しいのはどれか．
a．メチマゾール投与
b．^{131}I 投与
c．ステロイド薬投与
d．抗生物質投与
e．右葉切除

問題3 この疾患で正しいのはどれか．
a．自己免疫が原因．
b．若年者に多い．
c．遺伝子異常を認める．
d．HLA-B35と関連する．
e．再発が多い．

解 説 編

亜急性甲状腺炎について

1．疾患概念

　亜急性甲状腺炎は，原因不明の甲状腺の炎症であるが，ウイルスによるものと考えられている．ウイルスが原因であるとされる理由は，自然経過で治癒すること，集団発生が報告されていること，発症に季節変動があること，白血球数が増加しないこと，再発がまれであること，発熱や上気道症状などほかのウイルス疾患同様の症状を呈すること，などがあげられる[1]．過去に亜急性甲状腺炎患者よりウイルスを分離同定したとする報告がいくつかあるが，現在でも病因ウイルスは確定していない．本症を発症した患者では，HLA-B35が高率に検出され，疾患感受性因子として知られる．

2．頻　度

　甲状腺専門外来での亜急性甲状腺炎患者の頻度は2.6％で，それほど多い疾患ではない[2]．男女比は1：8.5とほかの甲状腺疾患同様女性に圧倒的に多い．年齢分布は40〜60歳代の中年に多く，患者の平均年齢は46.7歳である．若年者にはまれである．

3．臨床症状

1）有痛性甲状腺腫

　甲状腺が結節状に硬く腫大し，自発痛・圧痛を伴う．痛みの程度はさまざまで，ほとんど痛みを感じないものから，痛みで触診すらできないものもある．時間とともに痛みと甲状腺の腫大は拡大し，反対側へ波及するようになる（クリーピング）．本例では，炎症が右葉から左葉に移動している（図2a）．その後，痛みと腫大は消退し，硬さもとれるが，甲状腺は萎縮傾向になる（図2b）．

2）感冒様症状

　有痛性甲状腺腫の出現に先立ち感冒様症状を呈することが多い．しばしば高熱を伴う．耳介に放散する痛みを訴えることもある．

3）甲状腺中毒症状

　急性期に甲状腺ホルモンが高値になる例では，動悸，息切れ，発汗，振戦などの中毒症状が出現する．回復期には，甲状腺ホルモンは正常化するため，中毒症状は消退する．その後，一過性の低下症となるが，多くは自然に正常に復する．まれに永続性の低下症となった例では，易疲労感，倦怠感，浮腫などの甲状腺機能低下症の症状があらわれることがある．

4）検査成績

　急性期に炎症マーカーであるCRP，赤沈は亢進するが，白血球数は多くの場合基準値以内である．急性期には，甲状腺ホルモン（FT$_3$・FT$_4$）は上昇し，TSHは低下する．サイログロブリン（Tg）も増加す

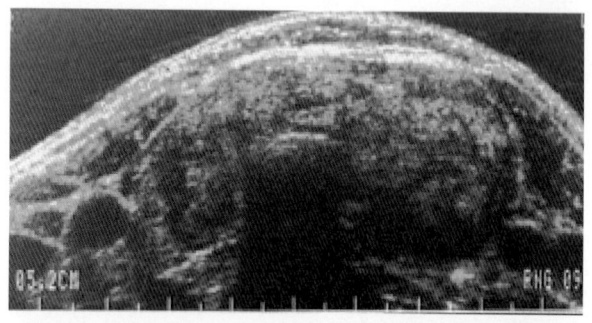

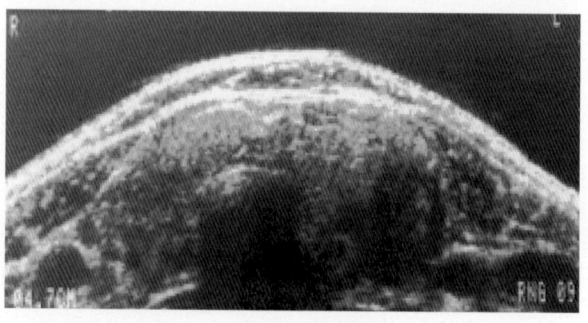

図2　甲状腺超音波像の経時的変化

表1　亜急性甲状腺炎（急性期）の診断ガイドライン

a) 臨床所見
　　有痛性甲状腺腫
b) 検査所見
　　1．CRPまたは赤沈高値
　　2．遊離T4高値，TSH低値（0.1μU/ml以下）
　　3．甲状腺超音波検査で疼痛部に一致した低エコー域

1) 亜急性甲状腺炎
　　a) およびb) のすべてを有するもの
2) 亜急性甲状腺炎の疑い
　　a) とb) の1および2

除外規定
　　橋本病の急性増悪，囊胞への出血，急性化膿性甲状腺炎，未分化癌

＜付　記＞
1．上気道感染症状の前駆症状をしばしば伴い，高熱をみることもまれでない．
2．甲状腺の疼痛はしばしば反対側にも移動する．
3．抗甲状腺自己抗体は原則的に陰性であるが経過中弱陽性を示すことが有る．
4．細胞診で多核巨細胞を認めるが，腫瘍細胞や橋本病に特異的な所見を認めない．
5．急性期は放射線ヨード（またはテクネシウム）甲状腺摂取率の低下を認める．

る．その後，甲状腺ホルモンは自然経過で低下し，一過性に基準値を下回ることが多い．TSHは，逆に低値から基準値以内となり，その後一過性に上昇した後基準値へ復す．永続性甲状腺機能低下症になると，TSHは正常化せず，高値を持続する．クリーピングの際には，いったん低下した甲状腺ホルモンやCRPが再上昇する．

抗Tg抗体や抗甲状腺ペルオキシダーゼ（TPO）抗体が，一過性に陽性になることがある[2]．多くは低値で，自然に陰性化する．また，ごくまれにTSHレセプター抗体が陽性化し，バセドウ病や甲状腺機能低下症に移行する例もある[3]．

急性期の甲状腺超音波検査では，腫大した甲状腺と，痛みに一致した部位に境界不鮮明な低エコー領域を認める．その後，低エコー領域は消失するが，甲状腺は萎縮気味になることが多い．

病理組織学的には，甲状腺濾胞の破壊，多核巨細胞や類上皮細胞の出現，円形細胞浸潤などが認められる．

4．診　断

日本甲状腺学会の亜急性甲状腺炎の診断ガイドラインを表1に示す．有痛性甲状腺腫，炎症反応，エコー所見から典型例では診断は困難ではない．鑑別が難しい疾患は，橋本病の急性増悪と腫瘍の囊胞変性部への出血があげられる．前者は，抗甲状腺抗体価が高値で，甲状腺腫は萎縮しない．後者は，触診では亜急性甲状腺炎とまぎらわしい場合もあるが，炎症反応はなく，エコーで鑑別可能である．

5．治　療

自然経過で軽快する疾患であるが，急性期は症状が激烈な場合が多く，ステロイド薬を投与して炎症を抑制する．高熱もなく，痛みも軽度であれば非ステロイド系の抗炎症薬を用いるか，無投薬で経過を観察してもよい．甲状腺中毒症状が強い場合は，β遮断薬を併用することもある．

著しい甲状腺機能低下症になったときは，甲状腺ホルモン（L-T$_4$）を補充する．多くは一過性で，永続的な補充が必要な例はまれである．

6．予　後

予後は一般に良好であり，甲状腺機能も正常化する．再発はまれであるが10年以上経過して再発をくり返す例もある[4]．

◉ 問題の解説および解答

問題　1

有痛性甲状腺腫，炎症反応，甲状腺ホルモン高値，エコー所見などから亜急性甲状腺炎と診断できる．Tgが高値を示す．白血球数は，多くは基準値内である．抗甲状腺自己抗体は，原則として陰性である．亜急性甲状腺炎などの破壊性甲状腺炎では，放射性ヨード摂取率は抑制される．

問題　2

炎症の強い亜急性甲状腺炎急性期には，ステロイド薬を投与し炎症を抑制する．メチマゾールは無効であ

る．

問題 3
HLA-B35との関連が深い．中年に多く，再発はまれである．

解 答
問題1：b
問題2：c
問題3：d

レベルアップをめざす方へ

破壊性甲状腺炎
亜急性甲状腺炎や自己免疫疾患である無痛性甲状腺炎は，短期間に濾胞の破壊が起こる破壊性甲状腺炎である．両疾患の相違点を表2に示す．

表2 亜急性甲状腺炎と無痛性甲状腺炎の比較

	亜急性甲状腺炎	無痛性甲状腺炎
病因	ウイルス？	自己免疫？
甲状腺腫	有痛性で硬く結節性，のちに消失	無痛性でびまん性，弾性硬，甲状腺腫が残る
発熱	＋	－
感冒様症状	＋	－
甲状腺ホルモン	↑	↑
甲状腺自己抗体	－	＋
放射性ヨード摂取率	↓	↓
赤沈	↑↑↑	→〜↑
CRP	↑〜↑↑↑	→〜↑

自己抗体の出現について
亜急性甲状腺炎では，原則的に甲状腺自己抗体の出現はないか，あっても低値で一過性である．しかし，最近の高感度の測定法を用いると抗サイログロブリン抗体は20％以上で陽性になる[2]．また，阻害型や刺激型のTSHレセプター抗体が出現し，甲状腺機能低下症や亢進症になる例もごくまれに存在する[3]．炎症により抗原が放出され，一過性に抗体が産生された結果と考えられている．

●文 献●
1) Volpé R：Subacute thyroiditis．Prog Clin Biol Res 74：115-134，1981．
2) 飯高 誠，石川直文，伊藤公一：日本臨牀 本邦臨床統計集2，第Ⅳ編，内分泌，栄養・代謝疾患，亜急性甲状腺炎 59 (supple 8)：76-80，2001．
3) Iitaka M, Momotani N, Hisaoka T, et al：TSH receptor antibody-associated thyroid dysfunction following subacute thyroiditis. Clin Endocrinol 48：445-453, 1998．
4) Iitaka M, Momotani N, Ishii J, et al：Incidence of subacute thyroiditis recurrences after a prolonged latency：24-year survey. J Clin Endocrinol Metab 81：466-469, 1996．

[飯 高 　誠]

疾患 4 バセドウ病と診断されたが!?

問題編

症例と設問

症例：33歳，女性
主訴：動悸，多汗の精査
家族歴：母方の叔母にバセドウ病
既往歴：特記すべきことなし
現病歴：出産後3カ月頃より体調が崩れ非常に疲れやすくなった．同じ頃より動悸や息切れを感じるようになり，暑がりで汗をかくようになった．食欲はあるが体重が減ってきた．母乳で育児をしているが，気分が落ち着かないようになった．心配になり近医を受診し，甲状腺腫大があり検査で甲状腺ホルモンが高くバセドウ病と診断され精査・治療のため出産後4カ月目に当科外来紹介となった．
初診時現症：身長158cm，体重50kg，意識清明，血圧124/70mmHg，脈拍120/分，体温37.0℃．皮膚はやや湿潤．甲状腺はやや硬く，横径5.0cmのびまん性腫大を認めるが圧痛はない．心肺異常所見なし．両下腿に浮腫を認めず．
尿所見：蛋白（−），糖（−），潜血（−），沈渣異常なし
一般血液・生化学検査所見：白血球 5,800/mm³（3,500〜9,000）（分画異常なし），赤血球 463万/mm³（380〜500），Hb 13.4g/dl（12〜16），Hct 39.9％（36〜48），血小板 33万/mm³（12万〜35万），血沈 13mm/1時間（14以下），総蛋白 7.5g/dl（6.5〜8.3），Alb 4.0g/dl（3.8〜5.2），GOT 19 IU/l（5〜40），GPT 29 IU/l（5〜35），LDH 141 IU/l（105〜215），ALP 306 IU/l（105〜340），CK（クレアチンキナーゼ）33 IU/l（50〜180），BUN 12mg/dl（8〜20），クレアチニン 0.5mg/dl（0.5〜1.3），尿酸 4.7mg/dl（3.0〜7.0），総コレステロール 126mg/dl（120〜220），中性脂肪 54mg/dl（40〜150），空腹時血糖 96mg/dl（70〜110），Na 140mEq/l（137〜147），K 4.0mEq/l（3.5〜5.0），Cl 102mEq/l（98〜110），Ca 9.7mg/dl（8.2〜10.2），IP 4.8mg/dl（2.5〜4.5），CRP＜0.1mg/dl（0〜0.5）

甲状腺関連検査：
FT4 5.99ng/dl（0.70〜1.60），FT3＞30.0pg/ml（1.70〜3.70），TSH＜0.003μU/ml（0.30〜5.00）
抗サイログロブリン抗体＜0.3U/ml（＜0.3）
抗甲状腺ペルオキシダーゼ（TPO）抗体 10.0U/ml（＜0.3）
抗TSH受容体抗体 8.1％（＜15％）
心電図：洞性頻脈
胸部レントゲン写真：異常なし
甲状腺超音波（図1）：
甲状腺体積25.1ml（16〜20ml），内部エコーは両葉とも前面部分が低下している．

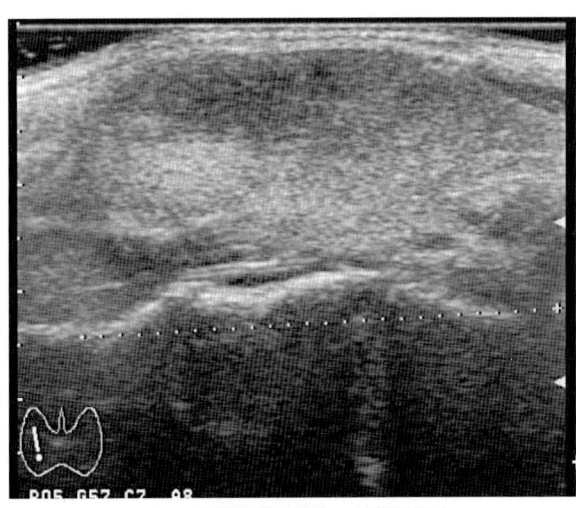

図1　甲状腺超音波像：右葉縦断面

問題1　正しい疾患名はどれか．
 a．バセドウ病
 b．無痛性甲状腺炎（出産後甲状腺炎）
 c．亜急性甲状腺炎
 d．急性甲状腺炎
 e．やせ薬の内服

問題2　本症において禁忌となっている検査はどれか．
 a．甲状腺穿刺吸引細胞診
 b．抗核抗体
 c．甲状腺放射性ヨード摂取率
 d．頸部軟Ｘ線撮影
 e．TRH負荷試験

問題3　今後の治療方針として正しいのはどれか．
 a．経過観察のみでよい旨を説明し，1～2カ月後の再受診を指示する．
 b．母乳を中止しβブロッカーを投与し症状を和らげる．
 c．抗甲状腺剤投与で甲状腺機能を抑制する．
 d．増悪を防ぐため放射性ヨードを投与する．
 e．増悪を防ぐためステロイド剤を投与する．

解　説　編

● 無痛性甲状腺炎について

1．疾患概念

　慢性甲状腺炎（橋本病）の経過中に亜急性に増悪して発症する病態である．病初期は自己免疫性炎症により，甲状腺が破壊され甲状腺ホルモンが血中に漏出し一過性の甲状腺中毒症を示す[1]．ほとんどはその後，一過性甲状腺甲状腺機能低下になり最終的には自然に機能正常化する．全経過に約6カ月がかかる．本症例のように出産後に多発する．亜急性甲状腺炎と同様に，ホルモン変動は図2に示すように破壊性甲状腺中毒症から一過性甲状腺機能低下症へ移行するが，病名のごとく痛みがないのが特徴である．英語ではPainless thyroiditisまたはSilent thyroiditisといわれている．本症の甲状腺中毒症は通常3カ月以内に自然改善をする．

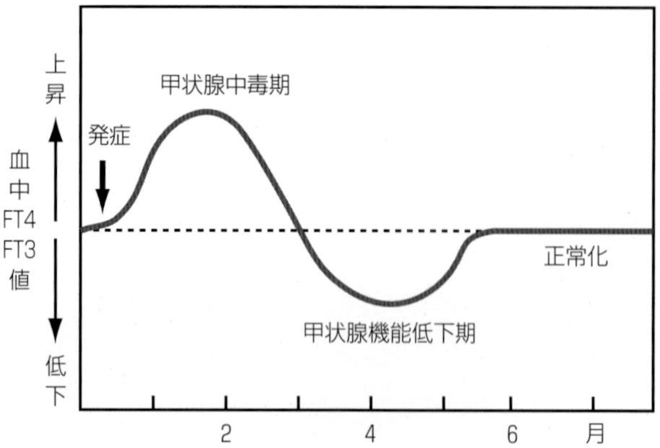

図2　無痛性甲状腺炎の自然経過

2．頻　　度

　本症は慢性甲状腺炎（橋本病）の経過中に発症することから，好発年齢は慢性甲状腺炎に類似し20～50歳で，男女比は1：5～10と女性に多い．出産後の無痛性甲状腺炎（出産後甲状腺炎）は産後婦人の1～3％の高頻度に認められる[2]．出産に関係のない無痛性甲状腺炎はこれより頻度は少ないと考えられる．実際に病院を受診する患者はバセドウ病の10分の1ぐらいである．

3．臨床症状

1）甲状腺腫

　通常軽度のびまん性甲状腺腫大を示すことが多い．軽症例ではほとんど甲状腺腫を触知しないこともある．病初期は炎症が顕著であるため腫大も目立つが，経過とともに縮小する．亜急性甲状腺炎のように自発痛，圧痛はない．続発して起こる機能低下症の時期にはTSH上昇のため再び増大する．もちろん圧痛はない．

2）甲状腺中毒症

　病初期における甲状腺内の自己免疫性炎症のために，甲状腺から甲状腺ホルモンが漏出し一過性の甲状腺中毒症を発生する．一般に中毒症の期間が短いため，その臨床症状はバセドウ病甲状腺中毒症より軽い．動悸，息切れ，頻脈，体重減少，多汗など基本的にはバセドウ病と変わらない．これらの症状は3カ月以内に

治まる．

3）甲状腺機能低下症

上記破壊性甲状腺中毒症のために甲状腺ホルモンは枯渇し，引き続き，ほとんどの例で一過性甲状腺機能低下症が起こる．これも期間が短いため，一般の機能低下症より症状は軽い．しばしば甲状腺中毒症の時期を過ぎてから，甲状腺腫大と軽度の機能低下症状で初めて受診することもある．全身倦怠感，体のむくみ感，寒がり，体重増加などが生じる．

4）検査成績

病初期の破壊性甲状腺中毒症の時期では，血中FT4，FT3値は高く，TSH値は低い．この時期にはGOT，GPTが軽度上昇することがある．コレステロールは本症例のように低値を示すが，アルカリフォスファターゼ値はバセドウ病のように高くはない．抗サイログロブリン抗体，抗甲状腺ペルオキシダーゼ抗体も一般慢性甲状腺炎と同様に陽性を示す場合が多い．しかし抗TSH受容体抗体はバセドウ病とは異なり陰性である[3]．放射線ヨード甲状腺摂取率もバセドウ病とは異なり低値である．ただし出産後婦人で授乳中の場合は，放射線ヨードが母乳中に移行するためこの検査は禁忌である．引き続き起こる機能低下症の時期には，血中TSH値の上昇，FT4値の低下を認めるようになる．本症は自己免疫疾患である慢性甲状腺炎を背景に発症するが，赤沈，ZTTやTTT，γグロブリンなどはほとんど正常範囲にとどまる．甲状腺機能異常が治まっても抗サイログロブリン抗体，抗甲状腺ペルオキシダーゼ抗体は陽性を持続する．甲状腺超音波検査において，Bモード画像では無痛性甲状腺炎とバセドウ病との鑑別は難しいがパワードップラーで血流をみると前者では少なく後者では多いのでおおよその区別がつくときがある．

4．診　　　断

本症の診断は病時期によって異なる．日本甲状腺学会が作成した病初期における診断ガイドライン[4]を表1に示した．また鑑別のためのフローチャートを図3に示した．痛みがなく3カ月以内に自然改善する甲状腺中毒症と，抗TSH受容体抗体が陰性であることから診断がつけられる．問題は抗TSHレセプター抗体陰性のバセドウ病との鑑別であるが，バセドウ病のほうが強く疑われる場合は，最終的な鑑別診断として放射線ヨード甲状腺摂取率を行い[2]，低値であれば本症と診断する．ただし出産後婦人で授乳中の場合は，上述のようにこの検査はできない．破壊性甲状腺中毒症の時期を通り過ごし，甲状腺機能低下の時期に初診で受診した場合は，詳しい病歴で先行する中毒症状がなかったか確認する必要がある．また甲状腺ホルモンがかなり低いにもかかわらず，機能低下症の症状が少ない場合も，本症を疑って経過をみる必要がある．

表1　無痛性甲状腺炎の診断ガイドライン

臨床所見
1. 甲状腺痛を伴わない甲状腺中毒症
2. 甲状腺中毒症の自然改善（通常3カ月以内）

検査所見
1. 遊離T4高値
2. TSH低値（0.1μU/ml以下）
3. 抗TSH受容体抗体陰性
4. 放射性ヨード（またはテクネシウム）甲状腺摂取率低値

1）無痛性甲状腺炎
　a）およびb）のすべてを有するもの
2）無痛性甲状腺炎の疑い
　a）のすべてとb）の1～3を有するもの

除外規定
甲状腺ホルモンの過剰摂取例を除く

＜付　記＞
1. 慢性甲状腺炎（橋本病）や寛解バセドウ病の経過中発症するものである．
2. 出産後数カ月でしばしば発症する．
3. 甲状腺中毒症状は軽度の場合が多い．
4. 病初期の甲状腺中毒症が見逃され，その後一過性の甲状腺機能低下症で気づかれることがある．
5. 抗TSH受容体抗体陽性例がまれにある．

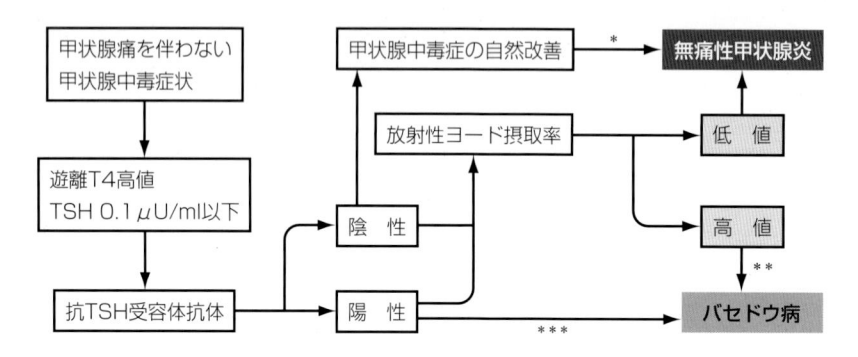

*　TSHの一過性上昇がみられない場合は，一過性バセドウ病の可能性もある．
**　まれではあるがhCG過剰（妊娠，腫瘍など），TSH受容体異常症の鑑別が必要である．
***　まれではあるが抗TSH受容体抗体弱陽性の無痛性甲状腺炎を否定できない．

図3　無痛性甲状腺炎診断のフローチャート

表2　甲状腺中毒症の鑑別診断

	バセドウ病	無痛性甲状腺炎	亜急性甲状腺炎	やせ薬
甲状腺腫大	あり	あり	あり	なし
中毒症持続期間	3カ月以上	3カ月以内	3カ月以内	内服中持続
前頸部痛，発熱	なし	なし	あり	なし
血沈，CRP	正常	正常	高値	正常
抗TSH受容体抗体	陽性（98％）	陰性	陰性	陰性
抗マイクロゾーム抗体	陽性（90％）	陽性（90％）	陰性	陰性
抗サイログロブリン抗体	かなり陽性	ほとんど陽性	陰性	陰性
サイログロブリン値*	高値	高値	高値	正常
放射性ヨード摂取率	高値	低値	低値	低値

*抗サイログロブリン抗体陰性のときのみ判定可能

5．治　療

　無痛性甲状腺炎の治療で最も大事なことは，患者に本症の病態を詳しく説明し，甲状腺機能異常があっても一過性で軽快することを納得してもらうことである．したがって中毒症状が軽い場合は経過観察のみで十分な場合も多いが，症状が著明な場合にはインデラルなどのβブロッカーが有効である．もちろん抗甲状腺剤は無効であり，機能低下に移行したときは低下症をより増悪させるのでよくない．機能低下時も治療なしで経過をみることも可能であるが，FT4がかなり低下し症状が強い場合は一時期のみT4またはT3製剤で治療する．とくにT3は即効性があり，経過中FT4の上昇をみることで機能低下症が回復しつつあることが確認できてよい．

6．甲状腺中毒症の鑑別診断

　無痛性甲状腺炎の診断においては，かならずほかの甲状腺中毒症を鑑別しなくてはならない．表2にバセドウ病，無痛性甲状腺炎，亜急性甲状腺炎，およびやせ薬による甲状腺中毒症の鑑別の要点をまとめて示した[5]．このうち亜急性甲状腺炎は，特有の発熱，前頸部痛などがあり，臨床症状からも比較的簡単に診断がつけられる．問題となるのは，無痛性甲状腺炎とバセドウ病との鑑別である．通常バセドウ病では，甲状腺中毒症の持続期間は3カ月以上である．無痛性甲状腺炎は中毒症の期間は原則として3カ月以内である．また，バセドウ病とは異なり，抗TSH受容体抗体は陰性である．甲状腺放射性ヨード摂取率をすると確実に鑑別ができるが，実地医家ではこの検査は無理なので表2にかかげた各項目を参考にしながら経過をみていく必要がある．やせ薬の場合，最終的には患者からのやせ薬内服の事実をつきとめるのが最も確実である．簡単な鑑別としては，やせ薬内服では血中サイログロブリン値が低いか正常であり，ほかの疾患のように高値をとらないことである．ただし，抗サイログロブリン抗体が存在する時は，サイログロブリン測定に影響がみられるので判定が難しい．

7．出産後甲状腺機能異常症

　上述のように出産後には高頻度に無痛性甲状腺炎が発症する．出産と関係なく発生した無痛性甲状腺炎と区別するため出産後甲状腺炎といわれる．無痛性甲状腺炎全体の約10％が出産後甲状腺炎である．本症は甲状腺マイクロゾーム抗体または抗甲状腺ペルオキシ

図4 出産後甲状腺機能異常症

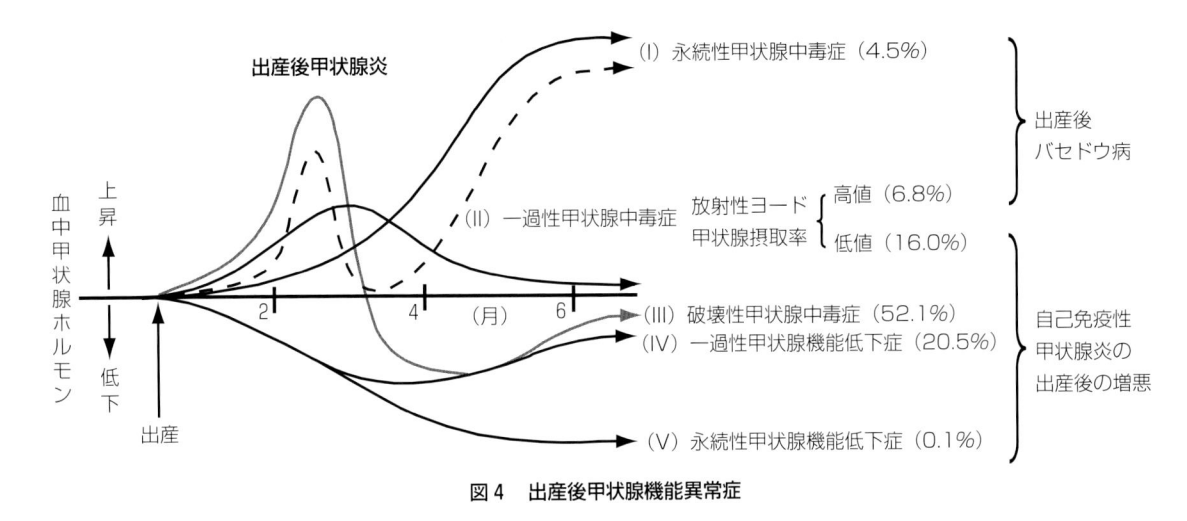

ダーゼ抗体が陽性で甲状腺ホルモン値が正常の潜在性自己免疫性甲状腺炎患者が出産後増悪して発症するものである．出産後にはこれらも含めて図4に示すように5型のタイプの甲状腺機能異常症を発症する[2]．甲状腺中毒症のみならず甲状腺機能低下症も発生することから，すべてをまとめて出産後自己免疫性甲状腺症候群あるいは出産後甲状腺機能異常症とよばれている[6]．これらは全産後女性の約20人に1人に発生する[6]．若年女性における潜在性自己免疫性甲状腺炎の有病率は約8％と高率であり，出産後にその約6割が甲状腺機能異常を示す．各病型の比率は図4のとおりである．出産後の甲状腺中毒症は，無痛性甲状腺炎による破壊性甲状腺中毒症が多くを占め，バセドウ病との鑑別が必要である．バセドウ病は全体の出産後機能異常の1割を占める

問題の解説および解答

問題 1

本例は出産後3カ月頃から甲状腺中毒症の症状が出現し，4カ月目に甲状腺腫大および血中FT4，FT3高値が確認できた症例である．頸部に痛みがなくCRPも正常であることから，亜急性甲状腺炎および急性甲状腺炎による甲状腺中毒症は否定できる．抗甲状腺ペルオキシダーゼ（TPO）抗体が陽性であることから，バセドウ病か慢性甲状腺炎による甲状腺中毒症を考えねばならない．出産後3～4カ月の時期的なことから考えると，甲状腺中毒症のほとんどは無痛性甲状腺炎によるもの，すなわち出産後甲状腺炎である．バセドウ病も出産後発症することが多いが，発症時期は4～6カ月以降である．またバセドウ病では98％が抗TSH受容体抗体陽性であり，この症例では陰性なのでバセドウ病の可能性はほとんどない．確実に両者を鑑別するためには甲状腺放射性ヨード摂取率を検査し，高値であればバセドウ病，低値であれば出産後甲状腺炎といえる．ただしこの症例のように授乳中の場合はこの検査は禁忌である．その後の経過観察で自然に機能低下に移行することから出産後甲状腺炎であることが確認できる．

問題 2

上述のように，バセドウ病と出産後甲状腺炎の鑑別には甲状腺放射性ヨード摂取率が最も信頼できる検査である．しかしこの症例は授乳中であり，放射性ヨードは母乳中に容易に移行するので禁忌となる．

問題 3

出産後甲状腺炎は，軽い慢性甲状腺炎が増悪して発症する破壊性甲状腺炎であり，甲状腺組織の破壊によって一時的に甲状腺ホルモンが血中に漏出し，甲状腺中毒症を呈するものである．したがって仮に放置しても自然に甲状腺機能低下症へと移行してゆく．そのため軽症例では，とくに治療を必要としないことも多い．ただ甲状腺中毒症が顕著で，症状が強い場合はβブロッカーを用い症状を和らげることが望ましい．しかしこの例のように，授乳中の場合は母乳を中止する必要があるので，どちらを優先するのか患者の意見を十分聞く必要がある．バセドウ病の治療に用いる抗甲状腺剤は，破壊性甲状腺炎の抑制には効果がなく，また引き続き発生する甲状腺機能低下症を増悪させる可能性があるので使用しない．授乳中なので放射性ヨードは禁忌である．またステロイド剤も使われない．

74　II. 疾　患　編

```
解　答
　問題 1 : b
　問題 2 : c
　問題 3 : a, b
```

レベルアップをめざす方へ

1. 無痛性甲状腺炎の発症機作

　無痛性甲状腺炎は慢性甲状腺炎の経過中に，何らかの増悪因子が加わり発生するもと考えられている．出産後に関してはその増悪機作がかなりわかってきている[7]．妊娠・出産に関係なく発症する症例に関しては，その発症機作はあまりよくわかっていない．まれではあるがステロイドなどの免疫抑制療法を急に中断したときに，その後出産後と同様な免疫はね返り現象が起きて発症する例が報告されている．ゴナドトロピン放出ホルモン誘導体を用いたときにも，急激なエストローゲン低下により無痛性甲状腺炎性の発症が認められる[8]．最も機作解明が進んでいるのは出産後の発症である．妊娠時には種々のホルモンや妊娠特異タンパクが免疫抑制的に作用し，これらに胎児側からの免疫抑制因子も加わって胎児拒絶抑制のために作用しているものと考えられる．正常妊娠中は，血中免疫グロブリン，細胞障害性T，ヘルパーT，および抑制性T細胞，NK細胞，およびBリンパ球は減少し，逆に出産後は明らかな増加を示す．細胞障害を惹起するcytotoxicT，NK細胞などの動きは出産後4カ月前後の比較的早い時期にそのピークを迎えるが，一方Bリンパ球は徐々に上昇し，出産後1年前後でそのピークの値をとり，なおかつ妊娠前よりなお高値を持続しているのが特徴である[9]．末梢血におけるサイトカイン産生でも，Th1サイトカインのIFN-γおよびTh2サイトカインのIL-4ともに妊娠中期，後期は抑制がかかり，出産後はリンパ球サブセット変動と同様にIFN-γは4カ月頃明らかな上昇がみられ，一方IL-4のほうは出産10カ月頃まで徐々に増加する．すなわち，正常妊娠において母体全体としては妊娠中Th1およびTh2はともに抑制され，出産後は逆に活性化され出産後12カ月でも大きな影響が残っている（図5）[9]．以上の生理的な変化に随伴して，橋本病およびバセドウ病では抗甲状腺自己抗体は妊娠中減少し，出産後増加する．この変化と自己免疫性甲状腺疾患における変動とを連動して考えると，図5に示すように出産後は免疫はね返り機作により，早期に橋本病，少し遅れてバセドウ病が発症，増悪するメカニズムがよく理解できる．

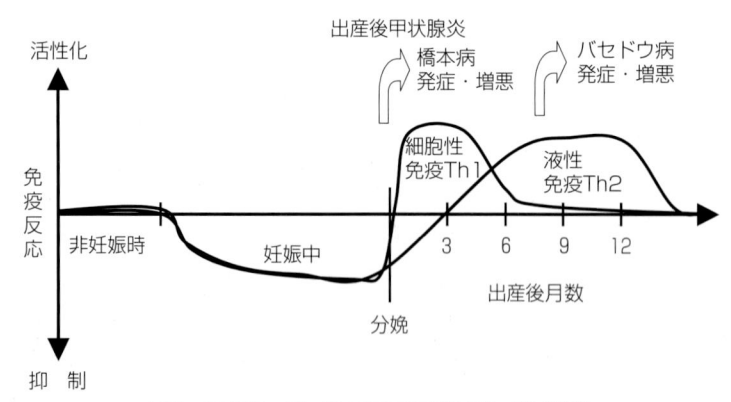

図5　橋本病・バセドウ病の出産後発症・増悪機作

2. 出産後自己免疫疾患の増悪・発症

　上述のように妊娠中は生理的免疫抑制がかかるが，出産後2～4カ月目にはTh1免疫反応が，5～8カ月にはTh2免疫反応が上昇する．出産後これらの免疫変動により潜在病態が増悪して自己免疫疾患が発症することは甲状腺疾患に限ったことではない．関節リウマチ，自己免疫性肝炎，自己免疫性心筋炎なども出産後発症することがわかってきた[9]．これらのほか出産後発病する自己免疫疾患全てを含める

と20近い疾患が考えられ，出産後自己免疫症候群として最近まとめられつつある．これらは自己免疫疾患が女性に多い一つの理由になっている．今後妊娠と免疫に関連してこれらの病態解析，発症予測およびその予防が近い将来可能になるものと期待される．

●文　献●
1) 網野信行：無痛性甲状腺炎．日本医師会雑誌 127：S184-S185, 2002.
2) Amino N, Tada H, Hidaka Y, et al：Postpartum autoimmune thyroid syndrome. Endocr J 47：645-655, 2000.
3) Izumi Y, Hidaka Y, Tada H, et al：Simple and practical parameters for differentiation between destruction-induced thyrotoxicosis and Graves' thyrotoxicosis. Clin Endocrinol 57：51-58, 2002.
4) 網野信行, 浜田　昇：甲状腺疾患の診断・治療ガイドライン．最新医学 別冊．甲状腺疾患, pp302-314, 2004.
5) 日高　洋, 網野信行：無痛性甲状腺炎・亜急性甲状腺炎バセドウ病との鑑別と治療．Medical Practice 16：963-966, 1999.
6) 日高　洋, 網野信行：出産後甲状腺機能異常症．Modern Physician 23：1092-1096, 2003.
7) 網野信行, 窪田純久：自己免疫性甲状腺疾患の増悪因子．診断と治療 93：1128-1133, 2005.
8) Amino N, Hidaka Y, Takano T, et al：Possible induction of Graves' disease and painless thyroiditis by gonadotrophin-releasing hormone (GnRH) analogues. Thyroid 13：815-818, 2003.
9) Amino N, Tada H, Hidaka Y：Postpartum autoimmune thyroid syndrome：A model of aggravation of autoimmune disease. Thyroid 9：705-713, 1999.

[網野　信行]

疾患

5 食べないのに体重が増加！？

問題編

症例と設問

症　例：42歳，女性
主　訴：体重増加，胸痛，手指しびれ感，筋肥大，筋肉が硬い
既往歴：とくにない
家族歴：甲状腺疾患はない
現病歴：2001年初めに体重増加に気づく．過食はない．ここ数年体重は58〜60 kgであった．2000年秋の体重は61 kg．2001年3月の体重は68 kg．2001年3月，夜間に胸部圧迫感の自覚あり，精査目的に某院に入院．心電図，Holter心電図，心エコー，トレッドミル負荷試験は異常なく，心臓カテーテル検査（3月30日施行）でも冠動脈に異常はみられなかった．しかし，その後のHolter心電図で有症状時にST低下を認めた．Vasospastic anginaが疑われた．内服治療が開始された．約2カ月で内服を自己中断した．
　同院入院中（2001年4月上旬）より，両手の手指しびれ感（①）を自覚するようになった．頭部CT，脊髄MRIなどが施行された．異状を認めなかった．4月15日退院した．
　同年（2001年）5月より，両手の手指しびれ感（①）に加え，四肢筋肉肥大および筋肉が硬い（②）ことを自覚するようになった．同院外来で膠原病などの検索が行われたが，異常なく，原因不明のまま経過した．両手の手指しびれ感（①），四肢筋肉肥大および筋肉が硬い（②）などの症状が徐々に増強した．同年（2001年）8月他院を受診した．やはり原因は不明であった．傾眠，臥床傾向となった．難聴を自覚した．同年（2001年）10月当科受診．四肢筋肉の肥大を認めた（②）．筋肉は硬い（②）．巨大舌と粘液水腫様顔貌があり，甲状腺機能低下症を疑った．甲状腺機能検査ではTSH 124.3 μU/ml，free T3 1.4 pg/ml以下，free T4 0.04 ng/dl（③）．2001年10月21日当科入院．
　入院時現症：身長158 cm，体重74 kg，BMI 29.6．血圧140/100 mmHg．脈拍54/分，整．体温35.4 ℃．傾眠傾向．皮膚：蒼白で粗雑．乾燥．頭部では頭髪の脱毛．嗄声あり．顔面：粘液水腫様顔貌，眼瞼浮腫あり．結膜：貧血なし，黄疸なし．口腔：巨大舌あり．頸部：甲状腺触知せず，リンパ節触知せず．胸部：心：I音（→），II音（→），III音（−），IV音（−），心雑音なし．肺：正常呼吸音．腹部：軟．肝を触知する．圧痛なし．四肢：浮腫あり（non-pitting edema）[粘液水腫（myxedema）（④）]．筋肉は肥大し，硬い（②）．筋力低下あり（握力；右12 kg，左10 kg）．Mounding現象あり．深部腱反射：アキレス腱反射弛緩相の遅延あり（myxedema reflex）．

＜入院時検査所見＞

尿検査：比重1.013．pH 7.0．蛋白（−），糖（−），ケトン体（−），潜血（−），沈渣異常なし．尿生化学：Ccr 82 ml/min．

血　算：WBC 9,800/mm³（Stab 2, Seg 60, Ly 33, Mo 3, Eo 2），RBC 396×10⁴/mm³, Hb 12.8 g/dl, Ht 38.4%, Plt 29.2×10⁴/mm³, 血沈：23 mm/h．

凝　固：PT 10.9 sec（std 11.3±1），APTT 36.1 sec（std 33.4±7），Fib 330 mg/dl．

生化学：TP 8.0 g/dl, Alb 4.8 g/dl, Glu 87 mg/dl, BUN 9 mg/dl, CRE 1.10 mg/dl, Na 140 mEq/l, K 3.9 mEq/l, Cl 99 mEq/l, Ca 10.0 mg/dl, TB 0.6 mg/dl, GOT 33 IU/l, GPT 38 IU/l, ALP 148 IU/l, LDH 721 IU/l（LDH1 21.6%, LDH2 35.5%, LDH3 29.8%, LDH4 5.8%, LDH5 7.3%），ChE 426 IU/l, TChol 327 mg/dl, TG 203 mg/dl, CPK 654 IU/l（BB 0%,

MB 0％, MM 100％).

血　清：HBs-Ag（−）, HCV-Ab（−）, 梅毒反応（−）, HTLV-1抗体（−）, CRP 0.32 mg/dl

血液ガス：pH 7.431, PCO$_2$ 39.6 mmHg, HCO$_3^-$ 26.2 mEq/l, BE 2.0 mEq/l, PO$_2$ 77.9 mmHg, O$_2$ sat 95.6％

75gOGTT Glucose（mg/dl）：0分85, 30分157, 60分168, 120分160

IRI（μU/ml）：0分11, 30分119, 60分80, 90分156, 120分225

内分泌学的検査：TSH 114.38 μU/ml, T3 52.6 ng/dl, T4 1.5 μg/dl（③）. サイログロブリン抗体（TGAb）1.3 U/ml, TPO抗体（TPOAb）10.0 U/ml, TSH受容体抗体（TRAb）［TBII 84.9％, TSBAb 97.0％（cut-off値40％）, TSAb 105％（cut-off値180％）］（⑤）. LH 0.9 mIU/ml, FSH 3.1 mIU/ml（黄体期正常値；LH 1.0～7.8, FSH 2.0～8.4）, PRL 3.2 ng/ml（1.4～14.6）, ACTH 55 pg/ml（9～52）, コルチゾール 12.8 μg/dl（4.0～18.3）, 17-OHCS 7.4 mg/day（2.2～7.3）, 17-KS 10.1 mg/day（2.4～11.0）.

コルチゾール日内変動	7時	15時	23時
ACTH（pg/ml）	55	55	33
コルチゾール（μg/dl）	12.8	6.3	5.1

胸部レントゲン：CTR 52.4％, CP angleはsharp, 肺野異常なし.

心電図：洞調律, HR 56/分, 整, 洞性徐脈, ST変化なし

心エコー：pericardial effusion（−）, EF 62.4％, 正常範囲

頸部エコー：甲状腺軽度萎縮あり. 内部エコーは粗雑で不均一. SOL（−）

甲状腺ヨード摂取率：3時間値 3.5％（5～20）, 24時間値 4.5％（10～40）

問題1 この症例の甲状腺機能の状態は？（③）
a. 甲状腺機能亢進
b. 甲状腺機能正常
c. 甲状腺機能低下

問題2 この症例で両手の手指しびれ感（①）はなにによるか？
答え＿＿＿＿＿＿＿＿＿＿＿＿群

問題3 この症例で筋肉肥大があり, 筋肉が硬い（②）のは？
答え＿＿＿＿＿＿＿＿＿＿＿＿群

問題4 この症例では筋肉は肥大しているのに筋力が低下している. この筋肉の肥大なんというか？
答え＿＿＿＿＿＿＿＿＿＿＿＿.

問題5 この症例ではnon-pitting edema［粘液水腫（myxedema）（④）］をみた. バセドウ病でみられる特有の浮腫はなにか？
答え＿＿＿＿＿＿＿＿＿＿＿＿.

問題6 この症例ではTSH受容体抗体（TSH receptor Ab：TRAb）が陽性であった（⑤）. どういうことが考えられるか？

問題7 抗甲状腺自己抗体にはTPO（甲状腺ペルオキシダーゼ）抗体（TPOAb）, TG（サイログロブリン）抗体（TGAb）, とTSH受容体抗体（TSH receptor Ab：TRAb）がある. 誤っているものを1つ選べ.
a. 甲状腺機能低下症ではTPOAb, TGAb, とTRAbすべてが陽性になることがある.
b. 橋本病では全例が甲状腺機能低下症になる.
c. バセドウ病ではTPOAb, TGAb, とTRAbすべてが陽性になることがある.
d. バセドウ病ではTRAbが陽性になる. このTRAbは刺激抗体TSAbであり, 甲状腺を刺激し, 甲状腺中毒症をひきおこす.
e. 未治療バセドウ病患者では90％以上でTRAbは陽性である.

問題8 このように狭心症のある患者ではどのように治療するか. 注意することはなにか？

＜入院経過＞
　甲状腺機能低下症の検査所見および臨床症状に加え, 肥大した硬い筋肉, 有痛性筋痙れん, mounding現象を伴っていたことよりHoffmann症候群と診断した. 2001年11月1日より, チラーヂンS 25 μg/3×/日を開始した. 胸痛はなく心電図上も変化を認めず同月14日よりチラーヂンSを37.5 μg/3×/日に増量した. チラーヂンS 50 μg, 75 μgそして100 μgに増量した. チラーヂンS内服開始後, 全身倦怠感, 筋痙れん, 皮膚乾燥などは改善傾向となり, 巨舌も縮小した. 両手の手指しびれ感（①）, 四肢筋肉肥大および筋肉が硬い（②）ことも軽快した.

解説編

● 甲状腺機能低下症について

1. 概　念

甲状腺機能低下症とは「組織に甲状腺ホルモンが作用しないことにより起こる病気」である．組織に甲状腺ホルモンが作用しないのは「血中の遊離甲状腺ホルモンが欠乏している」か，あるいは「組織が甲状腺ホルモンに反応しない」かのどちらかである（表1）．後者「組織が甲状腺ホルモンに反応しない」ことにより起こる甲状腺機能低下症は「甲状腺ホルモン受容蛋白の異常」であり，これを甲状腺ホルモン不応症という．まれである．一般には甲状腺機能低下症は甲状腺ホルモンの欠乏である．

2. 原因と病態

原因は，Ⅰ. 甲状腺性（原発性），Ⅱ. 視床下部性，下垂体性（二次性），Ⅲ. 甲状腺ホルモン不応症の3つに分類できる（表1）．Ⅰ. 甲状腺性（原発性）甲状腺機能低下症にはいろいろある．自己免疫による慢性甲状腺炎が最も多い．慢性甲状腺炎には甲状腺を触れない萎縮性甲状腺炎と甲状腺腫のある慢性甲状腺炎（橋本病）とがある．萎縮性甲状腺炎ではブロッキング抗体（TSBAb）が陽性になる[1)2)]．甲状腺ホルモンと下垂体TSH分泌との間にはnegative feedbackがあり，甲状腺性甲状腺機能低下症では血中TSHが増加する．Ⅱ. 視床下部性，下垂体性（二次性）甲状腺機能低下症は下垂体からのTSH合成，分泌の低下による．これには下垂体そのものの障害によるTSH分泌の低下と視床下部からのTRH（TSH放出ホルモン）の合成，分泌障害によるものとがる．後者視床下部性のものを三次性ということもある．まれである．Ⅲ. 甲状腺ホルモン不応症（全身型）の患者では血中甲状腺ホルモンが正常か，高値であるのにTSHが上昇しており，甲状腺機能低下症の臨床症状を示す．

ここでは甲状腺ホルモンの欠乏による甲状腺機能低下症についてまとめる．多いのは自己免疫による慢性甲状腺炎である．成人の自己免疫性慢性甲状腺炎，橋本病による甲状腺機能低下症を中心に記す．

3. 頻　度

女性に多い病気で，男女比は1：2～7である．30～60歳代に多い．成人女性の10～20％で抗甲状腺抗体TPOAbあるいはTGAbが陽性である．抗甲状腺抗体TPOAbあるいはTGAb陽性者の10％が甲状腺機能低下症になる．

4. 臨床症状

甲状腺腫がある．瀰漫性甲状腺腫大を認める．萎縮性甲状腺炎では甲状腺腫大はない．初期では柔らかい．

表1　甲状腺機能低下症

Ⅰ. 甲状腺性（原発性）
  A. 後天性
   1. 甲状腺が破壊される
    a. 自己免疫による慢性甲状腺炎［橋本病（広義）］
     (1) 甲状腺腫のある慢性甲状腺炎［橋本病（狭義）］
     (2) 萎縮性甲状腺炎［原発性（特発性）粘液水腫］
    b. 放射線による：
       甲状腺機能亢進症の^{131}I治療後
       頸部放射線照射後
    c. 手術による
       甲状腺機能亢進症（バセドウ病）術後
       甲状腺癌，喉頭癌術後
    d. 亜急性甲状腺炎のあと（一過性）
    e. シスチノーシス
    f. 甲状腺癌，新生物
   2. 正常，あるいは正常に近く機能している甲状腺が，何らかの要因で抑制される
    a. ヨード欠乏（endemic goiter）
    b. ヨード過剰（6mg/日以上）：基に橋本病などの甲状腺の病気がある
    c. 薬物による；リチウム，抗甲状腺剤，リファンピシン，PAS，コバルト，スルフォナマイド，フェニルブタゾンなど
  B. 先天性
   1. 甲状腺の発生学的異常（無形性，低形成，異所性甲状腺）
   2. 甲状腺ホルモン合成障害
    a. ヨード濃縮障害
    b. ヨード有機化障害
    c. サイログロブリン異常
    d. ヨードチロシン縮合障害
    e. 脱ヨード障害
    f. TSH不応症
   3. 胎生期の母胎の影響（抗甲状腺剤，ヨード，風疹罹患，Down症候群）

Ⅱ. 視床下部・下垂体性（二次性）
  A. 視床下部
   1. 新生物
   2. エオジノフィリック　グラニュローマ
   3. 放射線照射後
   4. TRH単独欠損症，小人症に伴うTRH欠損症
  B. 下垂体
   1. 新生物
   2. 下垂体の手術，放射線照射後
   3. 特発性下垂体機能低下症
   4. Sheehan症候群
   5. 下垂体梗塞
   6. TSH単独欠損症

Ⅲ. 末梢性甲状腺機能低下症（甲状腺ホルモン不応）
  甲状腺ホルモン不応症（Refetoff症候群）

表2　甲状腺機能低下症の症状

I. 甲状腺ホルモン欠乏による新陳代謝低下の症状	II. 粘液水腫の浸潤による症状
●精神活動の低下→無気力,易疲労感,動作緩慢,精神鈍麻,眠がり,記憶・記銘力低下,言語緩徐,無気力様顔貌 ●心機能低下→徐脈,心不全 ●消化管の運動低下→食欲低下,便秘,イレウス ●皮膚症状→乾燥,粗造,冷感,手掌黄染(カロチンネミヤ) ●脱　毛→頭髪の脱毛,毛髪の乾燥,眉毛外側1/3の脱落 ●寒がり ●しびれ感,筋肉痛,筋肉痙れん(こむら返り) ●アキレス腱反射の弛緩相延長 ●月経過多 ●クレチン症 　→若年性甲状腺機能低下症では知能低下,低身長,骨年齢低下	●粘液水腫 　圧痕を残さないnon-pitting edema ●粘液水腫様顔貌 　→粘液水腫,眼瞼浮腫,口唇肥厚 ●舌肥大(巨大舌)と言語緩徐 ●嗄れ声(声帯浮腫による) ●難聴(中耳浮腫による) ●息切れ(仮性心筋肥大と心嚢液貯留による) ●Hoffmann症候群(筋肉の仮性肥大) ●体重増加 ●手根管症候群 　→手指のしびれ

やがて硬くなり,表面も不整になる.特有の顔貌,声,話し方から診断する.またその特徴的な声から電話でも診断することができる.しかし初期の症状はさまざまである.非特異的である.

症状は多彩である.甲状腺ホルモン欠乏により,代謝が低下し,ムコ多糖類が沈着し,粘液水腫がみられる.体重が増加する.臨床症状は大きく2つに分けることができる(表2).I.甲状腺ホルモン欠乏による新陳代謝低下の症状とII.粘液水腫性浸潤による症状である.粘液水腫性浸潤はヒアルロン酸やコンドロイチン硫酸に富むムコ蛋白の組織間隙への沈着による.浮腫は粘液水腫であり,圧痕を残さないnon-pitting edemaである.

I. 甲状腺ホルモン欠乏による新陳代謝低下の症状

徐脈,皮膚乾燥,体重増加などがある.これらの症状は冬季に増悪する.全身症状:全身倦怠感,寒がり,体温低下がある.代謝が低下し,体重が増加する.患者は愚鈍になり,反応が鈍くなる.一日中眠い.循環器症状:脈が遅くなる(徐脈).脈圧が減少する.心臓の動きは低下する.心嚢液が溜まることもある.心不全になる.消化器症状:食欲低下,便秘がみられる.イレウスになることもある.神経・筋症状:筋力が低下する.アキレス腱反射の弛緩相延長は重要.皮膚は乾燥し,粗造になる.月経過多になる.性欲は減退する.不妊となる.

II. 粘液水腫性浸潤による症状

粘液水腫がある.粘液水腫性浸潤はヒアルロン酸やコンドロイチン硫酸に富むムコ蛋白の組織間隙への沈着による.浮腫は粘液水腫であり,圧痕を残さないnon-pitting edemaである.粘液水腫様顔貌,巨大舌,嗄れ声(声帯浮腫),難聴(中耳浮腫),息切れ(仮性心筋肥大と心嚢液貯留)をみる.体重増加.筋肉は肥大しているのに筋力が低下する(筋肉仮性肥大)ことがある(Hoffmann症候群).手根管にムコ蛋白が沈着すると手根管症候群になる.手指がしびれる.

I.甲状腺ホルモン欠乏による新陳代謝低下と,II.粘液水腫性浸潤により体重が増加する.

病歴,問診で得られる重要な所見は声の変化である.甲状腺ホルモンが欠乏すると声帯に浮腫が生じ嗄れ声になる.舌の運動が悪く,会話がのろくなり,難聴も生じるため会話が難しくなる.「眠い」,「寒さに弱い」,「記憶力低下」,「便秘」などを聞き出す.これらは甲状腺ホルモン欠乏が長期間続いたことを示す.腓腹筋の痙れんは比較的早期に出現する.

視診では,皮膚が甲状腺ホルモン欠乏に敏感に反応する.欠乏すると,皮膚は乾燥し,粗造になる.皮膚で甲状腺機能低下症を疑う.粘液水腫様顔貌は特徴的.頭髪の脱毛,眉毛外側1/3の脱落,無気力様顔貌がみられる.甲状腺腫があれば,慢性甲状腺炎を考える.皮膚の色素沈着があればSchmidt症候群を考える.

自覚症状としては,浮腫(浮腫感),寒がり,易疲労感,嗄れ声,言葉のもつれ,動作緩慢,精神鈍麻,眠がり,難聴,皮膚乾燥(肌荒れ),脱毛,体重増加,月経過多などがある.

他覚的には,粘液水腫様顔貌,口唇や舌は厚く(巨大舌),脱毛があり,眉毛も外側1/3が薄い.皮膚は乾燥し,粗造であり,黄色(カロチンネミア)になる.手足に浮腫があり,圧痕を残さない.声は低く,嗄れ声になる.言語,動作は緩慢である.甲状腺腫があれば診断は容易である.心臓は拡大し,心音は微弱,徐脈,ときには胸水や腹水.アキレス腱反射の弛緩相延長は診断的価値がある.

5. 検　　査

甲状腺機能検査では，血中甲状腺ホルモン（T3, T4, 遊離T3, 遊離T4）は低値を示す．甲状腺性の甲状腺機能低下症では，TSHは高値になる．臨床症状がない例でも，TSHは高値となる．TSH高値は早期診断に役立つ．甲状腺自己抗体（サイログロブリン抗体：TGAb，TPO抗体：TPOAb）は橋本病では陽性になる．TSH受容体抗体（TRAb）が陽性になることがある．このTRAbはブロッキング抗体TSBAbであり，甲状腺機能低下症の原因になる（萎縮性甲状腺炎）[1)2)]．

一般検査では，血沈が亢進し，γ-グロブリンが増加する．CPKやLDHが増加する．血中cholは高値．胸部X線写真で心拡大をみる．心電図では徐脈，低電位，Tの平低・陰性化がみられる．

6. 診　　断

甲状腺機能低下症を疑うことが大切である．疑いがあれば，甲状腺機能の検査をする．診断は甲状腺機能検査による．血中甲状腺ホルモンは低値を示す．甲状腺性の甲状腺機能低下症では，TSHが高値となる．臨床症状が出ていない例でも，TSHは高値となり，早期診断に役立つ．甲状腺自己抗体TGAb・TPOAbは橋本病では陽性になる．

7. 治　　療

甲状腺ホルモンを投与する．補充療法である．チラーヂンS（L-T4）で補充する．T3製剤（チロナミン，サイロニン，1錠＝5μg, 25μg）とT4製剤（チラーヂンS，1錠＝25μg, 50μg, 100μg）がある．チラーヂンS（L-T4）を用いる．T4は血中半減期は7日．血中T3の3/4は末梢組織でT4からT3に変換．チラーヂンSで治療する．T3製剤は粘液水腫性昏睡に使用する．T3製剤は作用発現が早い．

チラーヂンS（L-T4）1錠は25μg, 50μgと100μgの3種類がある．維持量は1.5〜2.5μg/体重1kg/日．重症度，病期，年齢，心電図変化の有無により初期投与量，増量の速度を変える．若い患者では最初から維持量を投与する．高齢者，冠動脈性心疾患のある例，高度の甲状腺機能低下症では少量から始め，漸次増加し，維持量にする．狭心症，心筋梗塞に注意する．L-T4（チラジンS）12.5μg/日から始め，2週ごとに12.5〜25μg/日ずつに増量する．75μg/日で観察し，TSHの正常化を待つ．維持量の決定は症状改善，血中T3・T4・TSH値の正常化を指標にする．

甲状腺ホルモン投与で注意すべきことは2つある．（1）甲状腺ホルモン投与は狭心症，心筋梗塞を誘発する．（2）下垂体性甲状腺機能低下症あるいは，Schmidt症候群で副腎皮質機能が低下している患者に甲状腺ホルモンを投与すると，副腎不全を引き起こす．副腎不全患者では，L-T4投与前に，副腎皮質ホルモンを1〜2週間投与し，その後にL-T4を投与する．

補充量調節は症状，血中T3, T4, TSH値，心臓の動きを指標に行う．下痢が続くとき，妊娠時にはL-T4補充量を増量する．

処方例
（開始時）
　チラーヂンS錠（25μg）0.5〜1錠　分1（〜分3）朝食後（食後）以後2週間ごとに0.5〜1錠増量する．
（維持量）
　チラーヂンS錠（50μg）1.5〜2錠　分1　朝食後
（下垂体性甲状腺機能低下症などで副腎不全があるとき）

最初に副腎皮質ホルモンを補充する．
　コートリル錠（10mg）　2錠　分1　朝食後
　副腎皮質ホルモンを1〜2週投与し，T4投与開始

● 問題の解説および解答

臨床症状から甲状腺機能低下症を疑い，甲状腺機能検査をした（③）．T3とT4は低値で，TSHは高値である．甲状腺機能検査からから甲状腺機能低下症と診断した．この症例では甲状腺を触知しなかった．甲状腺が萎縮していた．そしてTSH受容体抗体（TRAb）が陽性であった．このTRAbはブロッキング抗体TSBAbであった．このブロッキング抗体TSBAbはTSHの作用をブロックし，甲状腺を萎縮させ，甲状腺機能低下症の原因になった．ブロッキング抗体TSBAb陽性自己免疫性萎縮性甲状腺炎で甲状腺機能低下症になった例である．

この症例では四肢筋肉の肥大があり，筋肉は硬い（②）．甲状腺機能低下症で四肢筋肉の肥大があり，筋肉が硬くなるものをHoffmann症候群という．Hoffmann症候群では筋肉は肥大しているのに筋力が低下している．筋肉は肥大しているのに筋力が低下しているものを筋肉の仮性肥大という．

肥満はBMI（体格指数）で判定する．わが国ではBMI 25以上が肥満とされている（日本肥満学会の基準）．

BMI＝体重（kg）÷［身長（m）］^{2}
本例：身長158cm，体重74kgの場合
BMI＝74（kg）÷1.58（m）÷1.58（m）＝29.6

肥満，傾眠，声が嗄れる，難聴があるときは甲状腺機能低下症を疑う．中心性肥満があるときはクッシング症候群を疑う．甲状腺機能低下症では，Ⅰ．甲状腺

ホルモン欠乏による新陳代謝低下と，II．粘液水腫性浸潤により体重が増加する．

問題　1

甲状腺機能検査からから甲状腺機能低下症と診断する（③）．TSHが鋭敏に甲状腺機能を反映する．TSHの基準値は0.4〜4.0μU/mlである．TSHが10μU/ml以上あれば甲状腺機能低下症として甲状腺ホルモンを投与する．TSHが4.0〜10μU/mlは潜在性甲状腺機能低下症である．観察する．TSHが10μU/ml以上になったら，甲状腺ホルモンを投与する．

問題　2

この症例で両手の手指しびれ感（①）があったのは手根管症候群（carpal tunnel syndrome）による．甲状腺機能低下症では手根管にムコポリサッカライドが沈着し，手根管症候群になる．手関節部手根管内で正中神経が慢性的に絞扼されて手根管症候群になる．甲状腺機能低下症の症状の一つ．

問題　3

甲状腺機能低下症の検査所見および臨床症状に加え，肥大した硬い筋肉，有痛性筋痙れん，mounding現象を伴っていたことよりHoffmann症候群と診断した．甲状腺機能低下症で四肢筋肉が肥大し，筋肉が硬くなるものをHoffmann症候群という．Hoffmann症候群では筋肉は肥大しているのに筋力が低下している．これを<u>筋肉の仮性肥大</u>という．

問題　5

この症例では，non-pitting edema（粘液水腫：myxedema）（④）をみた．バセドウ病でみられる特有の浮腫は限局性粘液水腫（localized myxedema）である．限局性粘液水腫はバセドウ病に特有．限局性粘液水腫のある患者ではTRAbが強陽性になる．

限局性粘液水腫はバセドウ病特有と考えてよいが，例外がある．例外はEMO症候群である．EMO症候群では限局性粘液水腫（localized myxedema）があり，甲状腺機能が低下する．眼球突出（<u>e</u>xophthalmos），限局性粘液水腫（localized <u>m</u>yxedema），バチ状指（<u>o</u>steoarthropathia hypertrophicans）のあるものをいう．TRAb強陽性になる．このTRAbはTSBAbである．EMO症候群は一般には甲状腺機能低下症である．

甲状腺機能低下症でみる浮腫は粘液水腫であり，圧痕を残さないnon-pitting edema（粘液水腫：myxedema（④））である．しかし，心不全があればpitting edemaが出てくる．最近の甲状腺機能低下症は早期に発見され，粘液水腫（non-pitting edema）をみない．

問題　6

この症例のTRAbはブロッキング抗体TSBAb（TSH-stimulation blocking Ab）である．TSBAb活性は97.0％（cut-off値；40％）であった（⑤）．強いブロッキング活性を示した．このTSBAbは甲状腺機能を抑制し，甲状腺機能低下症の原因である．

TSH受容体抗体（TRAb）には，TSAb（thyroid stimulating Ab）とTSBAb（TSH-stimulation blocking Ab）がある．TSAbは甲状腺を刺激し，バセドウ病の原因になる．TSBAbはブロッキング抗体で，TSHの作用をブロックし，甲状腺機能低下症の原因になる．橋本病（慢性甲状腺炎）には甲状腺腫のあるものとないものがある．前者がいわゆる橋本病で後者は萎縮性甲状腺炎である．萎縮性甲状腺炎ではTSBAbが半数で陽性になる．

TRAb測定にはTSH受容体との結合障害をみるものと生物活性をみるものと2つある．前者はレセプタアッセイであり，後者はcAMP産生をみる．TSH受容体との結合障害はTBII（TSH-binding inhibitory IgG）である．一般にTRAbはTBIIをさす．生物活性をみるものには刺激活性をみるTSAbとブロッキング活性をみるTSBAbがある．TSAbのcut-off値は180％であり，180％以上を陽性とする．TSBAbのcut-off値は40％であり，40％以上を陽性とする．

問題　7

甲状腺自己抗体にはサイログロブリン抗体（TGAb），TPO抗体（TPOAb），TSH受容体抗体（TRAb）がある．橋本病による甲状腺機能低下症ではTPOAb，TGAb，とTRAbすべてが陽性になることがある．TGAb，TPOAbは橋本病の診断に，TRAbはバセドウ病の診断に役に立つ．TRAbは機能抗体である．TRAbには刺激抗体TSAbとブロッキング抗体TSBAbがある．TSAbは甲状腺を刺激し，バセドウ病，TSBAbはブロッキング抗体で，甲状腺機能低下症の原因になる．TGAb，TPOAbは機能抗体ではない．橋本病のときに陽性になり，診断に役に立つ．TGAbはサイロイドテスト，TPOAbはマイクロゾームテストの進化，発展したものである．橋本病による甲状腺機能低下症ではTPOAb，TGAb，とTRAbすべてが陽性になることがある．

橋本病患者が全例が甲状腺機能低下症になるわけではない．TPOAbあるいはTGAb陽性者全例が甲状腺機能低下症になるわけではない．未治療バセドウ病患者では90％以上でTRAbは陽性になる[3]．このTRAb

は刺激抗体TSAbであり，甲状腺機能亢進症の原因になる．

問題 8

狭心症のある患者，冠動脈硬化のある患者に最初から維持量の甲状腺ホルモンを投与すると，狭心症，心筋梗塞を誘発する．甲状腺ホルモン投与は少量から開始する．

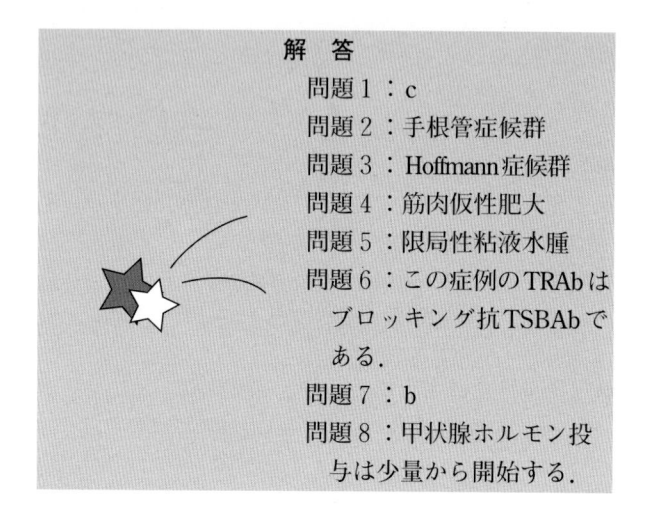

解　答
問題1：c
問題2：手根管症候群
問題3：Hoffmann症候群
問題4：筋肉仮性肥大
問題5：限局性粘液水腫
問題6：この症例のTRAbはブロッキング抗TSBAbである．
問題7：b
問題8：甲状腺ホルモン投与は少量から開始する．

レベルアップをめざす方へ

　この症例は2001年10月当科入院時にはブロッキング抗体TSBAb陽性であった．2001年10月当科入院時は，このTSBAbにより甲状腺機能は抑圧され，甲状腺機能低下症であった．チラーヂンS（L-T4）で治療した．順調であったが，2003年8月に動悸，多汗を訴えるようになった．T3・T4高値になり，TSHは測定感度以下であった．刺激抗体TSAb活性は1860％であった．TSAb強陽性で，患者はバセドウ病になった．ブロッキング抗体TSBAbは消失した．ブロッキング抗体TSBAb消失により，甲状腺機能低下症から回復し，刺激抗体TSAbが出てきてバセドウ病になった．TSH受容体抗体（TRAb）には刺激抗体TSAbとブロッキング抗体TSBAbがある．TSAbは甲状腺を刺激し，バセドウ病の原因になる．TSBAbはブロッキング抗体で，TSHの作用をブロックし，甲状腺機能低下症の原因になる．

●文　献●

1) Takasu N, Yamada T, et al：Disappearance of thyrotropin-blocking antibodies and spontaneous recovery from hypothyroidism in autoimmune thyroiditis. N Engl J Med 326（8）：513-518, 1992.
2) Takasu N, Yamashiro K, Ochi Y, et al：TSBAb（TSH-stimulation blocking antibody）and TSAb（thyroid stimulating antibody）in TSBAb-positive patients with hypothyroidism and Graves' patients with hyperthyroidism. Horm Metab Res 33（4）：232-237, 2001.
3) Takasu N, Kamijo K, Sato Y, et al：Sensitive thyroid-stimulating antibody assay with high concentrations of polyethylene glycol for the diagnosis of Graves' disease. Clin Exp Pharmacol Physiol 31（5-6）：314-319, 2004.

［髙須　信行］

疾患 6 近医で頸部にしこりがあると言われて!?

問題編

症例と設問

症例1：54歳，女性
主　訴：頸部のしこりの精査
家族歴：特記すべきことなし
既往歴：特記すべきことなし
現病歴：感冒のため近医を受診し，頸部の触診でしこりを指摘され，精査のため紹介された．腫瘤の部位に痛みはなく，声も変わっていない．
初診時現症：左前頸部に2 cm大の弾性硬の腫瘤を触知し，圧痛はない．腫瘤は嚥下時に上下に動く．腫瘤は甲状軟骨や気管に対し可動性がやや制限されているが固定されてはいない．頸部リンパ節は触知されない．

この症例に対し，以下の検査を行った．
　一般血液・生化学検査：白血球数 5,160/μl（3,500～9,000）（分画異常なし），赤血球数 461万/μl（380～500），Hb 13.6g/dl（12～16），Ht 41.8%（36～48），血小板数 29.9万/μl（12～35），T-cho 223mg/dl（120～220），中性脂肪 213mg/dl（40～150），総蛋白 7.2g/dl（6.5～8.3），ALB 4.0g/dl（3.8～5.2），A/G 1.25（1.1～2.2），TBIL 0.7mg/dl（0.2～1.0），AST 21 IU/l（5～40），ALT 21 IU/l（(5～35），ALP 261 IU/l（105～340），γGTP 54 IU/l（0～40），LDH 169 IU/l（105～210），ZTT 12.6K-U（4～12），CPK 70 IU/l（50～180），BUN 10mg/dl（8～20），Cr 0.7mg/dl（0.5～1.3），UA 5.7mg/dl（3～7），Ca 9.2mg/dl（8.2～10.2），P 4.8mg/dl（2.5～4.5），Na 143mEq/l（137～147），K 4.4mEq/l（3.5～5），Cl

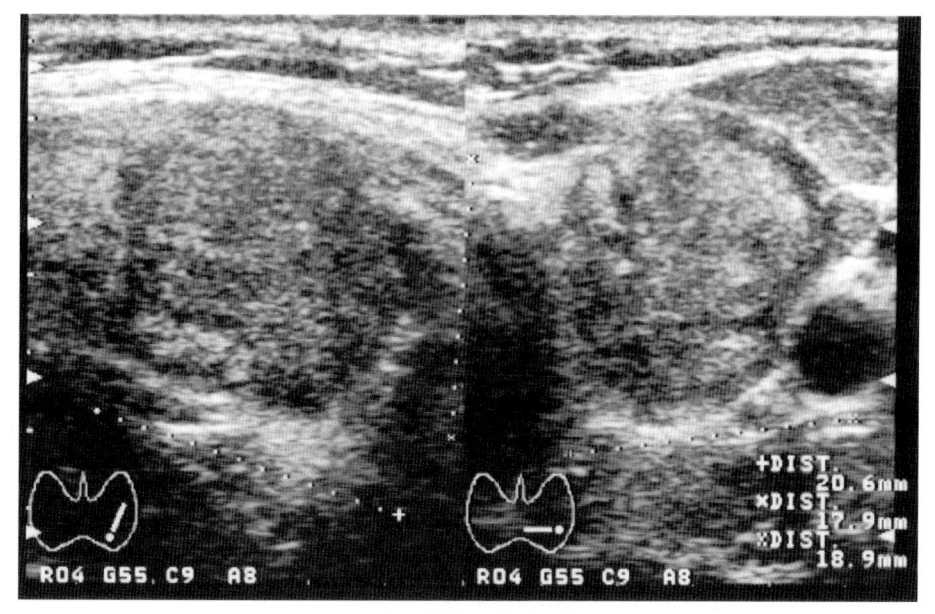

図1　症例1の超音波像
甲状腺左葉の形状がやや不整で甲状腺外への浸潤を疑わせる腫瘤．矢状断（左）と水平断（右）．

104mEq/l（98～110），血糖 83mg/dl（70～110）
　甲状腺関連検査：FT4 1.01ng/dl（0.7～1.6），TSH 2.01μIU/ml（0.3～5），Tg 17.6ng/ml（<35），Tg-Ab＜0.3 U/ml（<0.3）
　頸部軟線撮影：正面像で気管の右側への圧排を認めるが，気管の狭窄はない．側面像で異常な石灰化像を認めない．
　頸部超音波検査：甲状腺左葉に 21×18×19mm の形状がやや不整で境界は比較的明瞭な低エコー域を認める．内部エコーはやや不均一であり，腫瘍は甲状腺被膜外にわずかに進展していると思われる（図1）．
　放射性ヨード甲状腺シンチグラフィ：甲状腺左葉の下極に cold area を認める．放射性ヨードの甲状腺摂取率は 18％（24時間）．
　^{201}Tl シンチグラフィ：注射後20分での撮像にて甲状腺左葉にやや強い集積を認め，注射後2時間での撮像にて同部位の集積の残存を認めた．頸部の外側や縦隔には集積を認めなかった．
　頸部CTスキャン：甲状腺左葉に2cm大の低密度の腫瘍を認める．内部に石灰沈着はなく，気管への浸潤を疑わせる所見や腫大したリンパ節を認めない．
　頸部MRI：甲状腺左葉に2cm大の腫瘍を認める．気管への浸潤を疑わせる所見や腫大したリンパ節を認めない．

問題1　疑われる疾患は何か．
　a．甲状腺癌
　b．濾胞腺腫
　c．腺腫様結節
　d．慢性甲状腺炎
　e．中毒性甲状腺腺腫

問題2　一般血液・生化学検査以外の上記の検査のなかで診断の最初の段階では割愛できるものはどれか．
　a．頸部軟線撮影
　b．頸部超音波検査
　c．放射性ヨードシンチグラフィ
　d．^{201}Tl シンチグラフィ
　e．CTスキャン
　f．MRI

問題3　次に行うべき検査は何か．

　症例2：56歳，女性
　主　訴：超音波検査での甲状腺の腫瘤の精査
　家族歴：特記すべきことなし
　既往歴：数年来，高血圧
　現病歴：高血圧で通院中に頸動脈の超音波検査を受け，甲状腺に低エコー域を指摘され精査のため紹介された．
　初診時現症：甲状腺腫は触知せず，頸部リンパ節も触知されない．
　甲状腺関連検査：FT4 1.04ng/dl（0.7～1.6），TSH 3.798μIU/ml（0.3～5），Tg 13.6ng/ml（<35），Tg-Ab＜0.3 U/ml（<0.3）
　超音波検査：甲状腺左葉内限局した6mm大の低エコー域を認める（図2）．形状はやや不整，境界はや

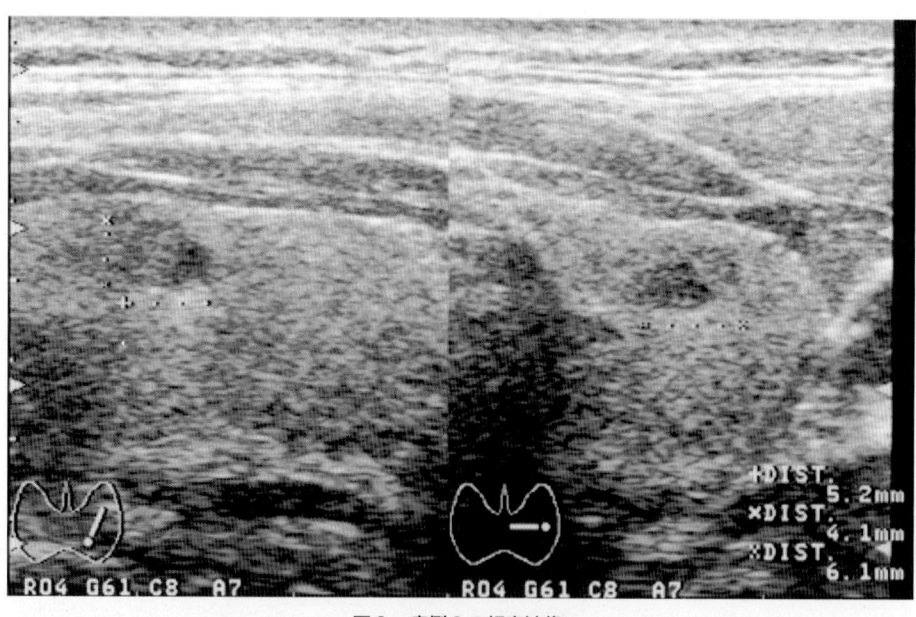

図2　症例2の超音波像
甲状腺左葉内に限局する形状不整な低エコー域．矢状断（左）と水平断（右）．

や不明瞭で内部エコーは均一．気管や甲状腺表面には接していない．リンパ節腫大を認めない．

エコーガイド下穿刺吸引細胞診：クラス5．乳頭癌．

問題4 この症例をどのように取り扱うか．
a. ただちに手術をする
b. 経過を観察し増大するかリンパ節転移が出現すれば手術に踏み切る．

解説編

甲状腺のしこり（結節）

甲状腺の一部が限局性に腫大し，しこりとして触知されるものを結節性甲状腺腫という．甲状腺全体がほぼ一様に腫大したびまん性甲状腺腫に対立する表現である．びまん性甲状腺腫がバセドウ病や慢性甲状腺炎などの自己免疫疾患で機能異常を伴うことが多いのに対し，結節性甲状腺腫を呈するものの大部分は腫瘍性疾患である．ただし，慢性甲状腺炎でも甲状腺の一部が限局して腫大することがあり，痛みの乏しい亜急性甲状腺炎も悪性腫瘍を疑わせる触診所見を呈することがある．一方，甲状腺全体にびまん性に広がる乳頭癌（びまん性硬化性乳頭癌）や甲状腺悪性リンパ腫でもびまん性甲状腺腫を呈することがある．そのような少数の例外はあるが，甲状腺に結節を触知する場合には良性・悪性の腫瘍をまず考えるべきである．表1に代表的な甲状腺腫瘍の分類を示す．

頻度として高いのは良性の腫瘍性病変（腺腫様甲状腺腫，腺腫様結節，濾胞腺腫）であり，約10％が悪性腫瘍である．濾胞腺腫は濾胞細胞由来の良性腫瘍であり，被膜に包まれ，楕円形で，内部はほぼ均一な腫瘍組織からなる．腫瘍の中心部や被膜に変性による二次的変化として囊胞形成，線維化，石灰沈着などをきたすことがある．腺腫様甲状腺腫は病理学的には真の腫瘍ではなく，過形成病変とされる．甲状腺に結節が多発し，個々の結節は完全な被膜を形成せず，内部構造は多彩で結節内に結節形成がみられ，結節の外にも顕微鏡的には結節性の変化がある．このような結節が1つあるいは少数存在するものを腺腫様結節とよぶ．このような場合には濾胞腺腫との鑑別が臨床的にも病理学的にもやや難しい．

甲状腺悪性腫瘍の代表的なものとしては，濾胞細胞由来の乳頭癌，濾胞癌，これらが低分化となった低分化癌，未分化転化した扁平上皮癌，未分化癌，カルシトニンを分泌するC細胞由来の甲状腺髄様癌，および慢性甲状腺炎の甲状腺に浸潤するリンパ球を母地とする甲状腺悪性リンパ腫がある．頻度的には低いが，われわれが最初に提唱した甲状腺に迷入した胸腺関連組織由来と考えられる甲状腺内胸腺腫[1]（CASTLE）が最近，WHOの病理組織分類[2]に独立した疾患としてとりあげられた．

問題の解説および解答

問題 1

本症例の頸部のしこりは嚥下時に上下に動く．これは腫瘤が気管や甲状軟骨とつながっていることを示しており，甲状腺の腫瘤であることを強く示唆する所見である．「腫瘤は甲状軟骨や気管に対し可動性がやや

表1 甲状腺腫瘍の分類と組織発生

母細胞 病　変	上皮系		C細胞	間葉系 リンパ系	迷入ないし胎生期の遺残組織
	濾胞細胞				
過形成	腺腫様甲状腺腫・腺腫様結節		C細胞過形成	−	
良性腫瘍	濾胞腺腫	−	−	−	奇形腫
悪性腫瘍					
高分化	微少浸潤型濾胞癌 広汎浸潤型濾胞癌	高分化乳頭癌 低分化乳頭癌	甲状腺髄様癌	悪性リンパ腫	甲状腺内上皮性胸腺腫（CASTLE）
低分化	低分化癌				
未分化	扁平上皮癌 未分化癌				

制限されているが固定されてはいない」ことから悪性腫瘍が疑われるが，気管や甲状軟骨に浸潤するものではない．本症例では腫瘍に自発痛や圧痛はないが，このような症状がある場合には，未分化癌，髄様癌，嚢胞変性した良性腫瘍内出血，あるいは亜急性甲状腺炎などを疑う．頸部軟線撮影で腫瘍部に石灰沈着を認めないが，石灰化像のパターンが診断の参考となる場合がある．超音波所見では形状不整の境界がやや不明瞭な腫瘍であり，悪性腫瘍を強く示唆する所見である．以上より，甲状腺の悪性腫瘍が強く疑われる．鑑別疾患として腺腫や腺腫様結節も一応考えておく．

問題 2

甲状腺腫瘍の鑑別診断における放射性ヨードや $^{99m}TcO_4$ による甲状腺シンチグラフィの有用性の評価は以前より低くなっている．これらの放射性物質の集積のみられる hot nodule では悪性であることはきわめて少ないが，集積のない cold nodule であっても悪性の診断率は高くないのでわれわれはルーチンには施行しなくなった．しかし，血中甲状腺ホルモンが高値，TSH が低値である場合には，機能亢進が腫瘍によるものか，腫瘍以外の甲状腺組織によるもの（バセドウ病の合併）かの鑑別に非常に役に立つ．^{201}Tl シンチグラフィは悪性腫瘍に集積率が高く，washout が遷延する傾向があるが，これによる鑑別診断の成績は低い．この検査は甲状腺癌と診断がついたあとで腫瘍のひろがり，とくに縦隔や遠隔臓器への転移の有無を調べるのに適している．頸部の CT スキャン，MRI は甲状腺腫瘍の鑑別診断の目的では超音波検査より優れてはいない．これらは甲状腺癌の周囲臓器への浸潤の有無をみるのに適している．甲状腺癌においてしばしば問題となる気管浸潤の有無をみるには CT よりも MRI のほうが優れている．本症例では触診所見，超音波検査所見より，気管などの周囲臓器への浸潤が疑われる状況ではないので，これらの検査はいずれも必ずしも必要ではない．

問題 3

甲状腺腫瘍の鑑別の目標は良性・悪性の区別だけではなく，組織型診断をつけることである．その目的のためには穿刺吸引細胞診が不可欠である．これによって，良性濾胞性腫瘍性病変（腺腫様甲状腺腫，腺腫様結節，濾胞腺腫），慢性甲状腺炎，乳頭癌，髄様癌，未分化癌，悪性リンパ腫などの診断が可能である．ただし，濾胞癌と濾胞性腫瘍との鑑別は困難である．本症例の細胞診断は乳頭癌であり，手術標本の病理診断で確認された．

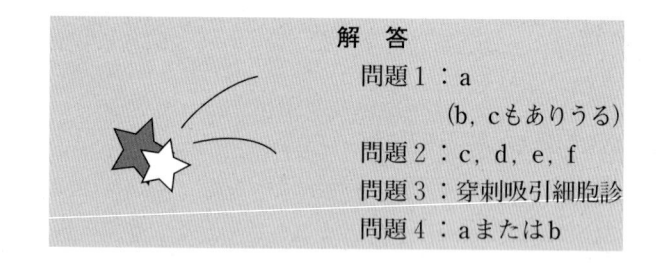

```
        解 答
    問題 1 : a
            (b, c もありうる)
    問題 2 : c, d, e, f
    問題 3 : 穿刺吸引細胞診
    問題 4 : a または b
```

レベルアップをめざす方へ

問題 4

超音波検査と組み合せて，エコーガイド下に穿刺吸引細胞診を行うと 3 mm 大の微小乳頭癌が容易に検出され，ほぼ正確に診断することができる．このことは，新たな問題を引き起こしている．甲状腺は剖検にて高頻度でラテント癌が発見されることが知られている．一般の死亡者の 6 ％に 3 mm 以上の癌が発見されたと日本，フィンランド，ホノルルから報告されている[3]．30 歳以上の女性に超音波検査とエコーガイド下細胞診で検診を行うと受診者の 3.5 ％に微小な甲状腺癌が発見された[4]．一方，以前より，臨床的な甲状腺癌の罹患率は 3/10 万人とされている[5]．検診での発見率は 1,000 倍高いことになる．最近，超音波検査による頸動脈検査をはじめ CT，MRI，PET などの検査の普及によって微小な甲状腺癌が発見診断されることが急増している．このようにして発見された微小癌をどのように取り扱うべきかが問題となっている．

甲状腺微小癌の自然経過はよくわかっていない．次の 2 つの可能性がある．

1) すべての微小癌は徐々に進行し，やがてはその人の健康を障害し死に至らしめる．
2) 微小癌は増大進行する性質の乏しい癌であり，無害な癌である．

われわれは，大部分の微小癌は後者であり一部のものが進行すると考えている．現在のところ，将来進行する微小癌を診断することはできない．経過観察をして，進行するもののみきちんと手術を行うので

もよいと考え1996年以降，甲状腺外浸潤があるもの，気管や反回神経に接しているもの，頸部リンパ節転移があるもの，細胞診で悪性度が高いもの，経過中に増大するものなどの高リスクと思われる要因がある場合を除き，経過観察も選択肢のひとつとして患者さんに提案してきた[6]．手術をしないで経過をみても80％の症例では腫瘍は増大せず，頸部リンパ節転移が出現したのはわずか1％であり，経過観察中に遠隔転移が生じた症例はなかった[7]．一方，手術を施行した症例でみると，微小癌であっても術前に超音波検査などでリンパ節転移が認められた症例は頸部郭清を行っても再発率が高いことが判明した[8]．このような症例では確実な手術が求められる．一方，術前にリンパ節転移が認められない場合には外側区域の郭清を行っても行わなくても予後に差を認めなかった[8]．このような場合には甲状腺切除と中央区域の郭清のみにとどめるのが妥当と考えられる．

● 文　　献 ●

1) Miyauchi A, Kuma K, Matsuzuka F, et al：Intrathyroidal epithelial thymoma：An entity distinct from squamous cell carcinoma of the thyroid. World J Surg 9：128-135, 1985.
2) World Health Organization Classification of Tumours：Pathology and Genetics of Tumours of Endocrine Organs（Edided by DeLellis RA, Lloyd RV, Heitz PH, et al）. Lyon, France, IARC Press, 2004.
3) 宮内　昭：甲状腺検診．臨牀と研究 74（7）：1745-1748，1997．
4) 武部晃司，伊達　学，山本洋介，ほか：超音波検査を用いた甲状腺癌検診の実際とその問題点．Karkinos 7：309-317，1994．
5) Koike A, Naruse T：Incidence of thyroid cancer in Japan. Semin Surg Oncol 7：107-111, 1991.
6) 宮内　昭，横沢　保，隈　寛二：甲状腺癌の診断．とくに穿刺吸引細胞診と超音波検査．癌の臨床 41（2）：151-157，1995．
7) Ito Y, Uruno R, Nakano K, et al：An observation trial without surgical treatment in patients with papillary microcarcinoma of the thyroid. Thyroid 13：381-388, 2003.
8) Ito Y, Tomoda C, Uruno T, et al：Preoperative ultrasonographic examination for lymph node metastasis：usefulness when designing lymph node dissecion for papillary microcarcinoma of the thyroid. World J Surg 28：498-501, 2004.

［宮　内　　昭］

疾患 7 尿路結石を繰り返す!?

問題編

症例と設問

症　例：64歳，女性
主　訴：高カルシウム血症の精査
家族歴：特記事項なし
既往歴：56歳時，58歳時　尿路結石
　　　　サプリメント服用（−），常用薬剤（−）
現病歴：1カ月前，左側腹部痛が出現し当院泌尿器科受診．左尿路結石と診断され加療された．このとき，血液検査にて高カルシウム（Ca）血症（12.2mg/dl）を指摘され，精査のため当科紹介され受診した．
初診時現症：身長 148cm，体重 55kg，意識清明，脈拍 76/分，血圧 108/72mmHg，体温 36.2℃，頭頸部に異常所見なし，甲状腺腫大なし，心肺異常なし，腹部異常所見なし，下腿浮腫なし，神経学的所見に異常なし．

問題1　高カルシウム血症の鑑別診断として考えられるのはどれか（複数可）．
a．原発性副甲状腺機能亢進症
b．家族性低Ca尿性高Ca血症（FHH）
c．PTHrP産生腫瘍
d．癌骨転移
e．ビタミンD中毒症

尿検査：蛋白（−），糖（−），潜血（2＋），沈渣 赤血球多数，24時間尿量 1,600ml/日，尿クレアチニン 850mg/日，尿Ca 480mg/日，尿P 540mg/日，FECa 1.8%（2.0〜4.0），FEP 22%（10〜20）
一般血液・生化学検査：白血球 5,800/μl（分画異常なし），赤血球 460万/μl，Hb 13.4g/dl，Hct 44.6%，血小板 22万/μl，赤沈 8mm/1時間，総蛋白 6.5g/dl，Alb 4.2g/dl，総ビリルビン 0.9mg/dl，GOT 16 U/l，GPT 19 U/l，LDH 266 U/l，ALP 388 U/l，γ-GTP 44 U/l，CK 122 U/l，総コレステロール 167mg/dl，HDL-コレステロール 50mg/dl，中性脂肪 102mg/dl，BUN 14mg/dl，Cr 0.8mg/dl，尿酸 4.2mg/dl，Na 142mEq/l，K 4.2mEq/l，Cl 104mEq/l，Ca 12.1mg/dl，P 2.4mg/dl，FPG 80mg/dl，CRP 0.1mg/dl
心電図：QTC 0.36sec
胸部レントゲン写真：異常なし
腹部レントゲン写真：両側腎石灰化，腎結石を認める
腹部CT検査：両側腎石灰化，腎結石のみ
骨シンチグラフィー：異常集積なし

問題2　上記の検査より最も強く疑われる疾患は何か．
a．原発性副甲状腺機能亢進症
b．家族性低Ca尿性高Ca血症（FHH）
c．PTHrP産生腫瘍
d．癌骨転移
e．ビタミンD中毒症

問題3　診断確定のために必要な検査はどれか．
a．血中intact PTHの測定
b．頸部超音波検査
c．99mTc-MIBIシンチグラフィー
d．腎生検
e．骨密度検査

入院時の精査の結果は以下の通りであった．

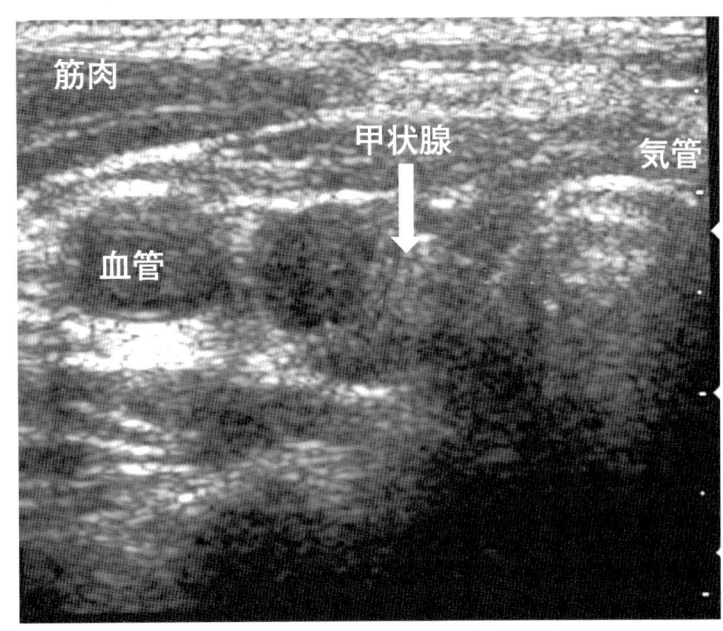

図1　頸部超音波検査

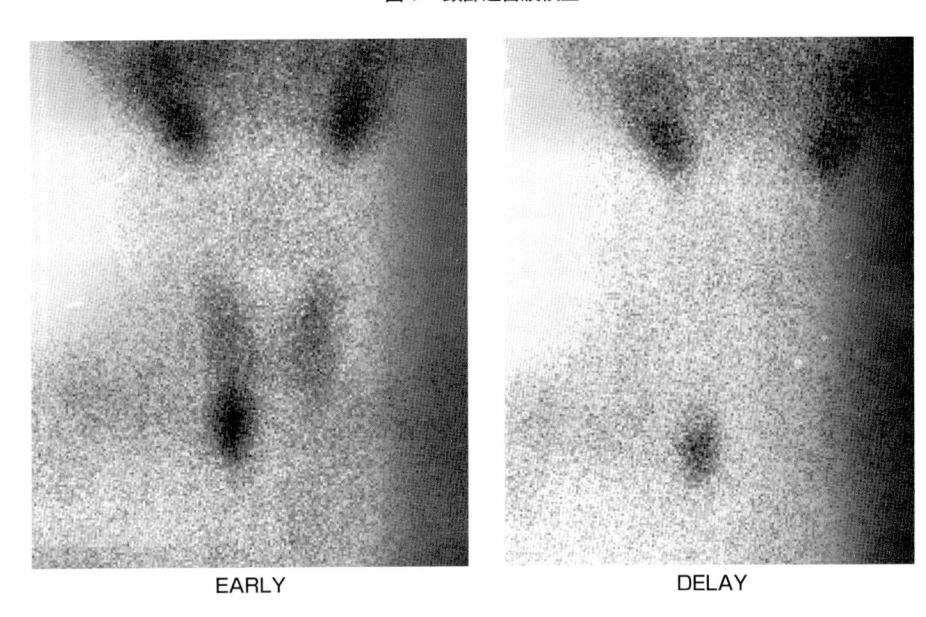

図2　⁹⁹ᵐTc-MIBIシンチグラフィー

内分泌学的検査：intact PTH 88pg/ml（15～60），1,25(OH)₂D 65pg/ml（20～60），GH＜0.1ng/ml，IGF-1 86ng/ml，LH 8.7mIU/ml，FSH 20.8mIU/ml，TSH 0.98μU/ml，FT4 1.21ng/dl，FT3 2.6pg/ml，ACTH 23.7pg/ml，コルチゾール 12.1μg/dl，ガストリン 300pg/ml（30～150），カルシトニン 50pg/ml（21～54）

頸部超音波検査：甲状腺右葉下部に直径約2cmの境界明瞭な楕円形のhypoechoic massを認める（図1）．

⁹⁹ᵐTc-MIBI副甲状腺シンチグラフィー：甲状腺右葉下極に強い集積を認める（図2）．

問題4　今後の治療方針として正しいのはどれか．
a．経過観察
b．ビスフォスフォネート製剤の投与
c．ラロキシフェンの投与
d．右下副甲状腺腫の摘出術
e．副甲状腺全腺摘出と前腕筋肉への半腺自家移植

解説編

原発性副甲状腺機能亢進症（1°HPT）について

1. 疾患概念

副甲状腺ホルモン（PTH）は活性型ビタミンDとならんで最も重要なカルシウム（Ca）代謝ホルモンであり，その機能亢進や低下はそれぞれ高Ca血症または低Ca血症の代表的な原因となる．PTHは骨吸収を促進し，骨基質中のCaを血中に放出する．腎臓では腎遠位尿細管からのCa再吸収を促進し，近位尿細管ではPの再吸収を抑制すると同時に活性型ビタミンDの産生を促進する．活性型ビタミンDは腸管Ca吸収を促進し，これらの作用の総和として，PTHは血清Ca濃度を上昇させ，P濃度を低下させる．

副甲状腺機能亢進症とは，副甲状腺ホルモン（PTH）の慢性的分泌過剰により生じる代謝異常であり，副甲状腺腫や過形成からPTHが過剰に分泌されて高Ca血症をきたしたものが原発性副甲状腺機能亢進症（1°HPT）で，ビタミンD欠乏や腎不全などに基づく低Ca血症により二次的にPTHが過剰に分泌される状態を続発性副甲状腺機能亢進症という．

2. 疫学，分類，病因

比較的頻度が多く，約3,000人〜5,000人に1人の割合でみつかる．閉経後の女性に多い．わが国では，腺腫77.9％，過形成14.6％，癌4.8％とされており，欧米と比べて癌の発生率が高い．過形成は多発性内分泌腺腫症（multiple endocrine neoplasia：MEN）1型に伴って発症するものがほとんどである．

3. 臨床症状

1°HPTではPTHの過剰による高Ca血症に伴う臨床症状が出現する（表1）．1°HPTにおいては標的臓器におけるPTH作用の発現の強さにより臨床像が決定されると考えられ，従来より化学型，腎型，骨型の3つの臨床病型に分類されている．そのうちいわゆる腎型として腎結石に伴うものは約40％とされていたが，近年のCaスクリーニングの普及により，無症候性の化学型1°HPTの割合が増加している．結石の発症要因としては高Ca尿症が最も重要であると考えられる．日本人では尿Ca＞200mg/day（蓄尿），尿Ca/尿Cr＞0.3（スポット尿）を高Ca尿症と考える．腎結石の原因疾患として1°HPTの占める割合は10％以下とされているが，手術により完全切除が期待しうる数少ない疾患のひとつであり，鑑別診断のうえで重要な位置を占める．

4. 診断

1）生化学検査（表2）

補正後の血清Ca濃度が異常高値で，低〜正P血症が存在し，血清intact PTHが血清Ca濃度に対して高値である場合，家族性低カルシウム尿性高カルシウム血症（familial hypocalciuric hypercalcemia：FHH：FECa＜1.0％となる（後述））が否定されれば，本症と診断できる．血清Pの低下は尿中排泄の増加（FEP↑）によるものである．必ずしもPTH濃度が正常値の上限を超えている必要はないことに注意を要する．

表1　Ca濃度異常の症候

高Ca血症の症候	低Ca血症の症候
1. 一般症状 食欲不振，易疲労，全身倦怠 2. 中枢神経 情緒不安定，記憶障害，傾眠，昏迷，昏睡 3. 循環器系 高血圧，心電図上のQTc短縮 ジギタリス中毒の誘発 4. 消化器系 便秘，消化性潰瘍，膵炎 5. 腎尿路系 腎機能障害，多飲・多尿， 腎石灰化，尿路結石 6. 筋骨格系 近位筋力低下，偽痛風 7. その他 皮膚掻痒感（皮下石灰化による） 角膜石灰化	1. 筋・神経系 てんかん発作 テタニー Chvostek徴候 Trousseau徴候 2. 循環器系 心電図上のQTc短縮 不整脈 心不全 3. その他 精神神経症（情緒不安定など） 意識障害 歯牙発育異常など

表2　原発性副甲状腺機能亢進症の検査所見

1 ●Ca代謝異常	高Ca血症，低P血症*，高Ca尿症 intact PTH高値*，血中1,25(OH)₂D上昇
2 ●生化学検査	ALP上昇，Clやや高値，BUN，Cr上昇**
3 ●血液ガス検査	高Cl性アシドーシス
4 ●骨代謝マーカー	骨形成マーカー高値 骨吸収マーカー高値
5 ●その他	手骨X線：骨膜下骨吸収像 骨密度：皮質骨優位に減少

* 正常範囲のこともあり
** 高Ca血症が重度な場合

表3 原発性副甲状腺機能亢進症の手術適応

1) 高Ca血症：11.4mg/dl以上（正常上限の1.0mg/dl以上）
2) クレアチニンクリアランスの30%以下の低下
3) 尿中Ca排泄の著増：400mg/日以上
4) 骨塩量の高度の低下：若年成人平均からの－2.5SD以上の低下
    （T score＜－2.5：骨量測定部位は問わない）
5) 患者が50歳以下の場合
6) 定期的な経過観察が困難な場合

(NIH Consensus Development Conference, 2002年改訂)

また，手術適応についてのガイドライン（表3）があり，これらについての評価はとくに重要である．

2）局在診断

病的副甲状腺の検索には超音波検査が簡便かつ感度も高い．異所性のものなど，超音波で検出できない場合は，^{201}Tl-^{99m}Tcサブトラクションや，^{99m}Tc-MIBIシンチグラフィーにより検索を行う．CTやMRIはコストは高いものの検出率は必ずしも高くない．

副甲状腺過形成が疑われる場合には，必ずMENの有無を検索し，血縁者のスクリーニングも実施する．

5．治療

1）手術療法

手術療法が第一選択である．無症候例でもすでに骨量が低下している場合も多く，禁忌例を除いては可能な限り手術を推奨する．基本的術式は，腺腫では腺腫摘出術と生検のための1腺摘出，過形成には全腺摘出と半腺自家移植（前腕筋肉など），癌には周囲組織を含めた一括摘出とリンパ節郭清である．

術前に明らかな骨病変を呈しているような例では，術後に急激なCa，Pの骨への集積により著明な低Ca，低P血症をきたすことがあり，hungry bone syndrome（飢餓骨症候群）とよぶ．これの防止には，術前からのビスフォスフォネートの投与が有効である．また，術後は活性型ビタミンD単独もしくは経口Ca製剤との併用を行う．

2）薬物療法

手術不能例では，合併症の予防を目的とした薬物療法などを行う．骨塩量減少に対し，ビスフォスフォネートの経口投与や，閉経後女性にはラロキシフェンが有効である．難治性副甲状腺癌など手術による根治術が不可能な症例では，高Ca血症のコントロールや骨量減少を改善する目的で，ビスホスホネートが有効な場合もある．

また，1°HPTに基づく高Ca血性クリーゼはとくに副甲状腺癌でしばしばみられる．高度な高Ca血症を呈する例では，腎濃縮能の低下から脱水をまねき，腎機能が低下する．さらに血液濃縮およびCa排泄障害がますます高Ca血症を助長するという悪循環に陥っている．重篤な高Ca血症（Ca＞14mg/dl）では急性腎不全，不整脈，意識障害などをきたして死に至る場合もある．したがって，脱水の是正により腎機能を保持することが初期治療として最も重要である．生理食塩水を主体とした十分な補液（2～3l/day）を行い，脱水を是正したのちにCa利尿の促進と心負荷の軽減をはかるため，フロセミドを適宜併用する．1°HPTに基づく高Ca血性クリーゼでは，PTHの腎作用によりCa再吸収の亢進も伴うため，骨吸収抑制薬の効果は悪性腫瘍に伴う高Ca血症に比べ不十分な場合がある．

● 問題の解説および解答

問題 1

高Ca血症の原因として，PTH作用の過剰によるもの，ビタミンD作用の過剰によるもの，その他（悪性腫瘍による骨吸収の促進，腎尿細管Ca再吸収の促進）に分けられる．

FHHは，尿中Ca排泄の低下（FECa＜1.0％）に伴い軽度の高Ca血症をきたす遺伝性疾患で，大部分が細胞外Ca感知受容体（CaSR：Ca-sensing receptor）遺伝子のヘテロ不活性化によるが，CaSRとは異なる遺伝子座に原因があると思われる家系も報告されている．PTH分泌の軽度上昇も認められることから，1°HPTとの鑑別が問題となることがある．

高Ca血症の鑑別診断のためのフローチャートを図3に示した．

問題 2

高Ca低P血症からPTHまたはPTHrPの過剰が疑われる．家族性低カルシウム尿性高カルシウム血症（familial hypocalciuric hypercalcemia：FHH）はFECa＜1.0％となるため否定的である．また，病歴よりビタミンD中毒も否定的であり，画像検査から悪性腫瘍を示唆する所見も認めないことから，この時点で1°HPTが最も強く疑われる．

問題 3

高Ca血症に加えて低P血症があり，intact PTHの高値を認めれば1°HPTと診断できる．1°HPTと診断できれば超音波検査や^{201}Tl-^{99m}Tcサブトラクションシンチグラフィー，あるいは^{99m}Tc-MIBIシンチグラフィーなどにより異常副甲状腺の局在を明らかにする．術前に必ずしも部位診断は必要でないとの意見もあるが，わが国では癌の比率が高く，異所性に病的副甲状

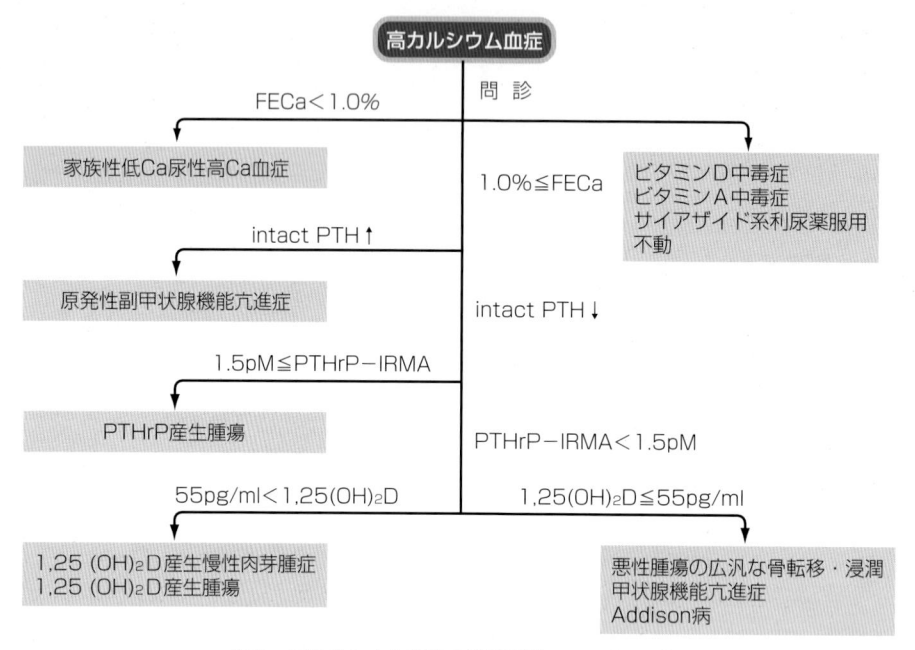

図3 高カルシウム血症の鑑別診断フローチャート

```
                    高カルシウム血症
                         │
          ┌──────────────┼──────────────┐
    FECa<1.0%          問診         1.0%≦FECa
          ▼                              ▼
   家族性低Ca尿性高Ca血症            ビタミンD中毒症
          │                         ビタミンA中毒症
     intact PTH↑                    サイアザイド系利尿薬服用
          ▼                         不動
   原発性副甲状腺機能亢進症
          │
     intact PTH↓
   1.5pM≦PTHrP-IRMA
          ▼
      PTHrP産生腫瘍
          │
     PTHrP-IRMA<1.5pM
   ┌──────┴──────┐
55pg/ml<1,25(OH)₂D    1,25(OH)₂D≦55pg/ml
   ▼                       ▼
1,25(OH)₂D産生慢性肉芽腫症   悪性腫瘍の広汎な骨転移・浸潤
1,25(OH)₂D産生腫瘍          甲状腺機能亢進症
                            Addison病
```

腺が存在する可能性もあり，また局在が明確であれば侵襲の少ない手術も可能となるため，できるだけ部位を同定しておくことが望ましい．

本例では，1°HPTに基づく尿路結石と考えられ，尿所見も潜血以外に異常が認められないことから，腎生検の必要はない．骨密度検査は1°HPTによる骨塩量の減少の評価において重要であるが，1°HPTの診断には必要なものではない．

問題 4

1°HPTの治療の原則は手術による罹患副甲状腺の摘除である．基本的術式は，腺腫では腺腫摘出術と生検のための1腺摘出，過形成には全腺摘出と半腺自家移植（前腕筋肉など），癌には周囲組織を含めた一括摘出とリンパ節郭清である．

標準術式は全麻下で両側頸部を検索するが，最近では局在が明確な単一の腺腫に限り，局麻下の片側操作によるminimally invasive parathyroidectomy（MIP）など，より侵襲の少ない術式も行われる．また，経皮的エタノール注入療法（PEIT）も有効であるが，手技に熟練を要することや局所の副作用が問題となる．

本例では尿路結石を認めており，明らかに手術適応である．

無症候性の1°HPTに対する手術適応についてはNIHによりガイドラインが策定されており，2002年度のワークショップで一部改訂が施された（表3）．これを原則として臓器障害の有無・リスクを鑑みて手術適応を決定する．待機的に経過を観察する場合，経口ビスホスホネート製剤などの骨吸収抑制剤を投与することにより，骨量減少をある程度防止しうる可能性がある．またCaSRに作用して細胞外CaによるPTH分泌の抑制を増強することによりPTH過剰分泌を是正させる経口薬（calcimimetics）の臨床開発も進められている．

また，副甲状腺過形成の場合は，MENの有無を検索する必要がある．MEN1型は，下垂体腫瘍，副甲状腺過形成，膵腫瘍を合併し，MEN2A型は甲状腺髄様癌，褐色細胞腫，副甲状腺機能亢進症を合併する遺伝性疾患である．本例では，ガストリンの軽度上昇がみられるが，この程度であれば慢性胃炎などでも認められることがある．また，血清カルシトニンはMEN2A型の甲状腺髄様癌の鑑別に重要である．

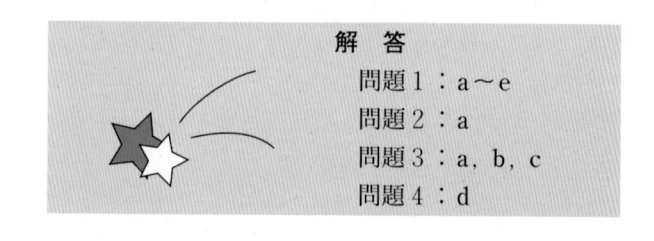

解 答

問題1：a～e
問題2：a
問題3：a, b, c
問題4：d

レベルアップをめざす方へ

　副甲状腺の腫瘍化機構に関連する遺伝子として，MEN1型の責任遺伝子であるmeninやMEN2型の責任遺伝子であるret遺伝子，cyclin D1などがあげられるが，散発性の腺腫の機序についてはいまだ十分に理解されていない．

　MEN以外にみられる家族性1°HPTのひとつに，顎部線維腫や腎嚢胞・Wilms腫瘍などを合併するhyperparathyroidism-jaw tumor（HPR-JT）症候群がある．この責任遺伝子HPRT2は染色体1q24-q32にマップされていたが，最近その遺伝子が同定された．Parafibrominと名づけられたHPRT2がコードする蛋白の詳細な機能は不明だが，ヘテロ接合性の喪失loss of heterozygosity（LOH）により腫瘍性病変をきたす癌抑制遺伝子の一種と考えられる．

［三原　正朋／井上　大輔／松本　俊夫］

疾患 8 四肢の強直性痙攣 癲癇発作にて救急搬送!?

問題編

症例と設問

症　例：41歳，男性
主　訴：四肢の強直性痙攣，癲癇発作
家族歴：特記すべきことなし
既往歴：特記すべきことなし
現病歴：1年半前より倦怠感，口唇周囲のピリピリ感や手のしびれ感を自覚．ときどき上腕の筋肉が硬く収縮することもあったが，とくに気にとめていなかった．自宅で突然四肢の強直性痙攣，さらには全身の痙攣発作が出現，発作の間も意識はあり，何かを話そうとするが口がうまく動かず，そのうちに救急搬送された．搬送時には発作は消失していたが，精査加療目的に入院となった．
初診時現症：身長170cm，体重64kg，意識清明，血圧125/80mmHg，脈拍72回/分，呼吸数24回/分，体温36.2℃，心肺異常所見なく，下腿浮腫も認めなかった．血圧測定の際マンシェットを締めたときに同側の手根部の痙攣とともに疼痛が誘発された．全身腱反射の軽度亢進と全身の筋肉痛が認められたが，知覚異常や病的反射，麻痺などは認められなかった．
尿所見：蛋白（−），糖（−），潜血（−），沈渣異常なし
一般血液・生化学検査所見：白血球6,800/μl（3,600〜9,000）（分画異常なし），赤血球496万/μl（370〜500），Hb 13.2g/dl（11.3〜15.2），Hct 43％（34.0〜45.0），Alb 4.4g/dl（3.5〜5.2），BUN 15mg/dl（8.0〜20.0），Cre（クレアチニン）1.1mg/dl（0.5〜1.2），AST 55 IU/l（10〜40），ALT 23 IU/l（5〜45），ALP 183 IU/l（110〜340），Ca 5.4mg/dl（8.4〜10.2），無機P 6.3mg/dl（2.5〜4.5），CPK（クレアチニンキナーゼ）395 IU/l（35〜170），LDH 559 IU/l（107〜230），Na 146mEq/l（135〜147），K 4.5mEq/l（3.3〜5.0），Cl 104mEq/l（98〜108），空腹時血糖 96mg/dl（70〜110）
動脈血液ガス分析：pH 7.49（7.38〜7.46），pCO_2 40.3 Torr（32〜46），pO_2 105.3 Torr（74〜108），HCO_3^- 26.7mmol/l（21〜29）
胸部レ線：異常なし

問題1 本症で認められる徴候はどれか．2つ選べ．
 a. Hoffmann徴候
 b. Chvostek徴候
 c. Trousseau徴候
 d. Babinski徴候
 e. Graefe徴候

問題2 頭部CTや心電図でみられる所見はどれか．
 1）頭部CTの所見は
　a. 脳腫瘍を認める
　b. 脳浮腫を認める
　c. 脳出血を認める
　d. 大脳基底核の石灰化を認める
　e. 脳室拡大を認める
 2）心電図の所見は
　a. T波の増高を認める
　b. Poor RS progressionを認める
　c. QTcの延長を認める
　d. ST上昇を認める
　e. PQ間隔の短縮を認める

問題3 鑑別診断のために必要な検査はどれか．3つ選べ．
 a. 25(OH)D

b. 1,25(OH)₂D
c. 血清Mg
d. Ellsworth-Howard試験
e. 副甲状腺ホルモン（intact PTH）

問題4 本症例は検査の結果，特発性副甲状腺機能低下症と診断された．この場合治療薬として望ましいのはどれか．

a. 炭酸カルシウム 3.0g/日
b. カルシトニン 40単位の筋注 2回/週
c. PTH (1-34) 100単位の静注 2回/週
d. アルファカルシドール 2.0μg/日
e. カルシトリオール 4.0μg/日

解説編

低カルシウム（Ca）血症によるテタニー症状（副甲状腺機能低下症）について

1. 低Ca血症の臨床症状

低Ca血症の典型的な症状は口唇のしびれ感と手指や足趾のずきずきするような痛み，潜在的に起こるテタニー症状である．テタニー症状とは全身の筋肉におこる不随意性の強直性収縮で，低Ca血症や低マグネシウム（Mg）血症，アルカローシスといった電解質や酸塩基平衡の異常により神経・筋肉の興奮閾値が低下することによって引き起こされる．血中Ca濃度は非常に狭い範囲（8.4〜10.2mg/dl）に維持されていて，その範囲から外れると種々の症状を呈するようになる．とくに低下症の場合，手足のチクチクするようなしびれ感や手関節や肘関節が曲がったまま全身が強直するといった「テタニー」症状から，ときには痙攣や意識障害をきたすことがあり癲癇様発作と区別がつかないことがある．

2. 低Ca血症の原因（表1）

1) 副甲状腺に関連した疾患

(1) 副甲状腺またはPTHの欠損

副甲状腺機能不全に関連した低Ca血症では，副甲状腺ホルモン（PTH）を介した骨吸収や尿中Ca再吸収の欠乏により血清Caは低下しているが，血清リン（P）は腎からのclearance低下により逆に増加している．腎での1α25(OH)D水酸化酵素活性はPTHと低P血症により刺激されるために副甲状腺機能不全では血清1,25(OH)₂D₃は低下している．結果的には1,25(OH)₂D₃を介した腸管からのCa吸収が著しく減少し，低Ca血症がさらに増悪するようになる．

先天的または遺伝的副甲状腺機能低下症はまれな症候群であり，発達段階の副甲状腺のPTH分泌細胞において発現している転写因子の突然変異が家族性副甲状腺機能低下症の原因であり，Xq26-Xq27に関連した遺伝子異常が伴性劣性副甲状腺機能低下症を引き起こしている．家族性副甲状腺機能低下症は粘膜皮膚カンジダ症，アジソン病，それに常染色体劣性多腺性自己免疫症候群I型のようなほかの免疫疾患を伴っている．

先天的副甲状腺機能低下症をもつ少数の家系においてPTH遺伝子欠損も報告されている[1)2)]．

慢性の低Ca血症の最も多い原因は術後の副甲状腺機能低下症で，甲状腺摘出時や悪性腫瘍に対する頸部放射線照射後，頭部や頸部手術中の副甲状腺組織に対する不注意な血液供給の中断後などで起こりうる．またバセドウ病に対する放射性ヨード治療の合併症としてもまれに起こることがある[3)]．

鉄やアミロイド，アルミニウム，銅の副甲状腺への沈着も機能低下症を起こしうる．とくに鉄の過剰投与や多量の輸血を受けた重症（型）地中海貧血ではヘモクロマトーシスによる副甲状腺機能低下症がみられる．副甲状腺への転移性癌による副甲状腺機能低下症は，4腺すべてに転移が起こらないと出現しないため頻度としては非常にまれである．

(2) PTH分泌不全

低Mg血症ではPTHの分泌不全と標的臓器の抵抗性が認められ，慢性呼吸性アルカローシスは高P血症とイオン化Ca値の低下をまねき，腎からのCa再吸収が障害されているにもかかわらずPTHは正常範囲となる．これはPTHの分泌障害と腎でのPTH抵抗性のためである．常染色体優性低Ca血症（ADH）の原因はCa感受性受容体の点突然変異であり，低Ca血症とPTHの反応低下を引き起こす．

(3) 標的器官の抵抗性

偽性副甲状腺機能低下症（PHP）はPTHの分泌は

表1 低Ca血症の原因

1. 副甲状腺に関連した疾患	2. ビタミンDに関連した疾患	3. 他の原因
1）副甲状腺またはPTHの欠損 （1）先天的 　　DiGeorge症候群 　　伴性劣性 　　　またはは遺伝性副甲状腺機能低下症 　　多腺性自己免疫症候群1型 　　PTH遺伝子変異 （2）術後副甲状腺機能低下症 （3）浸潤性疾患 　　ヘモクロマトーシス，アミロイドーシス，アルミニウム沈着 　　Wilson病 　　転移性癌 （4）放射活性ヨードの甲状腺照射後の副甲状腺機能低下症 2）PTH分泌不全 （1）低Mg血症 （2）呼吸性アルカローシス （3）Ca感受性受容体の活性化変異 3）標的器官の抵抗性 （1）低Mg血症 （2）偽性副甲状腺機能低下症 　　I型（Ia，Ib，Ic） 　　II型	1）ビタミンD欠乏症 （1）食事中のビタミンD欠乏 （2）吸収不良 2）喪失の増加 （1）腸肝循環障害 （2）抗癲癇薬内服 3）25-水酸化酵素障害 （1）肝障害 （2）イソニアジド（抗結核剤） 4）1α-水酸化障害 　　腎不全 5）ビタミンD依存性クル病I型 6）腫瘍性骨軟化症 7）標的器官抵抗性 （1）ビタミンD依存性クル病II型 （2）フェニトイン	1）骨格への過剰な沈着 （1）骨形成性悪性疾患骨転移 （2）Hungry bone症候群 2）キレート化 （1）ホスカネット （2）リンの投与 （3）クエン酸化した血液産物の投与 （4）EDTAを含んだ試薬の投与 （5）フッ素 3）新生児低カルシウム血症 （1）未熟児 （2）仮死 （3）糖尿病母親 （4）副甲状腺機能亢進症母親 4）HIV感染症 （1）薬物治療 （2）ビタミンD欠乏症 （3）低Mg血症 （4）PTH反応性障害 5）重症疾患 （1）膵炎 （2）中毒性ショック症候群 （3）集中治療患者

保たれているが，骨・腎などの標的臓器のPTHに対する抵抗性，不応性により副甲状腺機能低下状態をきたす疾患群である．

2）ビタミンDに関連した疾患

ビタミンDは腸管からのCa吸収を促進するためビタミンD欠乏症は低Ca血症をきたす．ビタミンDは食事からと紫外線照射後の皮膚での合成により供給されることから，日光が欠乏したりビタミンDの摂取が減少したり吸収が障害されたりすると，ビタミンD欠乏が起こりうる．ビタミンDは野菜や肉，乳製品，とくに穀類には豊富に含まれているが，吸収できる量と内容量とは関連しない．ビタミンDは脂溶性ビタミンであるため，その吸収は胆汁酸の乳化作用に依存している．したがって脂肪の吸収不良を起こすすべての原因や短腸症候群ではビタミンD欠乏症となる．

フェノバルビタールやフェニトイン，リファンピシンなどの抗痙攣剤や抗結核剤は肝でのビタミンDの不活性化を促進することから25(OH)Dの血中濃度が低下する．

吸収されたビタミンDは肝臓において25-水酸化を受けるため重症の肝実質障害があれば25(OH)D欠乏となる．イソニアジドはビタミンDの25-水酸化を低下させること[4]から25(OH)D欠乏となる．

・ビタミンDの1α-水酸化障害

ビタミンDの活性化における最終段階は，腎に存在する1α-水酸化酵素によって25(OH)Dが水酸化され，1,25(OH)$_2$D$_3$が産生されることである．したがって腎実質障害があればビタミンDの活性代謝物が欠乏するようになる．クレアチニンクレアランスが30〜40ml/分に低下すると腎での1α-水酸化障害によって腸管からのCa吸収が低下し低Ca血症が起こる．また腎不全に関連したP排泄の低下は血中P濃度を上昇させ，高P血症が血中のCaや1,25(OH)$_2$D$_3$値を低下させるようになる．二次性副甲状腺機能亢進症は骨からのCaやPの遊離を増加させるが，腎機能不全があるとPTHはP利尿効果をもたないため，血清Pはさらに上昇するようになる．

非常にまれな遺伝的ビタミンD活性化障害としてビタミンD依存性クル病I型（VDDR I）がある．これは腎ミトコンドリアにおける1α-水酸化酵素の欠如ないしは活性低下が原因で，1,25(OH)$_2$D$_3$が低下しているのに，ビタミンDや25(OH)Dが正常かやや上昇しており，低Ca血症と二次性副甲状腺機能亢進症を呈しているのが特徴である．この疾患は常染色体劣性型式

で遺伝し，罹患患児はクル病や骨軟化症，癲癇発作の症状を呈する．ビタミンDの1α-水酸化代謝物を投与することで臨床的寛解を得ることができる[5]．

1,25(OH)₂D₃の生物学的活性に対する抵抗性を特徴とする遺伝的疾患としてビタミンD依存性クル病II型（VDDR II）がある．この疾患は常染色体劣性型式で遺伝し，ビタミンD受容体遺伝子（VDR）の突然変異により標的臓器の反応性低下が起こっているのが特徴である．そのため低Ca血症と低P血症，それに二次性副甲状腺機能亢進症を認めるが，1,25(OH)₂D₃値は上昇している．VDDR IIの臨床的特長は多様で，多くの患者は小児期にクル病や低P血症，癲癇発作を示すが，青年期後半になると完全脱毛となる家系が報告されている．VDRの突然変異をもったマウスで脱毛がみられるため，脱毛とビタミンD受容体遺伝子の分裂との間に何らかの関連があると考えられている．

抗痙攣剤のフェニトインはビタミンD代謝物の肝代謝を促進することによって1,25(OH)₂D₃の生物学的効果に対する標的臓器の抵抗性を引き起こすことが知られている．

3）その他の原因疾患

悪性腫瘍骨転移や軟骨肉腫，Hungry bone症候群において骨格へのCaの過度の沈着が認められ，遷延する低Ca血症や低Ca尿症，低P血症を特徴とする．hungry bone症候群は過度の骨吸収を伴う他の疾患の治療後にも認められ，バセドウ病に対する放射活性ヨード治療後に認められたとの報告がある[6]．

クエン酸は血漿中でCaと複合物を形成するためクエン酸加血液製剤を大量に輸血すると低Ca血症が起こる．また高容量のEDTAを含んだX線撮影造影剤やフッ化水素酸もCaと複合物を形成し低Ca血症を起こすことが報告されている[7]．

未熟児乳児と糖尿病母親の乳児では機能的に副甲状腺機能低下状態となっており，外因性PTHに対して反応性が低下しているため低Ca血症をきたしている．副甲状腺機能亢進症の母親の乳児では，母親の高Ca血症のために二次的に副甲状腺機能が抑制されているために低Ca血症がみられる．

HIV（ヒト免疫不全ウイルス）感染患者では健常人に比べて低Ca血症の頻度が6倍以上となっている[8]．この低Ca血症は抗レトロウイルス剤や抗生物質，抗真菌剤による治療の結果としても起こるが，ビタミンD欠乏症や低Mg血症はHIV患者で頻度が高く，また低Ca血症に対する副甲状腺の反応性障害も報告されている．

重症疾患患者ではしばしば低Ca血症が認められる．これは副甲状腺機能が抑制され活性化ビタミンDが欠乏し，低Mg血症状態になっているためと考えられているが，炎症性の因子がCaの細胞内やその他のプールへの再分布にとって重要な役割を果たしているとの考えもある．

急性重症膵炎では高頻度に低Ca血症を伴っている．低Ca血症は膵炎発症後すぐに認められ，PTH値の上昇と相関する．この低Ca血症はCaと遊離脂肪酸からなるCa"石鹸"が沈着することにより二次的に起こるとこれまで考えられてきたが，詳細なメカニズムははっきりとは分かっていない．

低Ca血症の鑑別法（図1）およひ検査法

低Ca血症の鑑別のための検査として，補正した血清Ca濃度が8.5mg/dl以下となる場合は，同時に測定した血清P濃度の高低によって鑑別診断を進めていく．

1．低Ca血症，高P血症の場合

1）慢性腎不全

血清クレアチニンや尿素窒素の上昇，あるいは尿蛋白，代謝性アシドーシスの有無やクレアチニンクレアランスの低下といった腎機能を評価する．慢性腎不全であれば活性型ビタミンD₃の合成障害から腸管のCa吸収障害，尿中P排泄の低下から低Ca血症，高P血症をきたす．この場合二次性副甲状腺機能亢進症により骨吸収と骨形成の亢進から繊維性骨炎などの腎性骨異栄養症を合併することが多くなる．

2）副甲状腺機能低下症

腎機能が正常である場合は副甲状腺機能の障害が考えられる．PTHの分泌障害か作用障害かに分けられるが，IRMA（immunoradiometric assay）による高感度な測定法により血中intact PTHを測定し，測定値が10pg/ml以下であれば分泌障害が考えられる．

（1）PTH分泌不全

i) 低Mg血症：長期にわたり低Mg血症が持続するとPTHの分泌が障害されるため，血中Mg値を測定することは重要である．この場合Mgを補給すると回復するため診断は容易となる．

ii) 特発性副甲状腺機能低下症（IHP）：血清Mg濃度が正常であれば特発性副甲状腺機能低下症が考えられる．これは先天的な疾患や術後性の機能低下，浸潤性疾患以外の原因不明でPTH分泌低下や欠如した疾患を指す．自己免疫的機序が想定されており，多腺性自己免疫症候群I型が含まれる．まれにIHPとアジソン病，皮膚粘膜カンジダ症候群を合併したHAM

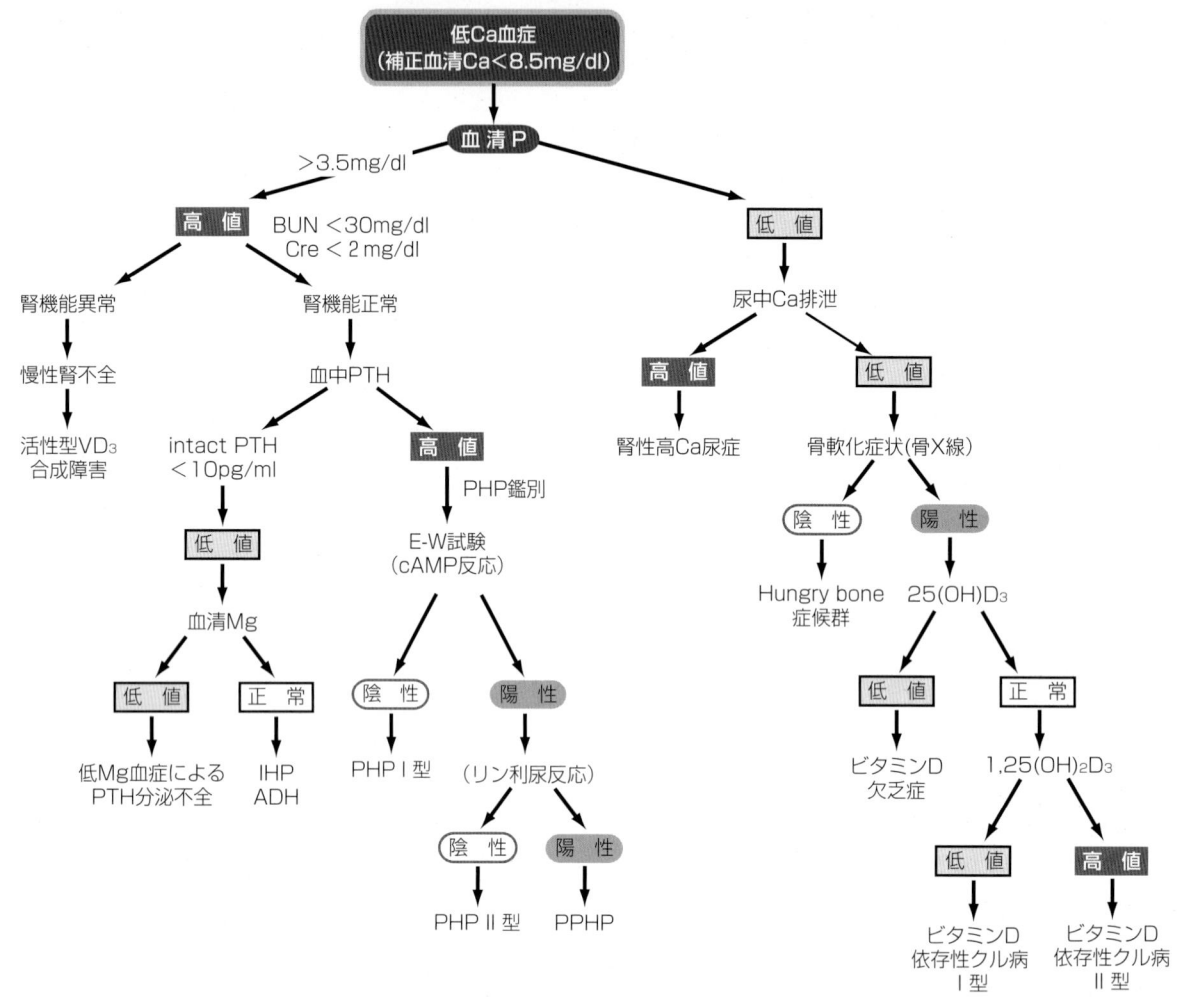

図1 低Ca血症の鑑別

IHP：特発性副甲状腺機能低下症，PPHP：偽性偽性副甲状腺機能低下症，ADH：常染色体優性低Ca血症，
PHP：偽性副甲状腺機能低下症，E-W試験：Ellsworth-Howard試験

表2 偽性副甲状腺機能低下症の型

疾患	Ellsworth-Howard試験 尿中cAMP反応性	尿中PO4反応性	血清Ca	血清P	血清iPTH	他のホルモン抵抗性	AHO	病態生理
PHP Ia	減少	減少	減少	増加	増加	あり	あり	Gsα突然変異
PHP Ib	減少	減少	減少	増加	増加	なし	なし	20q13.3欠失（GNAS1座）
PHP Ic	減少	減少	減少	増加	増加	あり	あり	Gsα機能的に正常
PHP II	正常	減少	減少	増加	増加	なし	なし	ビタミンD欠乏または筋緊張性ジストロフィー
PPHP	正常	正常	正常	正常	正常	なし	あり	Gsα突然変異

PHP：Pseudohypoparatyhroidism（偽性副甲状腺機能低下症）
PPHP：Pseudopseudohypoparatyhroidism（偽性偽性副甲状腺機能低下症）
AHO：Albright's hereditary osteodystrophy（Albright遺伝性骨異栄養症）
cAMP：cyclic adenosine monophosphate

（Hypoparathyroidism＋Addison病＋moniliasis）症候群がみられる

（2）PTH分泌亢進

偽性副甲状腺機能低下症（PHP）と偽性偽性副甲状腺機能低下症（PPHP）（表2）

PHPの鑑別は外因性のPTHに対する尿中のcAMPとPの排泄反応で判断する．これはEllsworth-Howard試験（E-W試験）といわれ，合成ヒトPTH（1-34）100単位を静注し，投与前後の尿中cAMPとPを測定する（図2，表3，4）．cAMP排泄が前値の10倍以

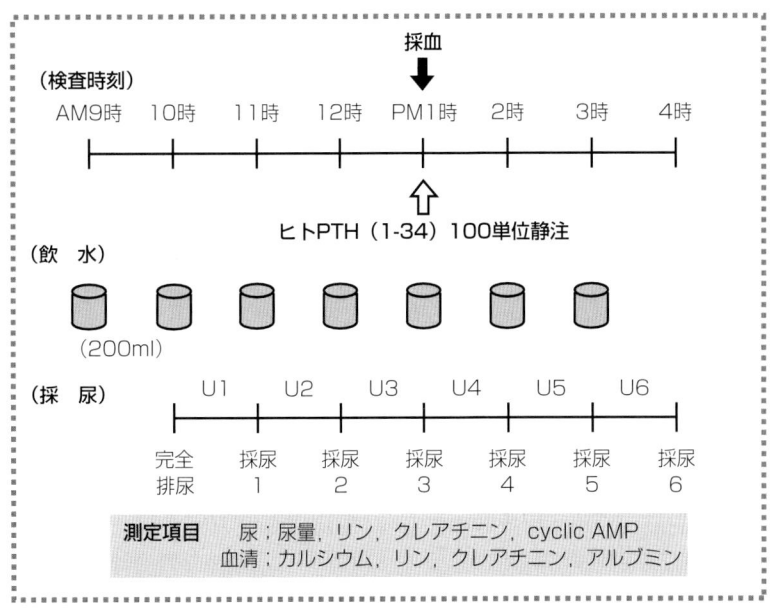

図2 Ellsworth-Howard試験（E-W試験）の実施法

表3　Ellsworth-Howard試験（E-W試験）の判定基準

1. リン酸反応
   前後2時間の差：(U4+U5)−(U2+U3)
   　　　　　　　＝35mg/2時間以上
2. Cyclic AMP反応
   前後1時間の差：U4−U3＝1mmol/時間以上，および
   前後1時間の比：U4/U3＝10倍以上

表4　判定基準（リン酸反応）の適用条件

1. 検査時低カルシウム・高リン血症の状態にある．
2. リン酸欠乏状態にない．PTH投与前の尿中リン酸排泄量が10mg/2時間以上ある．
3. 採尿が正確に行われている．PTH投与前2時間とPTH投与後2時間の尿中クレアチニン排泄の比が0.8〜1.2の間にある．
4. リン酸排泄の日内変動が大きくない．PTH投与前2回の尿中リン酸排泄の差が17.5mg/時間未満である．

上で1μmol/時以上，またはP排泄が35mg/2時間以上増加すればE-W試験陽性と判断する．cAMP反応とPの利尿反応がともに陰性であればPHP I型，cAMP反応が陽性でPの利尿反応が陰性であればPHP II型と判断される．これに対してcAMP反応とPの利尿反応がともに陽性であればPPHPとなる．

2．低Ca血症，低P血症の場合
1）腎性高Ca尿症
血清Pが低値で尿中Ca排泄が亢進している場合，ビタミンD作用障害からの尿中Ca排泄亢進状態となっていることが考えられる．

2）Hungry bone症候群
尿中Ca排泄が亢進していない場合，Caの骨格への移行が亢進していることが考えられる．原発性副甲状腺機能亢進症やバセドウ病といった過度の骨吸収を伴う疾患の治療後に認められ，X線上骨軟化症状は伴わない．

3）ビタミンD欠乏症
骨軟化症状があり，25(OH)D₃が低値であればビタミンD欠乏症と判断される．

4）ビタミンD依存性クル病
血中の25(OH)D₃が正常でも，1,25(OH)₂D₃が低下している場合，腎での1α水酸化酵素欠損症が考えられる．これはVDDR Iといわれるものであるが，逆に1,25(OH)₂D₃が増加していれば，1,25(OH)₂D₃受容体異常症，すなわちVDDR IIと判断される．

以上，低Ca血症の鑑別法について紹介してきたが，PTHの腎での生物活性を評価する方法としてP再吸収率試験（tubular reabsorption of phosphate, %TRP）と腎原性cAMP（NcAMP）の測定がある．Pの尿中排泄は主にPTHにより調節されているため，血清Pの異常がみられたときは%TRPにより尿細管の再吸収能を測定する．副甲状腺機能低下症の場合は%TRPが増加するため高P血症がみられる．逆に副甲状腺機能亢進症の場合は%TRPが減少し低P血症を起こ

す．%TRPは以下の式により算出される．

%TRP＝{1－（尿中P×血清クレアチニン）/（血清P×尿中クレアチニン）}×100
（基準範囲は81〜90％）

%TRPが高値を示す病態として原発性副甲状腺機能低下症，甲状腺機能亢進症，腎不全，重症溶血，糖尿病性アシドーシスなどがあり，反対に低値を示す病態として副甲状腺機能亢進症，尿細管アシドーシスがある．

またPTHは腎尿細管に作用してcAMP産生を高め，cAMPの多くは尿中に排泄されることが知られているが，この腎尿細管由来の尿中cAMP増加反応（NcAMP）はPTH作用に特異的であることから，これを定量化することにより腎でのPTH作用を評価することができる．具体的には，ある時点で尿中に排泄された総cAMP量から血漿中cAMPが腎で濾過され，排泄された量を差し引くことにより求められる．

NcAMP（nmol/dlGF）
　＝尿中cAMP排泄（nmol/dlGF）－血漿cAMP（nmol/dl）

NcAMPの正常範囲は0.8〜2.8nmol/dlGFである．

近年では血中intact PTHや活性型ビタミンDが容易に測定できるようになったため，いずれも以前ほど汎用されなくなった検査法である．

問題の解説および解答

問題 1

本症例は血液検査から腎機能は正常であるが著明な低Ca血症と高P血症を認めていることがわかる．テタニー症状は低Ca血症の代表的な症状であるが，四肢のしびれ感や筋肉の強張り感しか示さず典型的に認めないことも多いため，誘発試験は積極的に行う必要がある．Chvostek徴候とは頬骨下にある耳下腺前部の顔面神経をハンマーや第3指などで叩打することによって，口角周囲から鼻翼，外眼角，さらには同側の顔面筋全体にかけての筋肉の攣縮を誘発する試験である．またTrousseau徴候は血圧計のマンシェットで上腕を最高血圧の20mmHgで3分間圧迫をすると，3分以内に手根部の痙攣を起こし，母指の回内，指骨間関節の伸展，中手指節関節の軽度屈曲（助産婦手位）を誘発することができ，ときに非常な痛みを誘発する試験である．血清Ca濃度が7.0mg/dl以下で出現頻度が高くなるが，低Ca血症以外の代謝性あるいは呼吸性アルカローシス状態でも遊離Caが低下するためにテタニー症状があらわれやすくなり，そのためこれらの徴候は低Ca血症にとってそれほど特異性はない．

問題 2

血清Ca濃度の低下が強くなるか，あるいは急性の低Ca血症では全汎癲癇発作や喉頭痙攣が起こり，不安や抑うつ症状，付随運動といった精神神経症状の出現をみることがある．本症例は41歳と全身状態がいい成人であり，既往歴もないことから外傷後あるいは後天性癲癇は考えにくい．低Ca血症では頭部CT上器質的異常を認めないことが多いが，高P血症に関連した長期間の低Ca血症では，基底核の石灰化や錐体外路障害さらには白内障を引き起こすことがある．

低Ca血症による心電図異常としてはQT間隔の延長やQRS波の増強，ST波の変化がみられ，心電図が急性心筋梗塞や伝導障害時と類似するようになる．本症例でもLDHとCPKの上昇が認められているが，そのほかに心筋梗塞を疑う所見が認められないことから否定してよい．心室性不整脈は低Ca血症の合併症としては非常にまれであるが，うっ血性心不全が血清Caを正常化することによって軽快したとの報告がある[9]．しかし重症の症状を伴う低Ca血症では，痙攣発作と喉頭痙攣や心臓発作による死亡を防ぐための緊急の対応が必要となる．

そのほかの症状としては歯牙形成異常，皮膚の落屑，爪の萎縮，体毛の菲薄化などを伴うことが多い．

問題 3

PTHは腎の近位尿細管におけるビタミンDの活性化（1α水酸化酵素活性化）を促進させることにより1,25(OH)$_2$Dの産生を増加させ，遠位尿細管におけるCaの再吸収と骨吸収により血中Ca濃度が維持されている．またPTHは近位尿細管におけるPの再吸収閾値（Tmp/GFR）を低下させることで尿中P排泄を促し，血清Pの上昇を抑えている．低Ca血症の原因は多岐にわたっている（表1）が，本症例では低Ca，高P血症，腎機能正常であり，とくに既往歴や薬剤の服用歴のなく全身状態が良いことから副甲状腺機能低下症とビタミンD作用障害のほかは考えにくい（図1）．次に副甲状腺機能低下症がPTHの作用不全か分泌不全かを判断するためにはPTH（intact PTH）を測定することが必要となる．また低Mg血症ではPTHの分泌不全と標的臓器のPTHに対する抵抗性が認められるために除外すべき疾患である．血清Mgが正常で頸部手術や放射線照射などの既往がないにもかかわらずPTH値が低値を示せば，Ca感受性受容体の点突然変異によりおこる常染色体優性低Ca血症（ADH）や，胎生期における第3，4，5鰓弓（branchial pouch）の形成不全により胸腺と副甲状腺が欠損したDiGeorge症候群といった先天的な疾患，もしくは原因が不明の特

発性副甲状腺機能低下症が考えられる．本症例ではintact PTHが検出感度以下であり，血清Mgは正常範囲（Mg 2.1mg/dl（1.5〜2.5））であり，これまで先天的疾患を認められてなかったことから特発性副甲状腺機能低下症と診断された．

PTH分泌が保たれていれば（Intact PTH＞30pg/ml）PTH抵抗性と判断される．特発性と遺伝性のPTH抵抗性はPHPといわれ，1942年にAlbrightによって最初の症例が報告された[6]．低Ca血症と高P血症のほかに低身長や円形顔貌，とくに第3中手骨および第4中手骨の短縮によるknuckle-knuckle dimple-dimple徴候，肥満，それに異所性皮下骨化などの臨床的特徴を有していて，Albright遺伝性骨異栄養症（AHO）とよばれている．この患者にPTHを投与しても腎でのcAMP産生が刺激されず，P利尿や血清Caの上昇は起こらない．そのためAHOの原因としてPTH受容体の欠損か，cAMPを介したシグナル伝達系の欠損が考えられている．現在，合成PTH（1-34）の投与後の尿中cAMPの測定（Ellsworth-Howard試験）（図2）がPTH抵抗性の診断に用いられている[7]．

AHOの多様性とPHPにおけるPTHに対する腎の抵抗性からPHPは大きくI型とII型に分けられている（表2）．PTH受容体からアデニル酸シクラーゼ系までに異常があるため，腎性cAMPの排泄が低下するのがI型で，cAMP産生までは可能であるがそれ以降の過程に問題があり，Ellsworth-Howard試験にて尿中cAMPは増加するが尿中P濃度は上昇しないのがII型である．I型はさらにIa型，Ib型，Ic型の亜型に分類されている．AHOの表現型，すなわち肥満や中手骨短縮などの骨異栄養症を呈しながらもCa代謝異常を示さない例をPPHPという．PPHP患者はしばしばPHP Ia型と同じ家系で認められ，PTH抵抗性をもつ家系において認められた異常なG$_s$α遺伝子を必ず遺伝によって受け継ぐようになる．異常G$_s$α遺伝子を父から受け継ぐとPPHPを示すようになるが，母から受け継ぐとPHP Ia型を示すようになる[8][9]．

PHP II型ではadenylate cyclase以降の障害であるため，PTHに対する尿中cAMP反応は正常であるがP利尿反応はみられない[10]．PHP Ib型にみられるようなAHOの徴候やほかのホルモンに対する抵抗性，家族性も認められない．発症年齢は幼少期から老年期にかけて広がっており，この疾患が後天的な欠陥かまたは生化学的表現型が併発する異常によってあらわれたものであることが示唆されている．

問題 4

本症例のようなPTH分泌の低下が原因の低Ca血症では合成PTHの投与が有効であるが，現在は半減期の短い注射薬しか製剤化されていないことから現実的には不可能である．PTH欠乏下では尿細管におけるビタミンD活性化障害も伴うことから，通常のビタミンD製剤は無効となる．活性型ビタミンD製剤は腸管からのCa吸収を促進するため，PTH非存在下でも血清Caの維持に有効で，現在1α,25(OH)$_2$D$_3$（カルシトリオール）と肝臓で1α,25(OH)$_2$D$_3$に変換される1α,(OH)D$_3$（アルファカルシドール）がある．尿細管でのCa再吸収が低下しているため血清Caの正常化に伴い尿中Ca排泄が亢進し，高Ca尿症から尿路結石をきたしやすくなる．そのために早朝空腹時の血清Caは正常低値（8.5〜9.0mg/dl）に維持することを目標とし，尿中Ca排泄量が300mg/g creatinin（尿中Ca/Cre＜0.3）を超えないように注意が必要である．厚生省ホルモン受容機構異常調査研究班による活性型ビタミンD製剤の副甲状腺機能低下症治療指針によると，アルファカルシドールとカルシトリオールの初期投与量は，特発性および術後性の副甲状腺機能低下症ではそれぞれ2μg/日と1μg/日であり，PHPではそれぞれ1μg/日と0.5μg/日である．また維持量については特発性および術後性の副甲状腺機能低下症ではそれぞれ平均3.5μg/日と2μg/日であり，PHPではそれぞれ平均2μg/日と1μg/日である．このようにPHPで投与量が少なくなっているのは，PHPでは血中PTH濃度が上昇しているために，遠位尿細管でのCa再吸収促進作用が回復しやすく，低Ca血症が改善しやすいためである．

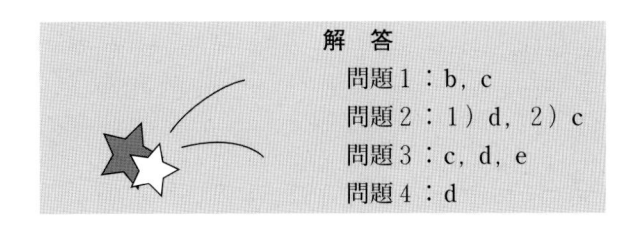

解 答

問題1：b, c
問題2：1）d, 2）c
問題3：c, d, e
問題4：d

● 文 献 ●

1）Burch WM, Posillico JT：Hypoparathyroidism after I-131 therapy with subsequent return of parathyroid function. J Clin Endocrinol Metab 57：398-401, 1983.

2）Albright F, Burnett CH, Smith PH, et al：Pseudo-hypoparathyroidism-an example of 〆Seabright-Bantam syndromeも. Endocrinology 30：922-932, 1942.

3) Mallette LE, Kirkland JL, Gagel RF, et al：Synthetic human parathyroid hormone- (1-34) for the study of pseudo-hypoparathyroidism. J Clin Endocrinol Metab 67：964-972, 1988.
4) Mazzaferro S, Pasquali M, Ballanti P, et al：Intravenous versus oral calcitriol therapy in renal osteodystrophy：results of a prospective, pulsed and dose-comparable study. Miner Electrolyte Metab 20：122-129, 1994.
5) Dembinski TC, Yatscoff RW, Blandford DE：Thyrotoxicosis and hungry bone syndrome－a cause of posttreatment hypocalcemia. Clin Biochem 27：69-74, 1994.
6) Kao WF, Dart RC, Kuffner E, et al：Ingestion of low-concentration hydrofluoric acid：an insidious and potentially fatal poisoning. Ann Emerg Med 34：35-41, 1999.
7) Lind L, Carlstedt F, Rastad J, et al：Hypocalcemia and parathyroid hormone secretion in critically ill patients. Crit Care Med 28：93-99, 2000.
8) Kuehn EW, Anders HJ, Bogner JR, et al：Hypocalcaemia in HIV infection and AIDS. J Intern Med 245：69-73, 1999.
9) Altunbas H, Balci MK, Yazicioglu G, et al：Hypocalcemic cardiomyopathy due to untreated hypoparathyroidism. Horm Res 59：201-204, 2003.
10) Altunbas H, Balci MK, Yazicioglu G, et al：Hypocalcemic cardiomyopathy due to untreated hypoparathyroidism. Horm Res 59：201-204, 2003.

［久米田　靖郎／西沢　良紀］

疾患 9 コントロール不良の糖尿病で紹介されてきたが 顔貌をみると…!?

問題編

症例と設問

症　例：52歳，男性
主　訴：糖尿病のコントロール困難
家族歴：母が脳出血，父が脳梗塞
既往歴：特記すべきことなし
現病歴：7年前，会社の健康診断で初めて尿糖を指摘され，精査の結果糖尿病と診断された．以後A医院で内服加療を受けていたがコントロールは不良であった．インスリンによる加療が必要と判断され，インスリン導入目的でB病院に紹介受診となった．B病院初診時に特徴的顔貌および身体所見から内分泌疾患による二次性糖尿病を疑われ，精査目的で当科外来紹介となった．10年前の靴のサイズが合わなくなっていることが判明した．
初診時現症：身長167.7cm，体重70.4kg，意識清明，血圧160/92mmHg，脈拍72bpm，体温36.4℃，鼻翼，口唇，舌および手指の肥大を認める．甲状腺は弾性硬で，びまん性の甲状腺腫大を認める．皮膚は湿潤．心肺腹部に異常所見なし．神経学的に異常所見なし．
尿所見：蛋白（－），糖（2＋），潜血（－），ケトン（－），沈渣異常なし．
一般血液生化学所見：白血球 6,000/mm³（4,000～8,500）（分画異常なし），赤血球 492万/mm³（410～530），Hb 15.0g/dl（13.6～17.0），Hct 41.9％（39.0～52.0），血小板 27.1万/mm³（13.0～30.0），総蛋白 7.8g/dl（6.5～7.8），Alb 4.4g/dl（4.1～5.0），GOT 13 IU/l（9～36），GPT 20 IU/l（7～34），LDH 176 IU/l（117～205），ALP 224 IU/l（100～303），CK（クレアチンキナーゼ）92 IU/l（35～169），BUN 16mg/dl（9～22），クレアチニン 0.42mg/dl（0.5～1.3），尿酸 4.4mg/dl（3.6～7.6），総コレステロール 263mg/dl（146～219），中性脂肪 216mg/dl（28～149），空腹時血糖 152mg/dl（66～87），HbA1c 9.1％（4.3～5.8），Na 138mEq/l（137～146），K 4.6mEq/l（3.5～4.7），Cl 101mEq/l（99～109），Ca 9.3mg/dl（8.4～9.9），IP 4.5mg/dl（2.4～4.5），CRP＜0.1mg/dl（＜0.3）
心電図：異常なし
胸部単純レントゲン写真：異常なし
頭部単純レントゲン写真：図1
頭部（下垂体）MRI：図2
内分泌学的検査：GH（成長ホルモン）84.1ng/ml（＜4），プロラクチン 11.2ng/ml（3.4～16.2），TSH（甲状腺刺激ホルモン）0.431ng/ml（0.362～4.044），ACTH（副腎皮質刺激ホルモン）21.8pg/ml（4.4～48.0），FSH（卵胞刺激ホルモン）8.3mIU/ml（1.6～9.2），LH（黄体ホルモン）7.4mIU/ml（1.8～8.4），IGF-I（イン

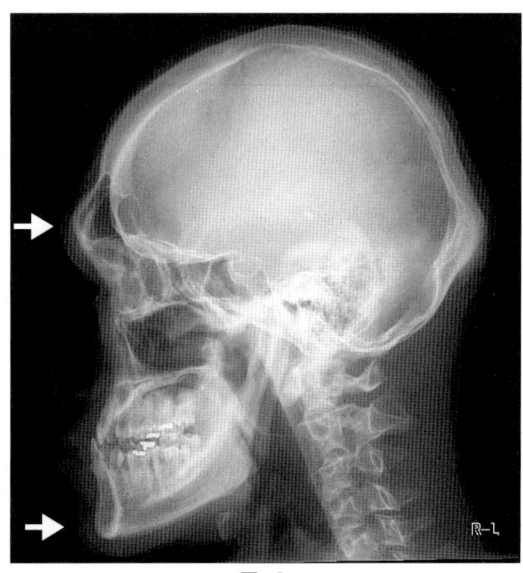

図 1

104　II. 疾患編

海面静脈洞
視神経

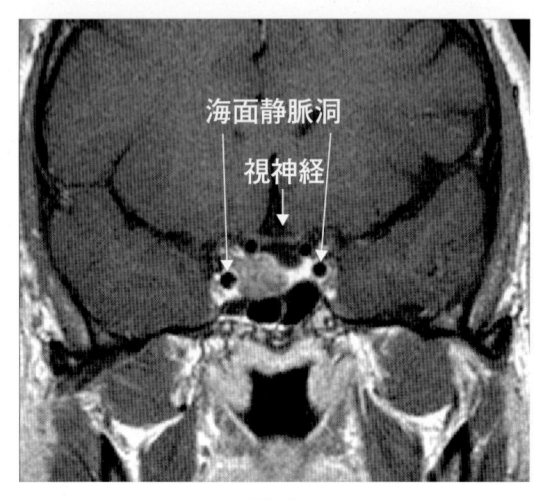

図 2

表1　75g経口ブドウ糖負荷試験

min	0	30	60	90	120
GH (ng/ml)	78	82	54	72	87
血糖 (mg/dl)	135	189	244	263	231
IRI (μU/ml)	21	34	68	114	127

表2　TRH負荷試験

min	0	30	60	90	120
GH (ng/ml)	78	352	181	97	83
PRL (ng/ml)	13	36	25	17	10
TSH (μU/ml)	0.52	2.51	1.86	0.96	0.61

スリン様成長因子－I，ソマトメジンC) 780ng/ml (59～215)，遊離T_4 1.06ng/dl (0.98～1.71)，コルチゾール 16.2μg/dl (5.9～17.0)，テストステロン 5.3ng/ml (2.4～10.4)

75g経口ブドウ糖負荷試験：表1
TRH負荷試験：表2

問題1　下垂体MRIの所見で正しいのはどれか．すべて選べ．
a．腫瘍が視神経を圧迫している
b．画像上，下垂体は正常である
c．Gdで造影効果の強い部分が腫瘍である
d．腫瘍が海面静脈洞に浸潤している可能性がある

問題2　本症の診断は何か．
a．バセドウ病
b．先端巨大症
c．クッシング症候群
d．プロラクチノーマ
e．汎下垂体機能低下症

問題3　糖尿病，高血圧以外に本疾患に合併しやすいものは何か．すべて選べ．
a．腺腫様甲状腺腫
b．変形性関節症
c．大腸ポリープ，大腸癌
d．手根管症候群

解　説　編

● 先端巨大症について

1．疾患概念

成長ホルモンの分泌が過剰なために，骨，軟部組織，諸臓器の異常な発育と代謝異常をもたらす疾患である．成長ホルモンの過剰分泌が骨端線閉鎖以後に起こった場合，四肢，末端部が肥大する（先端巨大症）のに対し，過剰分泌が骨端線閉鎖以前に起こった場合，長管骨の成長が促進されて高身長となる（下垂体性巨人症）．

2．疫　学

好発年齢は25歳から60歳に多く，性差は目立たない．

3．臨床症状

1）成長ホルモン過剰による症状

先端巨大症の患者には特有な身体所見が認められる．まず顔貌の特徴としては，眉弓部の膨隆，鼻，口唇，舌の肥大，頬骨の発達，下顎前突などが認められる．本症例でも図1に矢印で示すように眉弓部の膨隆，下顎突出が認められる．咽頭喉頭筋の肥大により，いびきや睡眠時無呼吸症候群を生じることもある．四肢末端も肥大するが，この変化は骨，軟骨の肥大に加えて結合組織の過形成と間質の浮腫が原因であると考えられている．

骨，関節系の変化としては，手根管腔が狭くなって正中神経を圧迫し，手根管症候群を呈することがある．変形性関節症の合併率も高い．

内臓臓器も腫大し，心肥大を認める場合が多い．甲

状腺のびまん性腫大を認めることがあるが，一般的に甲状腺機能は正常である．腎糸球体も腫大し，糸球体濾過率は上昇する．

代謝面においては耐糖能の低下を認めることがある．本症例のように，先端巨大症と診断されずに2型糖尿病として加療されていることもあるので注意が必要である．インスリン抵抗性が本疾患の特徴であり，初期にはインスリン分泌は亢進しているが，経過とともにインスリンの分泌は低下する．

2）下垂体腫瘍による局所症状

下垂体腺腫が鞍上部に進展すると視交叉を圧迫する．圧迫の程度により，耳側上方四分盲から両側耳側半盲となる．さらに圧迫が長期間続いた場合は視神経萎縮に陥る．

頭痛を伴う例もあり，ときに悪心や嘔吐を伴う．

下垂体腺腫が側方に進展すると海面静脈洞に浸潤する．浸潤が著しい場合は第3，4，6脳神経障害を起こすことがある．

また腺腫が正常下垂体を圧迫し，下垂体機能低下を生じる場合がある．臨床的には性腺機能低下や甲状腺機能低下，副腎機能低下を生じる場合がある．

4．診　断

検査所見としては，血中尿中GH高値，IGF-I高値で，75g経口ブドウ糖負荷で血中GH値が正常域にまで抑制されないことを証明する必要がある．2003年にわが国で作成された診断の手引きを表3（次頁）に示す．

5．治　療

第一選択は手術療法（経蝶型骨洞的下垂体腫瘍摘出術）である．合併症などで手術の危険が高い場合は，薬物療法，放射線療法を行う．

薬物療法に関しては，手術後コントロール不良例や手術により十分な腫瘍摘出ができなかった場合に考慮する．製剤としてはオクトレオチド（ソマトスタチン誘導体）が有効である．プロラクチン産生を同時に伴う場合にはドパミン作動薬のカベルゴリンやブロモクリプチンを併用する．

放射線療法に関しては，手術ができない場合や手術後コントロール不良で薬物療法により効果がない場合，再発の場合に行う．

● 問題の解説および解答

問題 1

視交叉はトルコ鞍の上部に位置するため，腫瘍が鞍上に進展した場合に圧迫により視野障害を呈する可能性がある．また，下垂体腫瘍はGd造影では，正常下垂体に比べて造影効果が乏しいのが特徴である．本例のMRIでは腫瘍は側方に進展しており，視交叉の圧迫はみられないが，海面静脈洞にまで進展している．したがって，選択肢で正しいのはdのみとなる．

問題 2

本症例は，手足の容積の増大，鼻・口唇の肥大といった症候がみられること，血中GH値が高値でかつ経口75gブドウ糖負荷試験で抑制されないこと，血中IGF-I値が高値であること，下垂体MRI上下垂体腺腫の所見を認めることから，診断は先端巨大症である．びまん性甲状腺腫大は認めるものの，甲状腺ホルモンは正常であることからバセドウ病の診断には至らない．血中ACTH，コルチゾール値が正常であることからクッシング症候群とは診断できない．下垂体腺腫がGHとプロラクチンを同時に産生する腫瘍も報告されているが，本症では血中プロラクチン値が正常であることからプロラクチノーマは否定される．下垂体前葉ホルモンはいずれも低値は示していないことから汎下垂体機能低下症も可能性は低い．

問題 3

本例のように，先端巨大症は糖尿病，高血圧をしばしば合併する．GH過剰がインスリン抵抗性をきたすためと考えられているが，経過の長い症例ではインスリン分泌も低下する．高血圧に関しては，GH過剰によるNa貯留が原因のひとつと考えられている．

本症では内臓肥大が認められ，甲状腺腫も高頻度で認められる．甲状腺腫のなかでも高頻度にみられるのが腺腫様甲状腺腫である．また，関節部の骨および軟骨の過形成のため早期の変形性関節症がしばしば認められる．骨や軟部組織の増生が末梢神経を圧迫することもあり，正中神経の障害から手根管症候群（carpal tunnel syndrome）を発症することもある．さらに消化管においては，大腸ポリープや大腸癌の合併が多いことが知られているため，先端巨大症の症例では下部消化管の検査が望まれる．

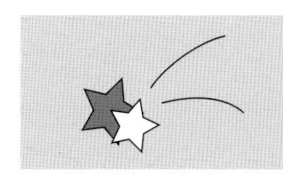

解　答
問題1：d
問題2：b
問題3：a，b，c，d

表3 先端巨大症および下垂体性巨人症の診断と治療の手引き（2003年）

先端巨大症の診断の手引き

I. 主症候（注1）
　1）手足の容積の増大
　2）先端巨大症様顔貌（眉弓部の膨隆，鼻・口唇の肥大，下顎の突出など）
　3）巨大舌

II. 検査所見
　1）成長ホルモン（GH）分泌の過剰
　　（1）血中GH値がブドウ糖75g経口投与で正常域まで抑制されない（注2）
　　（2）尿中GHの高値（ただし腎障害のない場合）
　2）血中IGF-I（ソマトメジンC）の高値（注3）
　3）CTまたはMRIで下垂体腺腫の所見を認める（注4）
　4）（参考）頭蓋骨および手足の単純X線の異常（注5）

III. 副症候
　1）発汗過多　　　　　　　5）睡眠時無呼吸症候群
　2）頭痛　　　　　　　　　6）耐糖能異常
　3）視野障害　　　　　　　7）高血圧
　4）女性における月経異常　8）咬合不全

（注1）発病初期例や非典型例では症候が顕著でない場合がある．
（注2）正常域とは，血中GH底値1μg/l（イムノメトリックアッセイによる）未満である．糖尿病，肝疾患，腎疾患，青年では偽陰性を示すことがある．また，本症では血中GH値がTRHやLHRH刺激で増加（奇異性上昇）することや，ブロモクリプチンなどのドパミン作動薬投与で血中GH値が増加せず，変化しなかったり，逆に減少（奇異性低下）することがある．
（注3）健常者の年齢・性別基準値を参照する．栄養障害，肝疾患，腎疾患，甲状腺機能低下症，コントロール不良の糖尿病などが合併すると偽陰性の場合がある．
（注4）明らかな下垂体腺腫所見を認めないときや，ごくまれにGHRH産生腫瘍の場合がある．
（注5）頭蓋骨単純X線でトルコ鞍の拡大および破壊，副鼻腔の拡大と突出，外後頭隆起の突出，下顎角の開大と下顎の突出など，手X線で手指末節骨の花キャベツ様肥大変形，足X線で足底部軟組織厚heelpadの増大＝22mm以上（ただしこれは欧米人で得られた基準値である）を認める．

［診断の基準］
　確実例：Iのいずれか，およびIIを満たすもの
　疑い例：Iのいずれかを満たし，かつIIIのうち2項目以上を満たすもの

下垂体性巨人症の診断の手引き

I. 主症候
　1）著明な身長の増加
　　発育期にあっては身長の増加が著明で，最終身長は男子185cm以上，女子175cm以上であるか，そうなると予測されるもの（注）
　2）先端肥大
　　発育期には必ずしも顕著ではない
II. 検査所見　先端巨大症に同じ
III. 副症候　先端巨大症に同じ
IV. 除外規定
　脳性巨人症ほか他の原因による高身長例を除く
（注）2年以上にわたって年間成長速度が標準値の2.0SD以上．なお両親の身長，時代による平均値も参考とする．

［診断の基準］
　確実例：IおよびIIを満たすもの
　疑い例：Iを満たし，かつIIIのうち2項目以上を満たすもの
　　ただし，いずれの場合もIV（除外規定）を満たす必要がある

レベルアップをめざす方へ

先端巨大症の新しい薬物療法

　外科的治療は，現時点では先端巨大症の第一選択の治療と考えられているが，手術された患者のうちわずか60％，しかも巨大腺腫の場合には半分以下の患者しか完治していないのが現状である[1]．薬物療法で代表的なものは，ソマトスタチン誘導体のオクトレオチドである．ブロモクリプチンやカベルゴリンのようなドパミン作動薬は内服薬であるため使用しやすいが，有効性に乏しいので薬物療法の第一選択としては好ましくない．しかし，プロラクチン産生を同時に伴っているGH産生腫瘍の場合は，オクトレオチドとの併用が推奨される．オクトレオチドは，ドパミン作動薬よりは有効例が多いものの，GHやIGF-Iが正常化する例は約50％にとどまる．しかも注射薬で作用時間が短いため，1日2〜3回の皮下注射もしくは持続皮下注射をしなければならない点，胆石や胆嚢炎を発症しやすいという欠点がある．最近，長時間作用型のオクトレオチドがわが国でも承認され，月1回の筋肉注射で効果が期待できることから，従来の持続皮下注射に取ってかわられつつある．

　さらには，GH分子の数個のアミノ酸を変換したGHアナログ（ペグビソマント）が開発され，臨床応用されようとしている．正常のGH分子はGH受容体に結合して，受容体の二量化を引き起こしてシグナルを伝えるのだが，ペグビソマントは，アミノ酸置換によりひとつのGH受容体とは高親和性に結合するが，二量体化を阻害する作用があるため，結果的にはGHのシグナル伝達を阻害する[2]ことで先端巨大症への臨床応用が進められている．欧米での臨床試験の結果では，血中IGF-I濃度を低下させる効果に関してはオクトレオチドを上回る効果が報告されており[3][4]，現在わが国でも臨床試験が進行中である．

●文　献●

1）Swearingen B, Barker FG 2nd, Katznelson L, et al：Long-term mortality after transsphenoidal surgery and adjunctive therapy for acromegaly. J Clin Endocrinol Metab 83：3419-3426, 1998.
2）Chen WY, Chen NY, Yun J, et al：In vitro and in vivo studies of antagonistic effects of human growth hormone analogs. J Biol Chem 269：15892-15897, 1994.
3）Trainer PJ, Drake WM, Katznelson L, et al：Treatment of acromegaly with the growth hormone-receptor antagonist pegvisomant. N Engl J Med 342：1171-1177, 2000.
4）van der Lely AJ, Hutson RK, Trainer PJ, et al：Long-term treatment of acromegaly with pegvisomant, a growth hormone receptor antagonist. Lancet 358：1754-1759, 2001.

［飯田　啓二／千原　和夫］

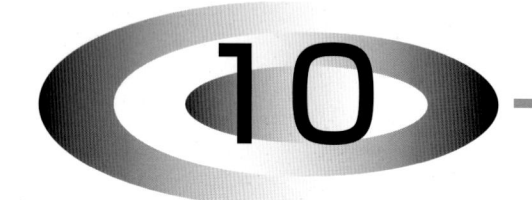

疾患 10 女性は無月経・乳汁漏出 男性は視力・視野障害にて来院!?

問題編

症例と設問

症　例：23歳，女性，未婚，会社員

病　歴：3年前から月経不順，2年前から無月経となり，1年前より新聞を読むときに左眼がぼけるようになった．近医にて高プロラクチン（PRL）血症と頭部MRI検査でトルコ鞍部の占拠性病変を指摘され，当院内分泌センター内科を紹介受診した．

ホルモン検査：

ホルモン	値	正常値
PRL	450ng/ml	15以下
LH	3.5mIU/ml	2～10
FSH	6.0mIU/ml	3～9
estradiol	<10pg/ml	15～82
TSH	3.0mU/ml	0.2～4.0
free T4	0.95ng/dl	0.94～1.71

問題1 病歴で聴取すべき項目は何か．すべて選べ．
a．乳汁分泌
b．薬物の服用
c．甲状腺疾患
d．精神疾患
e．腎疾患
f．ストレス
g．胸痛
h．朝食の摂取

問題2 この内分泌検査結果の解釈で正しいものはどれか．
a．プロラクチノーマは確実である．
b．プロラクチノーマの疑いが強い．
c．プロラクチノーマ以外の高PRL血症が疑われる．
d．LH, FSHの分泌は正常である．
e．卵巣性の性腺機能低下症がある．

問題3 この症例の治療の第1選択すべき治療はどれか．
a．内科的薬物療法（ドーパミン作動薬）
b．外科的手術療法（経蝶形骨洞的下垂体腫瘍摘出術）
c．放射線療法（γ-ナイフを含む）
d．Kaufman療法

解 説 編

● プロラクチノーマについて

1．疾患概念，疫学
プロラクチノーマ（prolactinoma）は，下垂体に発生する腺腫のうち，PRLを産生・分泌する腫瘍である．下垂体腫瘍の約30％を占め，ホルモン産生腫瘍のなかで最も多い．頻度ならびに治療の必要性から，高PRL血症の病因のなかで最も重要な疾患である．

2．発症年齢，男女比
男女比は1：3.6と女性に圧倒的多い．女性は90％が，20～30歳代の生殖年齢期に発症する．男性は20～60歳代にかけほぼ均一に発症する．

3．臨床症状
一般的には，腫瘍が小さいミクロ腺腫（直径1cm以下）の場合は高PRL血症による性腺機能低下症状があらわれ，腫瘍が発育してマクロ腺腫になると局所圧迫症状が加わる．

1）高PRL血症による性腺機能低下症状
女性：月経不順，無月経，乳汁漏出，不妊
男性：性欲低下，インポテンス，不妊，乳汁漏出，乳腺腫大（まれ）

2）腫瘍の局所圧迫症状（男女共通）
視力低下，視野狭窄，頭痛，下垂体機能低下症

4．診　　断
図1にプロラクチノーマの診断のクリニカルパスを示した．表1に示すように，高PRL血症を起こす病

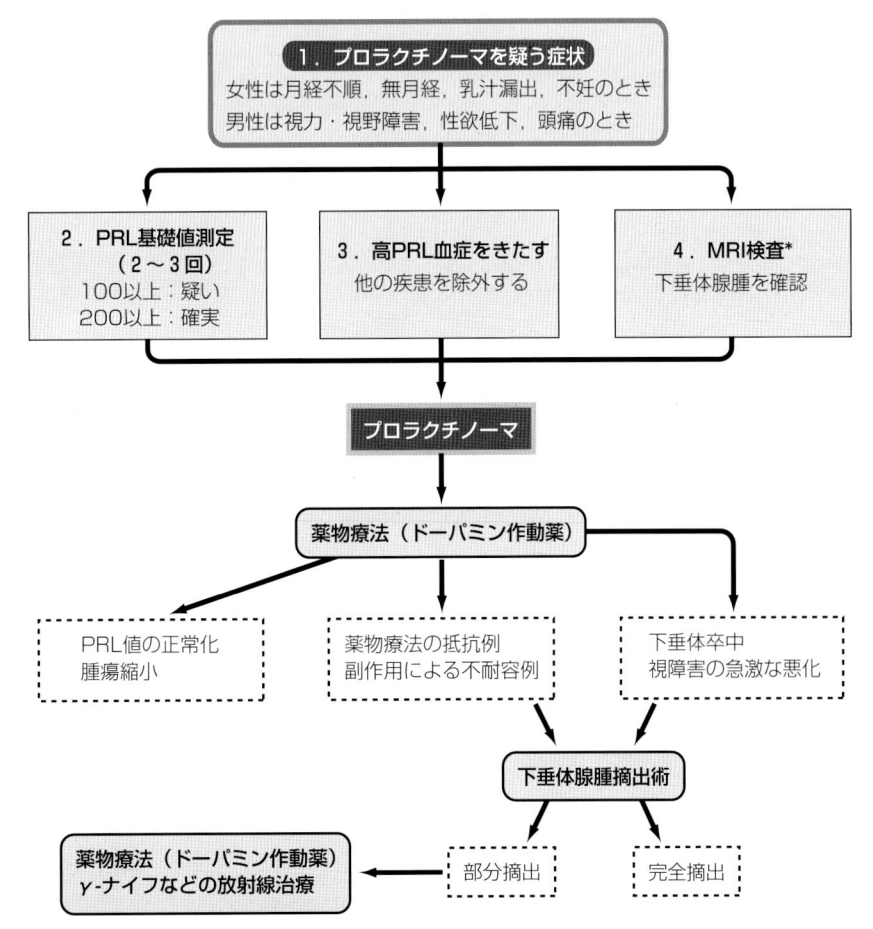

図1　プロラクチノーマの診断と治療のクリニカルパス
（東京女子医科大学，内分泌疾患総合医療センター内科）
＊プロラクチノーマが疑われるも下垂体腺腫が検出されない場合には，特発性高PRL血症としてPRL値の測定とMRI検査を定期的に行うとともに，プロラクチノーマに準じて治療する．

表1 高プロラクチン血症の病因

I. 薬　　物
　1）制吐剤・抗潰瘍剤：メトクロプラミド，ドンペリドン，スルピリド，H2-ブロッカー（シメチジン，塩酸ラニチジン）
　2）向精神薬：ハロペリドール，クロールプロマジン
　　三環系抗うつ剤：アミトリプチン，イミプラミン
　3）降圧剤・循環器薬：レセルピン，メチルドーパ，ベラパミル
　4）エストロジェン製剤（ピルなど）
II. 下垂体疾患
　1）プロラクチノーマ
　2）末端巨大症
　3）クッシング病（まれ）
　4）非機能性下垂体腫瘍の鞍上部伸展
　5）empty sella 症候群，ラトケ嚢胞，Subtype-3 adenoma
III. 視床下部・下垂体茎の病変
　1）視床下部腫瘍：頭蓋咽頭腫，胚芽腫，髄膜腫，神経膠芽腫など
　2）下垂体茎離断
　3）炎症，肉芽：下垂体炎，サルコイドーシス
IV. 神経原性：胸壁疾患，脊髄疾患，乳頭刺激
V. 生理的：妊娠，哺乳，ストレス
VI. その他
　1）甲状腺機能低下症
　2）慢性腎不全
　3）肝硬変
　4）副腎皮質不全
VII. 特発性（原因不明）

態・疾患は多彩である．したがって，プロラクチノーマを診断するには，高PRL血症をきたす他の疾患を除外することが最初に必要であり，注意して病歴を問診することが大切である．他の病態・疾患を除外でき，かつ持続的な高PRL血症の確認と画像診断で下垂体に腫瘍の局在を証明できれば確定診断となる．

1）内分泌検査

（1）血漿PRL基礎値の測定：血漿PRLの基礎値だけでプロラクチノーマを診断することはできないが，PRLの基礎値を2～3回測定してコンスタントに200ng/ml以上増加していればプロラクチノーマの診断はほぼ確実である．

（2）負荷試験：TRH負荷試験は，プロラクチノーマの診断に特異的な検査ではないが，TRH負荷試験によるPRL増加反応の程度は補助的診断価値がある．プロラクチノーマのほとんどの症例ではPRLのピーク値は基礎値の2倍以下の低反応であるが，他の高PRL血症を起こす病態・疾患では2倍以上に増加することが多い．

2）下垂体MRI画像検査

腫瘍サイズの性差：女性ではミクロ腺腫（microadenoma）で，男性ではマクロ腺腫（macroadenoma）で発見されることが多い．男性にマクロ腺腫が頻発する理由については，ミクロ腺腫の多い女性のプロラクチノーマとは異なって，増殖能の高い腫瘍である可能

性が示唆されている．発見が遅れるためであるとする見解もある．

5. 鑑別診断（表1）

1）高PRL血症をきたす病態・疾患のなかで頻度が高いのは，薬剤性高PRL血症（I）である．また，原発性甲状腺機能低下症と慢性腎不全（VI）などで起こることがある（問題1の解説参照）．

2）鞍上伸展する下垂体腫瘍，視床下部腫瘍（II，III）では，PRL分泌抑制因子（PIF）であるドーパミンの放出障害のため高PRL血症を伴う．この場合は，腫瘍がマクロ腺腫であるにもかかわらずPRLの増加は軽度（100ng/ml以下）にとどまることが多い．なお，末端肥大症の一部，約30％にGHとPRLの同時産生腫瘍が存在するので注意を要する．

3）近年ストレス性の疾患が急増しており，ストレスはPRLの分泌を増加する．また，妊娠によるPRLの上昇を除外する必要もある（V）．

6. 治　　療

1）治療の基本方針

下垂体腫瘍はほとんどが良性の腫瘍であり，一般的には根治的な腫瘍摘出手術が第1選択となる．しかし，プロラクチノーマは例外で，ミクロ，マクロ腺腫にかかわらず内科的薬物療法を第1選択とするのが世界的に一致した見解である[1]（問題3の解説参照）．外科的療法や放射線療法は，ドーパミン作動薬を用いる内科的治療でPRLが抑制されない抵抗症例，副作用が強く服薬ができない不耐容症例などに限って適応となる．図1にプロラクチノーマの治療のクリニカルパスを示した．

2）治療目的

（1）血中PRLの正常化：PRLの正常化により，性腺機能低下が回復し，かつ乳汁分泌が停止する．性腺（卵巣，睾丸）ホルモンの回復は，骨粗鬆症の防止や回復につながる．閉経前の女性は，たとえ挙児を希望しない場合でも骨粗鬆症を防止する目的で，PRL低下療法を行うのが望ましい．

（2）腫瘍の縮小・消失：局所圧迫症状を除去し，下垂体機能を正常に回復または保持する．

3）治療法

（1）内科的薬物療法

ドーパミン受容体刺激剤であるブロモクリプチン（bromocriptine；パーロデル®）やテルグリド（terguride；テルロン®）が世界的な標準的治療薬であった．しかしながら，内科的治療の問題点は，両薬剤に対する副作用（不耐容）症例や抵抗症例がそれぞ

れ5～10％程度存在すること，ならびに両薬剤の腫瘍縮小率が低いことであった．そこで，新世代の有望な治療薬として，超長時間作動型のドーパミンD2受容体刺激剤のカベルゴリン（cabergoline；カバサール®）が注目されている[2)〜4)]．カベルゴリンは，ドーパミンD2受容体に対してブロモクリプチンよりも強い親和性を示し，かつ半減期が長いためPRL正常化率，腫瘍縮小率，排卵周期正常化率はブロモクリプチンよりも高い．また，副作用は低頻度かつ軽微で，週1～2回の服用で済むため患者の負担も少ない[5)]．

　a．投　　薬：カベルゴリンは，2～3日間隔で週2日，夕食後に服用させる．ブロモクリプチンおよびテルグリドは，まず夕食の食事中あるいは就寝前に軽食とともに服用を開始し，その後ブロモクリプチンは1日2（朝夕食）～3（毎食）回，テルグリドは1日2回（朝夕食），消化器症状を避けるため食後あるいは食事中に毎日服用させる．いずれの薬剤もPRL値が正常化するよう2～4週間ごとに漸増する．抵抗症例では最高許容量の2～3倍まで増量する．

　b．副　作　用：悪心，嘔吐などの消化器症状，起立性低血圧，便秘，鼻閉塞である．徐々に増量することにより副作用は回避できる．

　c．PRLの正常化率：PRLの正常化率は80～99％と高率で，これに伴い女性では正常月経周期の発来と乳汁漏出の消失を認め，男性では血中テストステロンが正常化し性腺機能低下が回復する．

　d．腫瘍縮小率：50％以上の縮小例は，ブロモクリプチンでは約40％の症例にすぎないが，カベルゴリンでは80％以上の症例で観察される[6)]．

　e．挙児希望の女性に対する配慮；治療開始とともに基礎体温を記録し，最初の2～3回の性周期の間は避妊するよう日常生活を指導する．月経再来は初回から排卵を伴うことが多いので，避妊をしていないと初回の排卵で妊娠し，無月経が持続していると誤診されることになる．また，妊娠すると腫瘍が増大する可能性があるため，マクロ腺腫では腫瘍を十分縮小させてから，あるいは手術を行ってから妊娠を許可する．

　f．妊娠母体や胎児に及ぼす影響；ブロモクリプチンの安全性は確立されている[1)]．カベルゴリンに関する報告はまだ多くないが，現時点では重篤な副作用は報告されていない．両薬剤ともに，通常は妊娠が判明した時点で服薬を中止する．

　g．治療の継続について；ブロモクリプチンの効果は可逆的で，治療の継続・永続性については疑問視されている．一方，カベルゴリン治療では，PRL値が正常化し，かつ腫瘍が消失した例では中止後の高PRL血症の再発率が低いことが報告されている[7)]．

（2）外科的手術療法（経蝶形骨洞的下垂体腫瘍摘出術）

　手術適応は，下垂体卒中，妊娠などによって腫瘍が急激に増大し視力，視野障害をきたしたマクロ腺腫症例や，ブロモクリプチンの抵抗症例，副作用による不耐容症例である．

（3）放射線療法

　放射線療法については，PRLの正常化率が20％強と低く，また効果発現するまで長期間を要し，かつ合併症として下垂体機能低下症が高率に発症することが問題である．手術で全摘できなかったブロモクリプチン抵抗性の腫瘍や，手術後に再発した増殖能の高い腫瘍などに対し追加療法として適応となる．

7．専門医への紹介の判断基準・タイミング

　（1）副作用による不耐容症例．
　（2）抵抗症例（6ヵ月以上の治療でもPRL値が正常化しない症例）．
　（3）視力・視野障害が出現しているマクロ腺腫症例．
　（4）挙児希望症例．

◉ 問題の解説および解答

問題　1

　高PRL血症を起こす病態はプロラクチノーマを含めてじつに多彩である（表1）．とくに，薬剤は高PRL血症の原因で最も頻度が高い．制吐剤であるメトクロプラミド，ドンペリドン，抗潰瘍剤であるスルピリド，ならびに抗精神薬のハロペリドール，クロールプロマジンなどの抗ドーパミン剤はPRL分泌抑制因子であるドーパミンの作用を阻止して血中PRLを上昇させる．また，ヒスタミンH_2受容体拮抗剤（シメチジン，塩酸ラニチジン），降圧剤・循環器薬（レセルピン，メチルドーパ，ベラパミル）や三環系抗うつ剤，エストロジェン製剤でも高PRL血症をきたす．腎疾患（慢性腎不全），甲状腺機能低下症，うつ病でも高PRL血症が起こることがある．胸壁疾患は求心性の感覚神経路を介してPRLを上昇させることがあるため，胸痛の有無を問うことも必要である．またストレスによるPRL上昇を除外する必要もある．なお，食事はPRL値を上昇させるので，できれば空腹時に採血するのが望ましい．食後採血するなら少なくとも1時間以上おくべきである．

　乳汁分泌（乳汁漏出症）は，プロラクチノーマの女性では50～80％と高頻度にみられるが，男性では稀で頻度は10％以下である．高PRL血症では，白色の乳汁分泌を認めることが多いが，透明なこともある．

乳汁分泌は，本人が自覚する程度に出るものから，手指で乳頭部を圧迫して初めて少量の分泌物が認められる程度のものまであり，注意深い診察が必要である．

問題　2

未治療のプロラクチノーマでは，腫瘍容積とPRL値の間には正の相関がみられるため，PRLの値が高ければ腫瘍の画像検出率は高くなる．したがって，PRL値が200～250ng/mlを超えた場合にはほぼ確実に画像で下垂体腫瘍が検出され，プロラクチノーマと診断できる．換言すると，非機能性下垂体腫瘍，ラトケ囊胞，慢性腎不全などのプロラクチノーマ以外の原因による高PRL血症で100ng/mlを超えることはまれである．ちなみに，MRIはCTと異なり，骨からのアーチファクトがなく，下垂体前葉と後葉が明瞭に識別できるため，下垂体腺腫の検出率が高い．

血中estradiolが低下しているにもかかわらず，LH，FSHの基礎値が正常である（上昇してない）ことは，無月経の主病変が卵巣ではないことを物語る．高PRL血症は，LH，FSHの放出を促進するGnRHの視床下部からの周期的分泌を障害し，その結果性腺機能低下症を惹起すると考えられている．

問題　3

内科的薬物療法をプロラクチノーマ治療の第1選択とする理由は，主として3つある．第1に，ドーパミン作動薬を用いる薬物療法は，PRLの分泌を強力に抑制し，その効果は外科手術の効果を凌駕する．また，強力な腫瘍縮小作用を併有する．マクロ腺腫でも薬物療法で腫瘍が十分に縮小～消失すれば，妊娠させることが可能である．第2に，ミクロ腺腫のプロラクチノーマは，その自然歴より，腫瘍が増大してマクロ腺腫に移行する確立はわずか7％にすぎない．さらに，妊娠，分娩を経て自然縮小する症例が多いことも知られている．第3として，手術症例のフォローアップで再発率が相当高いことが明らかになっている．手術直後の正常化率から再発率を引いた最終的な治癒率は，ミクロ腺腫でも50％，マクロ腺腫が10％程度と推定されている．

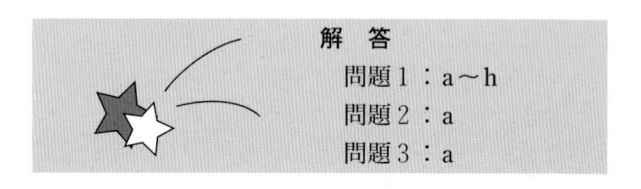

解　答
問題1：a～h
問題2：a
問題3：a

レベルアップをめざす方へ

病　因

プロラクチノーマの病因は不明である．動物実験では（1）エストロジェン依存性の腫瘍初期発症機構，すなわち，エストロゲンで誘発されたラットのプロラクチノーマには，その発生初期の段階で下垂体腫瘍形質転換遺伝子（PTTG：pituitary tumor transforming gene）や線維芽細胞成長因子（bFGF：basic fibroblast growth factor）が病因として関与する可能性が示唆されている．また（2）ドーパミンD2受容体および下垂体PRL受容体の欠損による腫瘍発症機構がマウスで報告されている．しかしいまだ，ヒトではこのような腫瘍発生機構は確立されていない．

注意すべき高PRL血症：Subtype-3 adenoma

Subtype-3 adenomaは，1980年E. Horvathらによってsilent corticotroph adenomaの第3型として報告されたが，その後の研究により，corticotroph系とは関係が乏しく，多種類のホルモンの分泌能を有する腫瘍（unusual plurihormonal adenomas）として位置づけられている[8]．現在のところ，腫瘍細胞の起源は不明である．Horvathらの提唱したSubtype-3 adenomaの特徴としては，（1）20～30代の若い女性に多い．（2）増殖能が高い巨大下垂体腫瘍．（3）プロラクチノーマや非機能性下垂体腺腫に類似した臨床像．（4）PRLの上昇は軽度～中等度であり，ブロモクリプチンによりPRL低下するも腫瘍の増大は抑制されない．（5）腫瘍は放射線感受性が高い．（6）腫瘍組織の免疫染色にて，1つもしくは複数のホルモン（GH，PRL，TSH，ACTHなど）が陽性に染色される．（7）確定診断には腫瘍組織の電顕像が必須である．a. 細胞内小器官，とくに小胞体，ゴルジ装置の発達，b. 分泌顆粒は小型で，細胞膜直下や細胞突起内に集積，c. 核は異型性が強く核小体が明瞭，nuclear spheridia, e. TSH産生腫瘍に類似した像，などの特徴がある．

●文　献●

1) Molitch ME：Medical treatment of prolactinomas. Endocrinol Metab Clin North Am 28：143-169, 1999.
2) Vrhelst J, Abs R, Maiter D, et al：Cabergoline in the treatment of hyperprolactinemia：a study in 455 patients. J Clin Endocrinol Metab 84：2518-2522, 1999.
3) Miki N：Cabergoline, a hopeful medicine for tumoral and non-tumoral hyperprolactinemia. Intern Med 40：845-846, 2001.
4) 小野昌美, 三木伸泰, 川俣貴一, ほか：Cabergolineによるプロラクチノーマ54症例の治療成績. 日本内分泌学会雑誌 78 (Suppl)：38-42, 2002.
5) Webster J, Piscitelli G, Polli A, et al：A comparison of cabergoline and bromocriptine in the treatment of hyperprolactinemic amenorrhea. N Eng J Med 331：904-909, 1994.
6) Colao A, Di Sarno A, Landi ML, et al：Macroprolactinoma shrinkage during cabergoline treatment is greater in naive patients than in patients pretreated with other dopamine agonists：a prospective study in 110 patients. J Clin Endocrinol Metab 85：2247-2252, 2000.
7) Colao A, Di Sarno A, Cappabianca P, et al：Withdrawal of long-term cabergoline therapy for tumoral and nontumoral hyperprolactinemia. N Eng J Med 349：2021-2031, 2003.
8) Horvath E, Kovacs K, Smyth HS, et al：A novel type of pituitary adenoma：Morphological features and clinical correlations. J Clin Endocrinol Metab 66：1111-1118, 1988.

［小野　昌美／三木　伸泰／肥塚　直美］

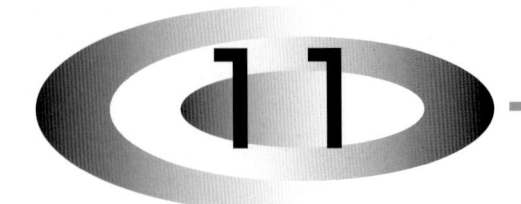

疾患 11 下垂体腺腫術後における管理

問題編

症例と設問

症例：42歳，男性
主訴：糖尿病の精査
家族歴・既往歴：特記事項なし
現病歴：40歳頃より，昔の靴が小さくて履けなかったり，指輪のサイズが合わなくなったことに気づいていたが放置していた．しかし大学の同窓会で久し振りに会った友人から「顔つきがいかめしくなった」と言われた．その後，頭痛を自覚するようになり，また職場検診にて耐糖能異常を指摘されたため，大学病院を受診した．
初診時現症：身長 168 cm，体重 72 kg．血圧 158/90mmHg．眉弓部の突出，鼻翼の拡大，下顎の突出など先端巨大症様顔貌を認める．胸腹部異常所見なし．手指軟部組織の肥厚あり．下腿浮腫なし．神経学的に特記すべき所見なし．
血液・生化学・尿所見：空腹時血糖 129 mg/dl（基準値 70〜110 mg/dl），血清無機リン 4.8 mg/dl（基準値 2.5〜4.5 mg/dl）．ほかに特記すべき異常所見なし．
内分泌学的検査所見：下垂体ホルモン基礎値 GH 54 ng/ml（男性の基準値 0.42 ng/ml以下），IGF-I 650 ng/ml（基準値 41〜272 ng/ml），他の下垂体前葉ホルモン，甲状腺ならびに副腎皮質ホルモンはすべて基準範囲内．
画像検査：下垂体MRI検査にてトルコ鞍内に腫瘍性病変を認め，一部は鞍上部にも進展（図1）．
臨床経過：下垂体腺腫（マクロアデノーマ）による先端巨大症の診断のもとに脳外科に転科して腫瘍摘出術を受けた．手術後の経過は順調で，術後のホルモン検査でも前葉機能は保たれていた．一方，手術直後に

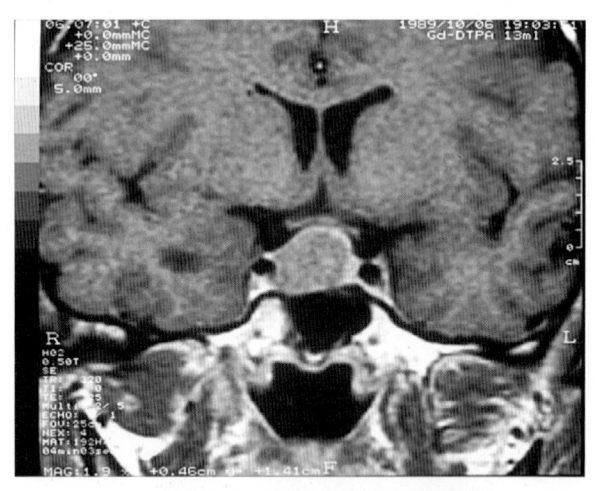

図1 視床下部・下垂体MRI（T1強調画像）

尿量の一時的な増加を認めた．この多尿は翌日にはいったん改善したものの，数日後には再び尿量が増加，1日5L以上の多尿が続くようになったため，負荷試験で中枢性尿崩症の診断を確定したのち，抗利尿ホルモン製剤（デスモプレシン）の投与が開始された．また術後の下垂体機能検査で腫瘍の残存が疑われたため，数カ月後に他の施設に紹介されてガンマナイフ治療を受けた．
　その後数年間，経過は比較的良好であったが，ときに全身の倦怠感を自覚することがあった．ある日，風邪で38.5度の発熱のため仕事を休み自宅で安静にしていたが，朝の抗利尿ホルモン点鼻を忘れたにもかかわらず多尿が消失していることに気づいた．ほどなく意識障害が出現し，気がついた家族があわてて救急車を呼んで大学病院に搬送，緊急入院した．入院時の検査結果は以下の通りであった．血糖値 29 mg/dl，Na 125 mEq/l（基準値 135〜145 mEq/l），血液 Hb 11.2 g/dl（基準値 13.5〜17.5 g/dl）．血中 ACTH，コルチゾー

ルいずれも測定感度以下．FT₄ 0.6 ng/dl（1.0～1.8），FT₃ 1.6 pg/ml（1.8～4.5），TSH 0.2 μIU/ml（0.34～4.2）．脳CTスキャン 1年前の検査と比較して著変なし．

問題1 中枢性尿崩症に関し正しいものはどれか．
a. 浸透圧利尿により多尿をきたす．
b. バゾプレシン負荷試験で尿浸透圧の上昇が認められない．
c. 高張食塩水負荷試験でバゾプレシンの分泌反応が低下している．
d. 血漿浸透圧に対し尿浸透圧の相対的高値を呈する．
e. 治療はデスモプレシンの1日2回自己注射が一般的である．

問題2 本患者の多尿に関して正しいものはどれか．
a. 下垂体腫瘍では，術前からしばしば中枢性尿崩症を合併する．
b. 術直後の多尿は，抗利尿ホルモンに対する腎臓の反応性低下による．
c. 一過性の多尿の消失は，下垂体後葉からの貯蔵バゾプレシンの漏出による．
d. 尿崩症の診断には水負荷試験が最も有用である．
e. 中枢性尿崩症の多尿は，副腎皮質機能の低下により増悪する．

問題3 本患者の意識障害の原因に関して正しいのはどれか．
a. 風邪などのストレスによる副腎不全の顕性化
b. インスリンの過剰分泌による低血糖
c. 下垂体性甲状腺機能低下症による粘液水腫
d. SIADHによる低ナトリウム血症
e. 下垂体機能低下による貧血

問題4 下垂体ホルモンの補充療法に関して正しいのはどれか．
a. 汎下垂体機能低下症の場合は6種類の下垂体ホルモンすべてを補充する．
b. 下垂体性甲状腺機能低下症の場合，甲状腺ホルモンではなくTSHを補充する．
c. コルチゾールの補充は，発熱などのストレス時には増量する必要がある．
d. 成人以後は，成長ホルモンの補充は不要である．
e. プロラクチン補充の代用として，抗ドーパミン剤を内服する．

解説編

下垂体腫瘍摘出術後に発症する下垂体前葉機能低下症について

1．概念
下垂体腺腫に対しては一般的に経蝶形骨洞手術（Hardy法）による腫瘍摘出が行われるが，腫瘍が大きい場合（マクロアデノーマ）には正常下垂体組織にも手術侵襲が及ぶことが多く，術後に下垂体前葉機能低下をきたしやすい．また残存腫瘍に対しγナイフなどの放射線照射を行うと，遅発性の機能低下症を発症することがある．

2．分類
下垂体前葉ホルモンすべての分泌が低下する汎下垂体機能低下症，一部のホルモンのみ障害される部分型下垂体機能低下症，ならびに欠損が1つのホルモンのみにとどまる単独欠損症がある．

3．症状
欠損するホルモンの種類により症状が異なる．生命予後に直接影響をきたすのはACTHの分泌低下による二次性副腎皮質機能低下症（副腎不全）と，TSHの低下による二次性甲状腺機能低下症である．またLH，FSHの欠損は女性では無月経，男性では性機能低下をきたす．プロラクチンの欠損は一般に無症状である．成人ではGH欠損はただちに症状をもたらすわけではないが，長期的には内臓肥満や動脈硬化との関連が指摘されている（後述）．

4．検査
CRH，LH-RH，TRH，GRHを同時に負荷する四者負荷試験を行うことで，前葉ホルモン分泌予備能の一括評価が可能である．

5．治　療

副腎皮質機能低下用に対しては生理量のコルチゾール（15～20mg/日）を補充する．甲状腺機能低下症に対しては甲状腺ホルモン製剤（T4）を投与し，血中の甲状腺ホルモン値を正常範囲に維持する．TSH値はコントロールの指標にならないことに注意する．

なお，放射線療法を行ったあとは分泌予備能が徐々に低下することが多く，潜在的な機能低下症の状態に陥りやすい．この場合，発熱や感染など種々のストレスが加わるとグルココルチコイドの必要量が増加するため相対的な欠乏状態に陥り，副腎不全が顕性化する．したがって，補充療法を行っていない患者でも，下垂体ホルモン分泌予備能の低下につねに留意する必要がある．またコルチゾール補充中の患者には，ストレス時には普段の2～3倍の量を内服するよう指導し，かつ予備の薬剤を処方しておくことが必要である．

なお，クッシング病では，腫瘍が小さく（ミクロアデノーマ）正常下垂体組織が温存されている場合でも，ACTH産生細胞は過剰のコルチゾールにより抑制されている（Crooke変性）ため，それらが回復するまでの間，術後長期間コルチゾールの補充が必要となる．コルチゾールの補充量を15～20mg/日から数カ月単位で漸減し，血中ACTHや内因性コルチゾール基礎値（朝コルチゾール内服前の値），場合によってはCRH負荷試験時のACTH・コルチゾールの反応を指標として，下垂体・副腎系機能の回復をモニターしつつ，半年ないし1年程度で補充を終了するようにする．

◉ 下垂体腫瘍摘出術後に発症する下垂体後葉機能低下症について

1．概　念

下垂体後葉は視床下部で産生されたバゾプレシン（抗利尿ホルモン）とオキシトシンの2種類のホルモンを貯蔵，放出している．このうち下垂体腫瘍術後の機能低下として臨床的に問題となるのはバゾプレシンの分泌障害による中枢性尿崩症である．一般に下垂体後葉は予備力が大きく，90%以上障害されて初めて多尿をきたす．したがって下垂体腫瘍術後に尿崩症を発症する頻度は必ずしも高くはない．しかし鞍上進展を伴うマクロアデノーマの摘出時に下垂体茎が障害されると，バゾプレシン産生神経細胞が変性脱落するため，中枢性尿崩症を発症する．

2．分　類

一日5L以上の多尿をきたす完全型尿崩症と，3～5L程度の部分型尿崩症に分類されるが，とくに本質的な違いはない．

3．症　状

口渇，多飲，多尿が典型的である．

4．検　査

バゾプレシン欠損の結果，尿濃縮力が障害されるため，尿は低比重・低浸透圧を示す．一方，血中バゾプレシンの基礎値では健常者と必ずしも判別できない．このため5%高張食塩水試験を行い[1]，浸透圧刺激に対してバゾプレシンの反応が欠如することから中枢性尿崩症と診断する（図2）．

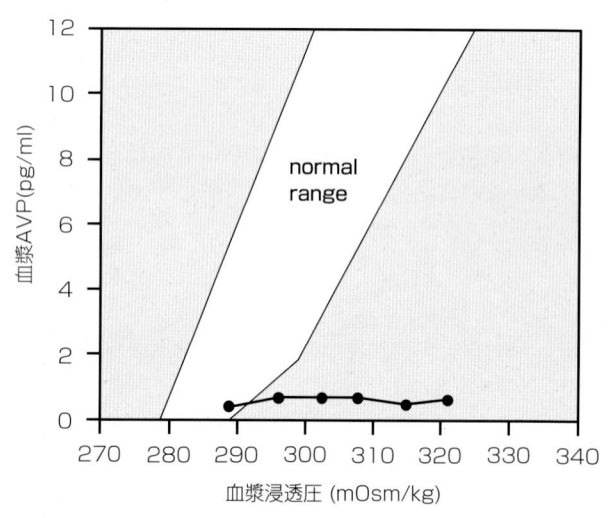

図2　5%高張食塩水負荷試験時のバゾプレシンの反応

5．治　療

デスモプレシンスプレーの点鼻投与を行う．通常1日2回（1回5～10μg）の投与で1日尿量を2L程度にコントロールする．過量ないし頻回に投与すると尿が希釈される時間がなくなり，食事などで摂取した水分の過量貯留による水中毒，低ナトリウム血症を招来する可能性があるため，注意が必要である．

◉ 問題の解説および解答

問題 1

中枢性尿崩症は，バゾプレシンの欠乏により腎の尿濃縮力が障害される結果，多尿をきたす病態であり，糖尿病で認められる浸透圧利尿とは病態を異にする．本疾患における尿浸透圧は通常血漿浸透圧よりも低く，50～100 mOsm/kg程度を示す．腎のバゾプレシン反応性は保たれているため，バゾプレシン負荷ないし治療的投与後には尿は血漿浸透圧以上に濃縮され，尿量は減少する．正確な診断は高張食塩水負荷試験時

のバゾプレシンの分泌低下により確定する．治療として長時間作用型のバゾプレシンアナログであるデスモプレシンを用いるが，インスリンと異なり小型のペプチドであるため粘膜から吸収されることから，点鼻投与が一般に行われる．

問題　2

下垂体腫瘍そのもので尿崩症を合併する頻度は必ずしも高くないが，摘除術の際に下垂体茎に侵襲が及ぶとバゾプレシンの分泌障害による多尿をきたす．その際ときに，一過性多尿期，一過性非多尿期，および永続性多尿期の三相性の変化を示すことが知られており，一過性非多尿期の原因は障害された下垂体後葉からのバゾプレシンの逸脱によるものとされている（後述）．診断には高張食塩水試験時の血中バゾプレシン測定が最も有用である．中枢性尿崩症の多尿は，副腎皮質機能が低下すると不顕性化することが知られており（masked DI），必ずしも尿崩症の改善を意味しないので注意が必要である．

問題　3

下垂体機能低下症の症状はコルチゾールないし甲状腺ホルモンの欠乏によるものが主であるが，後者の場合，原発性甲状腺機能低下症にみられるような重篤な粘液水腫をきたすことはまれである．これに対し，コルチゾールの欠乏は副腎不全に起因する種々の重篤な代謝障害をきたす．このうち意識障害を発症する場合は，低血糖か低ナトリウム血症に起因することが多い．本例では，風邪などのストレスにより副腎不全が顕性化し，著明な低血糖により意識障害をきたした可能性が最も高い．低ナトリウム血症でも意識障害を呈しうるが，125mEq/l程度では否定的である．

問題　4

前述のごとく，下垂体前葉系のうち生体の機能維持に必須のものはACTH系とTSH系である．治療には下垂体ホルモンそのものではなく，それらの下位ホルモンであるコルチゾールと甲状腺ホルモンを投与する．このうちコルチゾールに関しては，発熱などのストレス時には必要量が増大するため，通常の2～3倍の量を内服するよう患者に指導しておくことがきわめて重要である．GHの補充は従来行われていなかったが，成人では同ホルモンの欠損と肥満・動脈硬化との関連が明らかになりつつあり，現在GH療法の検討が行われている（後述）．性ホルモン系の補充は患者の希望に対応して行う．プロラクチン系の補充は不要である．

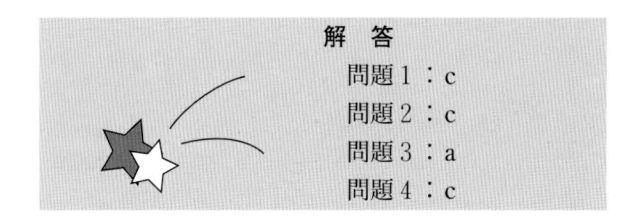

解　答
問題1：c
問題2：c
問題3：a
問題4：c

レベルアップをめざす方へ

脳外科手術後の中枢性尿崩症

脳外科手術後に発症する尿崩症は，従来より三相性の病期を示すのが特徴とされる．すなわち手術直後の多尿期，引き続き一過性の尿量減少期（水分貯留による低ナトリウム血症をきたすことあり），および再度の多尿期である[2]．その機序として，下垂体茎の障害による機能性の分泌障害，下垂体後葉からの貯蔵ホルモンの逸脱によるホルモン過剰（一種のSIADH），そしてホルモン分泌細胞の変性脱落による半永続的な分泌障害，という一連の病態が考えられている．しかしこのように典型的な過程を示す例は必ずしも多くない．また当初は持続的な尿崩症を呈していた症例が，数カ月ないし数年後に多尿の寛解をきたす例もある．

一方，術後に一過性に発症する低ナトリウム血症が必ずしもバゾプレシンの過剰分泌を伴わないこともあり，何らかの未知のナトリウム利尿ホルモンが関与しているとする立場からcerebral salt wasting syndrome（CSWS）という概念も提唱されている[3]．

成人のGH補充療法

GHは生下時から思春期に至るまでのsomatic growthに必須のホルモンであり，下垂体性小人症に対しGHの補充療法が必要であることは言うまでもない．一方，成長期以後のGH欠損に対しては従来とくにGHの投与は行われていなかった．しかし，GHが成人においても代謝の維持に重要な役割を果たしていることが徐々に明らかとなり，生活習慣病や動脈硬化予防の立場から，成人に対するGH補充

療法の有用性に関する検討が現在国内外で行われている[4]．現時点では，1）インスリン感受性の改善，2）高脂血症の改善，3）脂肪の減少と除脂肪体重の増加，4）患者の意欲や健康感の改善，などの効果が示されているが，もし大規模臨床試験などで動脈硬化性疾患に対する予防効果が立証されれば，将来的に一般的な治療として用いられる可能性がある．

●文　　献●

1) 大磯ユタカ，岩﨑泰正，山内一征，ほか：血漿バゾプレシンを指標とした5％高張食塩水投与法による下垂体後葉機能検査法の検討．日本内分泌学会雑誌 62：608-618, 1986.
2) Ultmann MC, Hoffman GE, Nelson PB, et al：Transient hyponatremia after damage to the neurohypophyseal tracts. Neuroendocrinology 56：803-811, 1992.
3) Casulari LA, Costa KN, Albuquerque RC, et al：Differential diagnosis and treatment of hyponatremia following pituitary surgery. J Neurosurg Sci 48：11-18, 2004.
4) Maison P, Griffin S, Nicoue-Beglah M, et al：Impact of growth hormone（GH）treatment on cardiovascular risk factors in GH-deficient adults：a metaanalysis of blinded, randomized, placebo-controlled trials. J Clin Endocrinol Metab 89：2192-2199, 2004.

［岩﨑　泰正／橋本　浩三］

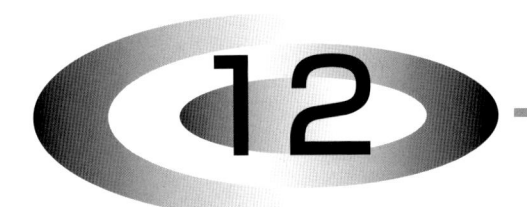

疾患 12 学校検診で低身長を指摘された？

問題編

症例と設問

症　例：6歳3カ月，男子
主　訴：低身長
家族歴：父親 172cm，母親 156.5cm，弟1歳6カ月で81cm（＋0.5SD）．親戚に，とくに低身長の人はいない．
現病歴：在胎週数39週に頭位分娩で出生し男子．出生体重2,976g，出生身長50cmで，仮死はなかった．本例はミルクの飲みが悪く，離乳食は普通に食べたが，1歳すぎても食べる量は少なかった．発達は問題なかった．2歳すぎから，成長率が落ちて小学校にあがったときに検診にて低身長を指摘され，当院内分泌代謝科を受診した．
初診時現症：身長 105.0cm（－2.04SD），体重 16.0kg（肥満度－7％）．均整のとれた低身長．小奇形などなし．外性器Tanner 1度．心肺異常なし．身長と成長率を図1に示す．
一般血液・生化学・尿検査所見：白血球 6,130/mm³（分画異常なし），赤血球 448万/mm³，Hb 12.0g/dl，Hct 38％，血小板 36.2万/mm³，総蛋白 6.9g/dl，GOT 25 IU/l，GPT 15 IU/l，LDH 186 IU/l，ALP 931 IU/l，BUN 13.8mg/dl，総コレステロール 180mg/dl，Na 140 mEq/l，K 4.1mEq/l，Cl 105mEq/l，Ca 9.3mg/dl，IP 4.9mg/dl，尿定性 異常なし．
内分泌検査：FT4 1.06ng/dl，TSH 2.84，IGF-I 52.3ng/ml
骨年齢：4歳6カ月（TW2 RUS法）
成長ホルモン分泌刺激試験：
　アルギニン負荷試験 GH基礎値 0.5ng/ml，頂値 7.1ng/ml
　L-DOPA負荷試験 GH基礎値 1.21ng/ml，頂値 8.3ng/ml
頭部MRI：異常なし

問題1　次の疾患のうち，なにが考えられるか．
a. 胎内発育不全性低身長症
b. 家族性低身長
c. 特発性低身長
d. 成長ホルモン分泌不全性低身長症
e. ヌーナン症候群

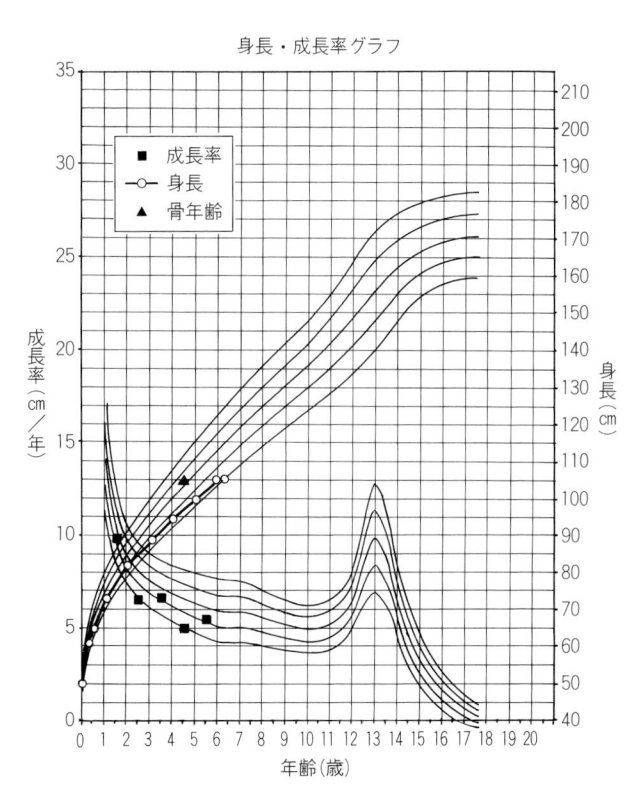

図1　症例の6歳までの成長

問題2　今後の治療方針は．
 a．経過観察
 b．甲状腺ホルモン治療
 c．テストステロン治療
 d．成長ホルモン治療
 e．性腺抑制療法

解説編

成長ホルモン分泌不全性低身長症について

1．疾患概念

　成長ホルモン分泌不全性低身長症（GHD）は成長ホルモン（GH）の分泌不全による低身長で，その他の下垂体ホルモン（TSH，ゴナドトロピン，ACTH，ADH）の分泌不全を伴っていることもあるが，小児においては下垂体機能低下症よりも総称としてGHDを用いることが多い．GHDは，その成因により器質性，遺伝性，特発性に分けられる．GHDのうち約5％は，頭蓋咽頭腫などの器質的な原因によるもので，残りの大部分は病因がはっきりせず，特発性とよばれる．特発性のなかで，骨盤位分娩，仮死，黄疸の既往がある古典的なものは，MRIで下垂体柄が見えない，下垂体低形成，異所性後葉などが認められ，分娩障害が原因と考えられている．特殊なものとして，家族性GH欠損症，type I，type II GH欠損症，GH構造遺伝子異常症などの遺伝性GHDがある．

2．頻　　度

　成長科学協会の登録による出生年度別のGH治療を受けた小児の解析では，全体でみるとGH治療を受けた小児は10万人あたり34.1人である．低身長が定義上1,000人に22〜23人であることを考えると，低身長の1.5％がGHDとして治療されていることになる．最大頻度は1980年生まれの男子が10万人あたり137.7人，女子が71.1人で，平均105.3人である．しかし，これらの集計には治療適応基準が緩和されていた時代の症例が多く登録されており，治療基準が改定され，また小児慢性特定疾患による助成基準も厳しくなったので，今後の頻度は低身長の2〜3％と予想される．男女比は，2：1で男子に多い．

3．臨床症状

　主要症状は，成長率の低下を伴う低身長である．未治療の場合，遺伝的に完全に成長ホルモンが遺伝的に欠損している成人身長は男で−7.4SD，女で−7.3SDと報告されているが[2]，成長科学協会の集計では約−4SD前後で，男約146cm，女約138cmである[3]．
　遺伝性のtype I GH欠損症では，前額突出などの特徴的な顔貌を示すが，通常のGHDでは，あまり特徴的な徴候はない．
　ほかの下垂体ホルモンの分泌低下を伴うときは，TSHの分泌低下では甲状腺機能低下症，ゴナドトロピンの分泌不全では性腺機能低下症，抗利尿ホルモンの分泌不全では尿崩症を呈し，それぞれの症状を示す．ACTHの分泌不全では副腎機能低下症を呈するが，小児の時期には症状があらわれるのはまれである．

4．診　　断

　表1に，厚生労働省間脳下垂体機能障害に関する調査研究班の「成長ホルモン分泌不全性低身長症の診断の手引き（平成15年改訂）」を示した．主症候として身長が−2SD以下（6歳未満は−15SD以下）または，身長速度SDスコアが2年続けて−1.5SD以下であること．しかし，乳幼児では，低身長を認めない場合でも，成長ホルモン分泌不全が原因と考えられる症候性低血糖がある場合は，主症候として認められた．これは，乳幼児で成長障害が明らかになるまでGH治療ができないと，低血糖による脳障害を起こす可能性があるためである．新しい主症候の，頭蓋内器質的疾患やほかの下垂体ホルモン分泌不全があるときも，GH分泌不全の存在の可能性が非常に高い．
　検査所見としては，5種類の成長ホルモン分泌刺激試験のうち，2つの試験によるGH頂値が10ng/ml以下であれば，成長ホルモン分泌不全性低身長症（GHD）と診断する．乳幼児で，成長ホルモン分泌不全と考えられる症候性低血糖がある場合や，成長障害があって頭蓋内器質的疾患やほかの下垂体ホルモン分

表1 成長ホルモン分泌不全性低身長症の診断の手引き（平成15年度改訂）

I. 主症候
1) 成長障害があること
   通常は、身体のつりあいはとれていて、身長は標準身長（注1）の−2.0SD以下、あるいは身長が正常範囲であっても、成長速度が2年以上にわたって標準値（注2）の−1.5 SD以下であること．
2) 乳幼児で、低身長を認めない場合であっても、成長ホルモン分泌不全が原因と考えられる症候性低血糖がある場合．
3) 頭蓋内器質性疾患（注3）や他の下垂体ホルモン分泌不全があるとき．

II. 検査所見
以下の分泌刺激試験（注4）で下記の値が認められること（注5）．
　インスリン負荷、アルギニン負荷、L-DOPA負荷、クロニジン負荷、またはグルカゴン負荷試験において、原則として負荷前および負荷後120分間（グルカゴン負荷では180分間）にわたり、30分ごとに測定した血清（漿）中成長ホルモン濃度の頂値が10ng/ml以下であること（注6）．ただし、リコンビナントヒト成長ホルモンを標準品としたときは、血清（漿）中成長ホルモン濃度の頂値が6 ng/ml以下であること（注7）．

III. 参考所見
1) 明らかな周産期障害がある．
2) 24時間あるいは夜間入眠後3〜4時間にわたって20分ごとに測定した血清（漿）成長ホルモン濃度の平均値が正常値に比べ低値である．または、腎機能が正常の場合で、2〜3日間測定した24時間尿または夜間入眠から翌朝起床までの尿中成長ホルモン濃度が正常値に比べ低値である．
3) 血清（漿）IGF-I値や血清IGFBP-3値が正常値に比べ低値である．
4) 骨年齢（注8）が暦年齢の80％以下である．

[判定基準]
● 成長ホルモン分泌不全性低身長症
1．主症候がI-1を満たし、かつIIの2種類以上の分泌刺激試験において、検査所見を満たすもの．
2．主症候がI-2あるいは、I-1とI-3を満たし、IIの1種類の分泌刺激試験において検査所見を満たすもの．

● 成長ホルモン分泌不全性低身長症の疑い
1．主症候がI-1またはI-2を満たし、かつIIIの参考所見の4項目のうち3項目以上を満たすもの．
2．主症候がI-1を満たし、IIの1種類の分泌刺激試験において検査所見を満たし、かつIIIの参考所見のうち2項目を満たすもの．
3．主症候がI-1とI-3を満たし、かつIIIの参考所見のうち2項目以上を満たすもの．

[病型分類]
成長ホルモン分泌不全性低身長症は、分泌不全の程度により次のように分類する．

● 重症成長ホルモン分泌不全性低身長症
1．主症候がI-1を満たし、かつIIの2種類以上の分泌刺激試験における頂値がすべて5 ng/ml以下のもの（注6）．リコンビナント成長ホルモンが標準品の場合は、頂値がすべて3 ng/ml以下のもの（注7）．
2．主症候がI-2または、I-1とI-3を満たし、かつIIの1種類の分泌刺激試験における頂値が5 ng/ml以下のもの（注6）．リコンビナント成長ホルモンが標準品の場合は、頂値がすべて3 ng/ml以下のもの（注7）．

● 中等症成長ホルモン分泌不全性低身長症
成長ホルモン分泌不全性低身長症の判定基準に適合するもので、うち「重症成長ホルモン分泌不全性低身長症」以外のもの．

●注意事項●
(注1) 横断的資料に基づく日本人小児の性別・年齢別平均身長と標準偏差値を用いること．
(注2) 縦断的資料に基づく日本人小児の性別・年齢別標準成長率と標準偏差値を用いると．ただし男児11歳以上、女児9歳以上では暦年齢を骨年齢に置きかえて判読すること．
(注3) 頭蓋部の照射治療歴、頭蓋内の器質的障害、あるいは画像検査の異常所見（下垂体低形成、細いか見えない下垂体柄、偽後葉）が認められ、それらにより視床下部−下垂体機能障害の合併が強く示唆された場合．
(注4) 正常者でも偽性低反応を示すことがあるので、確診のためには通常2種以上の分泌刺激試験を必要とする．ただし、乳幼児で頻回の症候性低血糖発作のため、早急に成長ホルモン治療が必要と判断される場合などでは、この限りでない．
(注5) 次のような状態においては、成長ホルモン分泌が低反応を示すことがあるので、注意すること．
　☆ 甲状腺機能低下症：甲状腺ホルモンによる適切な補充療法中に検査する．
　☆ 中枢性尿崩症：DDAVPによる治療中に検査する．
　☆ 成長ホルモン分泌に影響を与える薬物（副腎皮質ホルモンなど）投与中：可能な限り投薬を中止して検査する．
　☆ 慢性的精神抑圧状態（愛情遮断症候群など）：精神環境改善などの原因除去後に検査する．
　☆ 肥満：体重コントロール後に検査する．
(注6) 測定キットにより値が異なるので、成長科学協会のキットごとの補正式を用いて判定する．
(注7) リコンビナントヒト成長ホルモンを標準品としたときは、測定値を補正する必要がない．
(注8) Tanner-Whitehouse-2（TW2）に基づいた日本人標準骨年齢を用いるのが望ましいが、Greulich & Pyle法、TW2原法またはCASMAS（Computer Aided Skeletal Maturity Assessment System）法でもよい．
(附1) 診断名は、93年改訂前は下垂体性小人症．ICD-10では、下垂体性低身長または成長ホルモン欠損症となっている．
(附2) 遺伝性成長ホルモン分泌不全症(type IA, Ib, type IIなど)は、家族歴有り、早期からの著明な低身長（−3 SD以下）、GRH負荷試験を含むGH分泌刺激試験で、GH値の著明な低反応、血中IGF-I、IGFBP-3値の著明な低値などを示す．遺伝子診断により確定診断される．
(附3) 新生児・乳児早期には、分泌刺激試験の頂値が10ng/mlを超えていても、成長ホルモン分泌不全を否定できない．

泌不全があるときにはでは，1つの成長ホルモン分泌刺激試験が10ng/ml以下でよい．成長科学協会のGH・関連因子検討専門委員会のわが国で発売されているGH測定キットの精度管理の検討で，キット間に約2倍の測定値の差が出るため，診断は各キットごとの補正式での補正値により診断する．

　リコンビナントGHを標準品に用いた場合には測定値の大きな差はないことも明らかになったので，リコンビナントGHを標準品としたキットで測定した値は補正せずに用いても良いことになった．しかし，値が以前のキットの補正値の約60％となることより，リコンビナントGHを標準品としたキットで測定したときには，GH頂値は6ng/ml以下をGHDとすることが，新しく「診断の手引き」に盛り込まれた．

　GHDは，その分泌障害の程度により臨床像が異なるので，重症GHD（severe GHD：SGHD）と中等症GHD（moderate GHD：MGHD）に分類する．重症GHDは，すべての成長ホルモン分泌刺激試験のGH頂値が5ng/ml以下（リコンビナントGHを標準品としたキットでは3ng/ml以下）で，中等症はGHDのうち重症を除いたものをいう．「診断の手引き」にはないが，われわれは，すべての負荷試験の最大GH頂値が5～10ng/ml（リコンビナントGHを標準品としたキットでは3～6ng/ml）のものを「部分型GHD（partial GHD：PGHD）」と分類している．例えば分泌刺激試験を3つ以上行っていた場合，インスリン負荷試験で頂値が8.0ng/ml，アルギニン負荷試験で頂値が7.5ng/ml，グルカゴン負荷試験で頂値が20.0ng/mlであった場合は，中等症GHDと診断するが，部分型GHDではない．

5．治　　療

　短期的には身長増加を促進して，なるべく早く身長を正常化すること，長期的には成人身長を正常化し，社会的に良好に適応することを目標とする．治療早期に正常身長に達するような治療ができれば良いが，実際は難しい．

　GHだけでなく，ほかの欠乏しているホルモンの補償療法も必要な場合もある．また，低身長や思春期遅発にともなう心理的ケアも重要である．

　治療は，ソマトロピン（遺伝子組換え）0.175mg/kg/週を標準治療量として用い，半年ごとに投与量を検討するのが良い．長期の治療が必要となるので，皮下注射の手技を本人（年長児の場合）または保護者に教え，自宅での自己注射を行う．皮下注射をする部位は，臀部・大腿部・肩胛部に投与する．患者自身が行うときには，大腿部の皮下に行うのがよい．注射をする時間は，夜寝るまえが実際的で，また血中濃度や代謝に与える影響もより生理的であることが知られている．

　風邪などで，熱のあるときには効果があまりないと考えられるので，注射を休ませてもよい．また，2～3日の旅行（修学旅行など）などのときも，厳格に注射を指示するよりも休ませたほうが，精神的な面も含めて考えればよい．

6．予　　後

　GH治療の目的は，短期的には身長を早くcatch-upさせて，低身長に伴う心理・社会的問題の解決をはかり，長期的には成人身長の正常化による社会への適応である．しかし，短期的な心理・社会的な問題の解決に関する報告はあまりない．

　成人身長に関しては，成長科学協会に登録されて遺伝子組換えヒト成長ホルモン（rhGH）で成人身長まで治療された1,201名（男649名，女552名）を対象にした解析が報告されており，成人身長の平均は，男160.3±6.1cm（－1.80±1.08SD），女147.8±5.4cm（－2.03±1.08SD）であった．しかし，平均治療期間は5年を超えているのにもかかわらず，男の38.1％，女の46.2％が成人身長が正常化（－2SDを超える）していなかった．治療開始時身長SDSが－3SDを超えていた場合は70.7％が，－2.5SDを超えていた場合は79.5％の例が最終身長が正常化していた．治療1年目，2年目，3年目に身長SDSが－2SDを超えていた人のうち，成人身長が正常化していた人の割合は，それぞれ80.0％，82.7％，85.7％であった．治療3年目と成人身長時の身長SDSの分布は，ほぼ同じであった．最終身長の正常化のためには，低身長の程度が軽度のうちに早期に診断し，治療を開始して，最初の3年までに正常身長にcatch-upしておくことが重要である．

● 問題の解説および解答

　解答は，両方ともdで難しくない．むかしは，骨盤位分娩で生まれ，仮死や黄疸の遷延があった重症GHDが多かったが，現在のGHDは，器質性を除けばこのような中等症の症例がほとんどである．GHD以外の低身長でも，IGF-Iは低値の傾向にあるので，GHDと特発性などの非GHD性低身長を鑑別するのは難しい．IGF-Iが異常低値で，極端な低身長の場合は，遺伝性GHDを考える必要がある．

　わが国のGHは世界で一番高く，小児慢性特定疾患研究事業の助成を受けなければ，経済的に継続が困難である．現在の小児慢性特定疾患の助成基準は，身

長−2.5SD以下であるので，本症例のような場合は助成が受けられない．ちなみに25kgの子どもがGH治療を受けると，薬代だけで月約20万円となる．現在は，小児慢性特定疾患研究事業の助成を受けても，外来治療で最大月5,750円の自己負担が必要である．

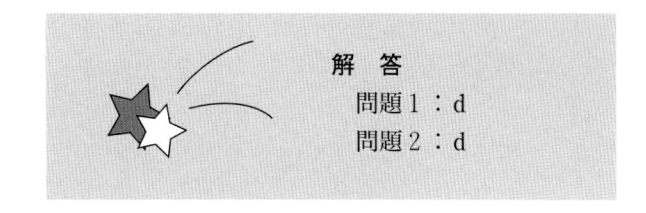

解　答
問題1：d
問題2：d

レベルアップをめざす方へ

　図2にほぼ，成人身長まで治療した本症例を示した．治療1年目は年9.5cmの成長を示し，徐々にその反応性は低下してきたが，11歳9カ月，140.2cmで精巣容量が4mlになり，思春期に入った．思春期の伸びは，一端思春期にはいると約26cm前後伸びて成人身長に達する．本症例も，約168cmぐらいまでは達しそうで思春期の伸びは約27.8cmとなる．したがって，思春期に入ったときの身長が成人身長予後には重要で，われわれのデータでは，男子で135cm以上で思春期に入った例の90％以上は成人身長が160cmを超えるのに対して，135cm以下で思春期に入った男子の3分の2は，成人身長が160cmに達しない．女子では，133cm以上で思春期にはいると3分の2が150cmを終えるが，133cm以下で思春期にはいると90％は150cmに達しない．

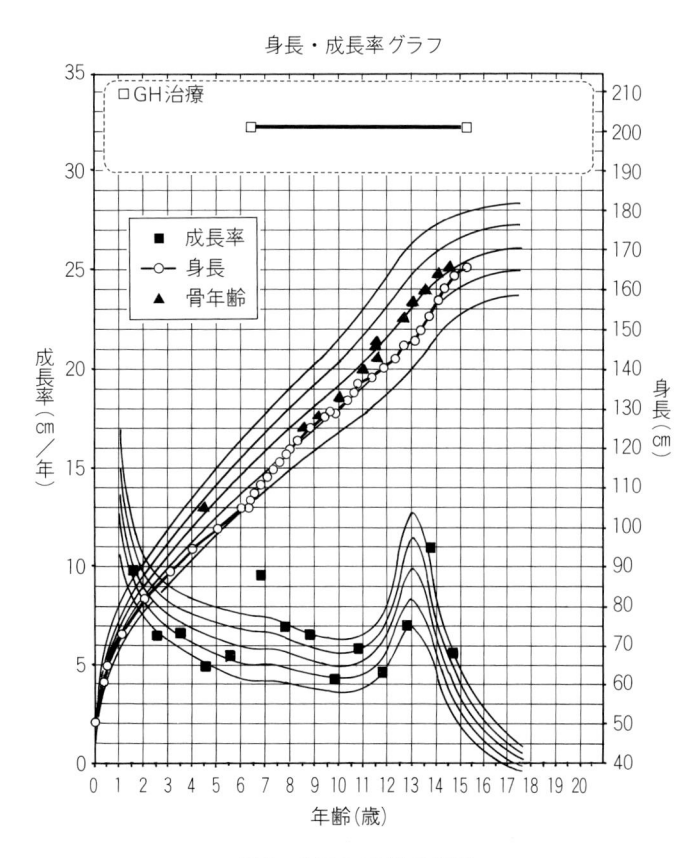

図2　症例のGH治療経過

低身長で思春期に入ったGHDにたいし，思春期の伸びを大きくして成人身長を高くする方法に，性腺抑制療法の併用がある．GnRHアナログ治療を併用することにより，骨年齢の成熟が抑えられ，思春期の期間が長くなることによって，思春期の伸びの増大をはかる方法である．われわれのデータでは，性腺抑制療法を併用して，135cm以下で思春期に入った男子の88％が160cmを超え，133cm以下で思春期に入った女子の67％が150cmを超えた．しかし，性腺抑制療法により性ホルモンを抑制することの弊害として，成長率が落ちること，治療期間が長く（3年以上）必要であること，思春期にみられる骨密度の上昇が遅れることなどがある．この治療法はいまだ研究的な治療法であり，専門家が患者さんの十分な同意を得たのちに行うべき治療法である．

[田中　敏章]

疾患 13 のどが渇き 尿が多いが!!?

問 題 編

● 症例と設問

症　例：28歳，女性，会社員
主　訴：多尿，口渇，多飲
家族歴：母親が2型糖尿病
既往歴：特記すべきものなし
現病歴：今年の6月中旬頃から急にのどが渇くようになった．その後も改善がみられず，また1～2時間ごとの夜間排尿が続くため，8月初旬，N大学病院内科に受診した．
初診時現症：身長158cm，体重52.0kg，意識清明，血圧118/72mmHg，心拍数68/分，眼瞼結膜に貧血なし，甲状腺腫大なし，頸部リンパ節も触知しない．舌，口腔粘膜および皮膚は乾燥傾向．腹部は平坦で圧痛はなく，腫瘤を触知しない．腋毛，恥毛の脱落なし．

尿所見：ブドウ糖（－），蛋白（－），浸透圧138mOsm/kg，沈渣異常なし，1回尿量450ml
一般検査・生化学検査所見：
a) 血算：赤血球 534万/μl，白血球 6,500/μl，血小板 28万/μl，Hb 14.5g/dl，Htc 45.5％
b) 生化学：血糖 86mg/dl，総蛋白 8.0g/dl，GOT 22 IU/l，GPT 28 IU/l，総コレステロール 188mg/dl，Na 146mEq/l，K 4.0mEq/l，Cl 109mEq/l，尿酸 6.5mg/dl，クレアチニン 1.2mg/dl，血漿浸透圧 295mOsm/kg
c) 内分泌検査：TSH 2.8 μU/ml，Free T3 2.85pg/ml，Free T4 1.25ng/dl，GH 1.5ng/ml，ACTH 35pg/ml，LH 4.0mIU/ml，FSH 8 mIU/ml，PRL 14.0ng/ml，バゾプレシン 0.55pg/ml，コルチゾール 14.5 μg/dl
d) 心電図，胸部X線写真：著変なし
e) 頭部MRI：図1 A

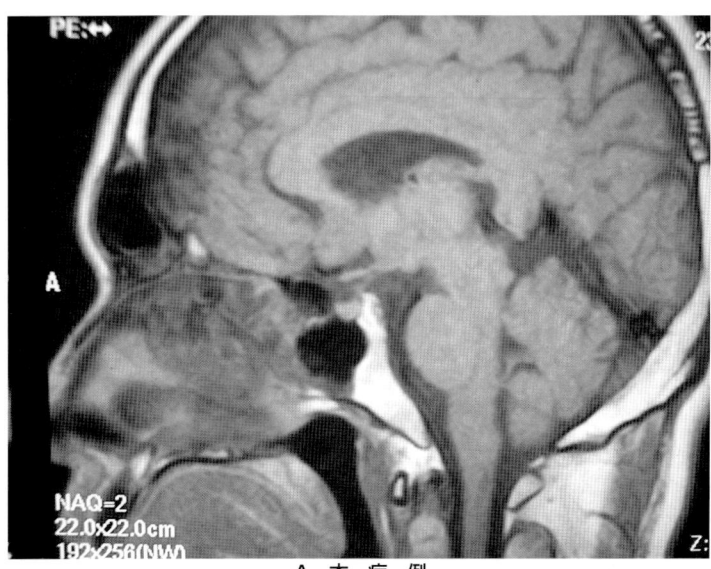

下垂体後葉のシグナル強度に注意

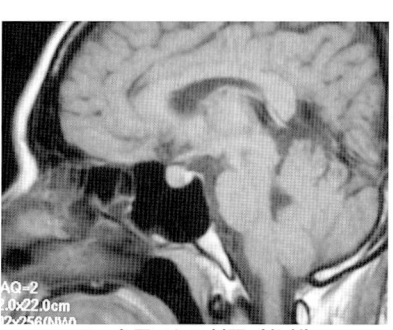

A．本症例　　　　　　　　　　B．多尿のない対照（参考）

図1　MRI T1強調像（矢状断）

問題1　多尿に関し適切なものはどれか？
a. 1日尿量で評価する．
b. 低張多尿とは尿浸透圧が350mOsm/kg未満．
c. 2,500ml/日以上の尿量が多尿．
d. 頻尿は通常多尿を伴う．
e. 多尿時には脱水を伴う．

問題2　本症例の検査の進め方について適当と考えられるものはどれか？
a. 家族歴に糖尿病があり，ブドウ糖負荷試験（GTT）は多尿の鑑別上有用である．
b. 各種検査を安定して行うため，検査入院中は飲水量減量を指示する．
c. 経過をみたうえで下垂体前葉機能のスクリーニングの必要性を判断する．
d. デスモプレシン（DDAVP）負荷試験は多尿診断の最も基本的検査である．
e. 腎・尿路系の画像診断を行う．

問題3　治療および経過観察に関して適切なものはどれか
a. DDAVPは，使用開始時には反応性が悪い．
b. MRIで器質的変化がみられない場合は特発性と考え，1年後にMRIを実施する．
c. 本症では約半数の患者に自然寛解がみられるため，薬剤の継続に注意する．
d. 治療後の水バランスの簡便な指標として血清ナトリウムが有用である．
e. DDAVPは失活しやすいため，外出時にはアイスボックスを使用する．

解 説 編

中枢性尿崩症（central diabetes insipidus：CDI）について

1．疾患概念
CDIは多尿，口渇，多飲を示す疾患であり，抗利尿ホルモンであるバゾプレシン（arginine vasopressin：AVP）の分泌低下により発生する．多尿を発生する結果，高張性脱水傾向に傾き，口渇中枢が刺激され，飲水行動という代償機構が作動する．多尿は水分の過剰漏出である水利尿（低張尿）である．

2．病因と頻度
CDIの原因は，厚生省調査によれば，頭蓋咽頭腫，胚細胞腫に代表される脳腫瘍やリンパ球性漏斗下垂体後葉炎などの器質的病変により発症する続発性が60.4％，画像的に器質的変化を特定できない特発性が38.6％，遺伝性に発症する家族性が1.0％である．また，CDIの受療患者数推計は4,700人である．

3．臨床症候
1）多尿，口渇，多飲
多尿は低張尿を示し，糖尿病などでみられる溶質利尿（高張尿）とは異なる．CDIの多尿は典型例では10L/日以上を示すが，AVP分泌能の残存程度により3L/日前後と目立たないこともある．特徴的な点は，夜間就眠後も1～数時間ごとに排尿をくり返すことであり，夜間尿がない場合はCDIがごく軽症であるか，CDI以外の疾患を考える．口渇，多飲の特徴としては，とくに冷水を好み，また1回の摂取量が多く，夜間の排尿時に同時に飲水をする点である．

2）脱水症状・所見
飲水が十分であれば脱水とならないが，仕事中や睡眠時には自由に飲水できず，またトイレの回数を減らしたいため患者自身が飲水抑制をすることがあり，未治療患者では高張性脱水になりやすい．とくに夏季には発汗が加わり，皮膚や粘膜の乾燥などが顕著となりやすく，無汗症やSjoegren症候群と誤診される患者も少なくない．

3）その他の症状・所見
多尿の持続により，最大膀胱容量が1Lを超える場合もあり，充満した膀胱を下腹部に腫瘤として触知することがある．また，トイレに行けず失禁することを恐れるあまり，排尿行為に関する強迫的行動（必要以上の頻繁な排尿行動，トイレ位置の頻回確認など）が発生しやすい．

また，続発性CDIで視床下部障害あるいは下垂体前葉障害が併存すれば，下垂体前葉機能低下として月

経異常，副腎不全などの症状が前面に出てくることがある．

4. 診　断[1)2)]（表）

1）尿関連検査
尿量は3L/日以上の低張多尿である．尿糖は陰性で，Na，Caなどの尿中溶質濃度に異常はない．

2）血液検査
（1）生化学検査：水補給が不十分であれば，血清Na，クレアチニン，尿酸，ヘマトクリットなどが脱水を反映し正常上限から軽度高値に分布する．

（2）血漿AVP値：CDIでは血漿AVPは低値を示すが，分泌が完全に消失する完全型と，一定の分泌能が残存する部分型がある．部分型では，基礎状態のAVP絶対値が異常低値を示さないことがあるため，同時に測定した血漿浸透圧（血清Na）との相関関係から判定する．確定診断には5％高張食塩水負荷を行い，30分ごとに測定した血漿AVPと血漿浸透圧を正常反応と比較し診断する（図2）．

3）画像診断
MRIにより画像診断を進める[3)]．特発性CDIでは，T1強調矢状断で健常者に存在する後葉の高信号が失われることが特徴的である（図1）．続発性CDIでは，これに加えDIの背景疾患となる胚細胞腫などの腫瘍像や，リンパ球性漏斗下垂体後葉炎では下垂体茎の肥厚が描出される．

5. 治　療
AVPにはV2受容体を介した尿量減少作用のほかに，V1受容体を介した血管収縮，血圧上昇などの付随作用があり，さらに血中半減期も短いため，AVPの構造を修飾しV2受容体作用のみを発揮し長時間作用型に改良したDDAVPが合成された．日本ではDDAVPの点鼻液と点鼻スプレーの2種類がCDIの治療適応をもつ．なお，夜尿症や血友病Aなどに適応をもつ異なった規格あるいは剤型のDDAVPがあるが，すべてCDIは適応外である．

6. 予　後
特発性CDIであれば著明な脱水に陥らない限り生命予後に問題はない．続発性CDIでは背景疾患の予後に依存する．

● 鑑別する疾患

コントロール不良の糖尿病では多尿の発生頻度が高いが，尿糖測定により容易に鑑別できる．このほか，Na負荷時などでも溶質利尿が起こるが，尿中溶質排泄量を測定すれば鑑別可能である．

水利尿で多尿を示す疾患としては，腎性DIと心因性多飲症が鑑別対象となる．腎性DIはAVPが集合尿細管で水再吸収作用を発揮できない病態で，AVP分泌は障害されておらず，DDAVPに対する尿濃縮が障害されていることから鑑別される．心因性多飲症は精神的側面から口渇が亢進し，大量飲水により多尿となるが，飲水できない時間帯，すなわち夜間には排尿量が減り，また5％高張食塩水負荷でAVP分泌の障害がないことから診断できる．

● 患者の生活指導

DDAVPによる治療開始後には，飲水が過剰になら

表　中枢性尿崩症の診断

以下のすべてを満たすことが診断の原則
- a) 症候：多尿（3,000ml/日以上），口渇，多飲
- b) 検査：尿浸透圧 290mOsm/kg未満
- c) 5％高張食塩水負荷時の血漿バゾプレシン値
  （0.05ml/kg/min，120分間点滴投与）

血清Na (mEq/L) レベル	血漿AVP (pg/ml)
144	1.5≧
146	2.5≧
148	4.0≧
150≦	6.0≧

＊上記レベルのすべてを満たす場合は完全型，1～3個のレベルで該当する場合は部分型
- d) DDAVP投与により尿浸透圧が300mOsm/kg以上
- e) MRI：T1強調矢状断で後葉高信号の消失
　　　　続発性では腫瘍像などの器質的変化の存在

（厚生労働省間脳下垂体機能障害調査研究班平成13年度治療の手引き[1)]を一部改変）

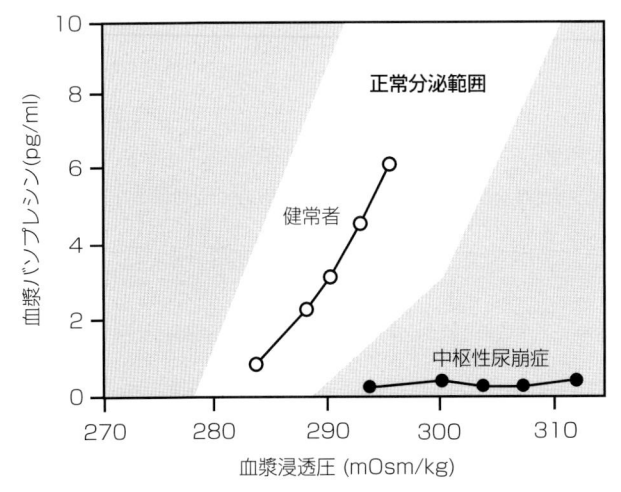

図2　5％高張食塩水負荷試験
中枢性尿崩症患者におけるバゾプレシン分泌例

ないよう指導し，水中毒を避ける．アレルギー性鼻炎などで鼻粘膜吸収効率が悪く利尿状態が続くときは，適宜DDAVPを追加させる．

また，患者自身が表現することの少ない「排尿行動に関する精神的なストレス」が全患者にあるものとして，その対応に注意する．

◉ 問題の解説および解答

問題 1
「尿が多い」，「普通より尿がたくさん出る」などの患者の表現は，医学的には多尿でないことも多い．たとえば，膀胱炎時にみられる頻尿は，排尿回数は多いが1回尿量は少なく多尿ではない．多尿診断の第一歩は，客観的な尿量の把握であり，外来では自由飲水下で尿量を毎回分計測し，その24時間分集計を一日尿量として評価する．一般に3L/日以上が多尿とされている．低張多尿とは血漿浸透圧に比較し低い多尿を意味し，290mOsm/kg未満が基準である．多尿時には脱水傾向になる場合が多いが，心因性多飲症のように飲水過剰による多尿もあり注意を要する．

問題 2
糖尿病による多尿は尿糖排泄による浸透圧利尿であり，GTTをするまでもなく尿糖の有無で即時に評価できる．安易な水制限はDI患者では循環虚脱にも陥るため，検査時も原則的に自由飲水させる．CDIの原因の過半数は器質的病変によるため，下垂体前葉機能検査は早期に施行する．DDAVP負荷試験は腎性DIの除外診断であり，水利尿による多尿の場合はまずAVP分泌能を高張食塩水負荷試験で評価する．多尿により二次的に巨大膀胱や水腎症を発生することがあるため，腹部超音波などでスクリーニングを行い確認する．

問題 3
罹患歴の長い患者では過量飲水の習慣が身についているため，とくに治療初期にはこの点に注意し水中毒発生を予防する．初回のMRIで異常が認められない場合も，微小病変の可能性は否定できず，少なくとも3〜6カ月後にMRIを再検する．CDIの自然寛解率は低く，多くの症例で永続的なDDAVP治療が必要となる．血清Naは主として体内水分との相関で上下するため，最も容易な水代謝の指標となりうる．DDAVPの冷所保管は基本であるが，この指導が行き過ぎて，海外旅行時にアイスボックス入りDDAVPの通関で問題になったケースもある．1週間前後の旅行で，日本の室温程度であれば使用上問題ない．

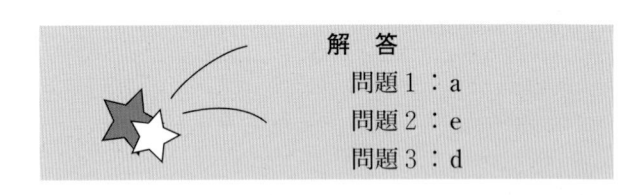

解 答
問題1：a
問題2：e
問題3：d

◉ レベルアップをめざす方へ

仮面DI（masked DI）
CDIに副腎不全が合併すると多尿がマスクされることがある．コルチゾール不足による糸球体濾過率の低下や尿細管のNa再吸収量の変化などにより発生するとされ，たとえば脳腫瘍によりCDIとACTH分泌障害が併発すると，続発性副腎不全により，見た目の尿量が増加しないことがある．

妊娠とCDI
妊娠時に胎盤からオキシトシン分解酵素が大量に分泌され，オキシトシンと類似構造をもつAVPの分解も亢進する．非妊時に軽度のAVP分泌障害がある場合，妊娠の進展に伴い多尿が顕在化することがある．

●文　献●
1) 間脳下垂体機能障害調査研究班：バソプレシン分泌異常症．厚生労働省特定疾患間脳下垂体機能障害調査研究班平成13年度研究報告書：32-33, 2002.
2) 大磯ユタカ：視床下部/下垂体疾患のクリニカルパス；中枢性尿崩症．ホルモンと臨床51：249-256, 2003.
3) Fujisawa I：Magnetic resonance imaging of the hypothalamic-neurohypophyseal system. J Neuroend 16：297-302, 2004.

[大磯　ユタカ]

疾患 14 低Na血症をともなう意識障害!?

問題編

症例と設問

症　例：57歳，女性
主　訴：頭痛，嘔吐，下肢の痙れん
家族歴：特記することなし
既往歴：特記することなし
現病歴：3カ月前より下肢の痙れんが出現，徐々に回数が多くなり，1日数回みられるようになった．2週間前より頭痛，悪心，嘔吐がみられ，昨日より傾眠傾向となったため入院．
入院時現症：身長152cm，体重39kg，血圧142/90mmHg，脈拍72/分，整．意識は無欲状．結膜に貧血，黄疸なく，口腔粘膜の乾燥はない．心肺腹部に特記することはない．下腿浮腫を認めない．また，神経学的にも異常所見を認めない．
検査成績：末梢血液に貧血，黄疸なく，血清生化学検査では，総蛋白 6.9g/dl，アルブミン 3.5g/dl，AST 20mU/ml，ALT 22mU/ml，LDH 448mU/ml，尿素窒素 16mg/dl，クレアチニン 0.5mg/dl，Na 108mEq/l，Cl 77mEq/l，空腹時血糖 87mg/dlであった．血漿浸透圧は233mOsm/kg H_2O，尿浸透圧 628mOsm/kg H_2O，血漿アルギニンバソプレシン（AVP）4.1pg/mlであった．また血清コルチゾルは12.9μg/dlであった．血清Na値は126mEq/l時に行った水負荷試験では，4時間の尿量は負荷水量の32％，最小尿浸透圧は558mOsm/kg H_2Oと高張のままで，水利尿不全の存在が明らかとなった．

胸部単純X線像，胸部CT像は図1，2に示す．

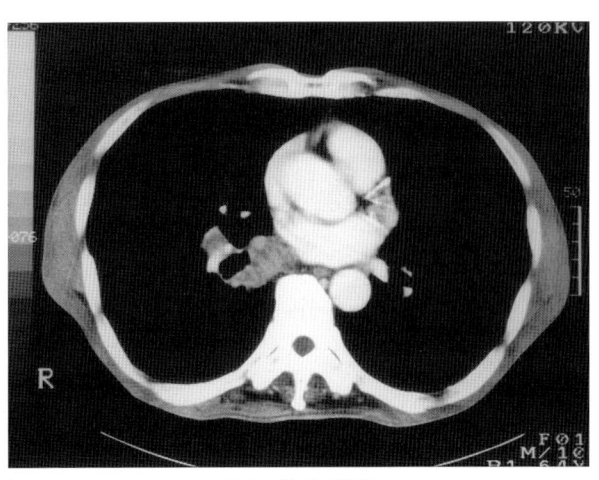

図1　胸部X線像

図2　胸部CT像

問題1　本症で認められるのはどれか.
  a. 血清カリウム値　2.1mEq/l
  b. 血漿レニン活性　1.6ng/ml/h
  c. 血清尿酸値　8.0mg/dl
  d. 血漿ACTH　＜5 pg/ml
  e. 尿中Na排泄　10mEq/日

問題2　入院後24時間以内に補正すべき適切な血清Na値はどれか.
  a. 110mEq/l
  b. 120mEq/l
  c. 135mEq/l
  d. 145mEq/l
  e. 152mEq/l

解説編

SIADHについて

1. 疾患概念

SIADHは，アルギニンバソプレシン（AVP）の分泌過剰によって生ずる著しい低Na血症で，1967年Schwartz, Bartterにより疾患概念が示された[1]．病因から，異所性AVP産生腫瘍と下垂体後葉由来のAVP分泌亢進に分類される．

2. 臨床徴候

低Na血症にみられる臨床徴候は，低Na血症の程度とその進行速度に依存する．血清Na値が120mEq/l以上であれば悪心，食欲減退などの症状をみるのみであるが，110mEq/l以下になると意識障害や痙れんなど重篤な症状を起こし，不可逆性の変化に陥る危険がある（表1）．しかし，低Na血症が急激に進行する症例では，血清Na値が120mEq/l程度でも意識障害や痙れんなどの症状をまねくことがあるので留意する．

表1　低Na血症の症状と所見

症　状	所　見
悪心	腹部違和感
食欲低下	深部腱反射減弱
傾眠，無欲状態	病的反射出現
精神不穏	低体温
痙れん	仮性球麻痺　痙れん

3. 診　断

1) 低Na血症の病型

Naは体内では主に細胞外液に存在するので，血清Na濃度は細胞外液の水とNa含量によって規定される．低Na血症は，hypovolemic, euvolemic, hypervolemic hyponatremiaに分類される（図3）．hypovolemic hyponatremiaは，腎性あるいは腎外性にNa喪失をきたし，このため細胞外液量が減少して低Na血症を呈する（図3 A）．水分の喪失とそれを上回るNaの喪失をきたすもので，理学的には脱水所見を認める．腎性Na喪失は，鉱質コルチコイド欠乏，Na喪失性腎炎などのため尿中Na排泄が持続的に亢進する．腎外性喪失は，食事Na摂取量の減少あるいは下痢・嘔吐による消化管からのNa喪失によるものである．

Hypervolemic hyponatremiaは，浮腫性疾患にみられる低Na血症で，臨床的に最もよく遭遇するものである（図3 C）．腎におけるNaと水の再吸収が増加するが，水貯留がNa貯留を上回るため希釈性低Na血症に陥る．うっ血性心不全，非代償期肝硬変，ネフローゼ症候群などに伴って認められる．

Euvolemic hyponatremiaは，体液量のほぼ正常な（±数%）低Na血症である（図3 B）．SIADHはこれに属する．ほかに，下垂体前葉機能低下症，甲状腺機能低下症，鉱質コルチコイド反応性低Na血症

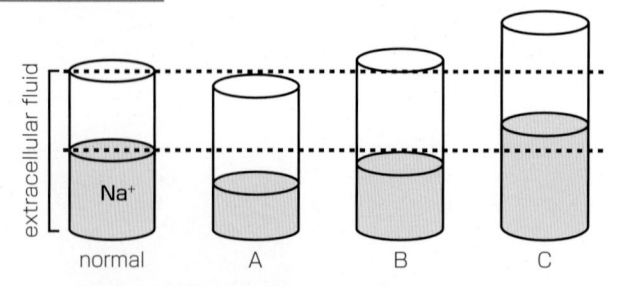

図3　体液量とNa含量からみた低Na血症の病型
A : Hypovolemic hyponatremia　　B : Euvolemic hyponatremia　　C : Hypervloemic hyponatremia

(Mineralocorticoid-responsive hyponatremia of the elderly：MRHE）などが含まれるので，これらの病態とSIADHの鑑別が必須となる．

2）SIADHの診断

SIADHの診断は，Schwartz，Bartterの診断基準に従って行われてきた[1]．これには，低Na血症，低浸透圧血症，高張尿とともに，脱水，浮腫を認めず，副腎・腎機能が正常なことがあげられる．さらに血漿レニン活性が3 ng/ml/h以下，血清尿酸値が4 mg/dl以下や，低血漿浸透圧にもかかわらず血漿AVP値が相対的高値にとどまることなどが示される．腎集合尿細管細胞に存在するAVP依存性水チャンネルアクアポリン-2（AQP-2）の一部（約3％）が尿中に排泄される．尿中AQP-2排泄は血漿AVP濃度と正の相関を示すが，SIADHでは尿中AQP-2排泄は健常者の約3倍に増加する[2]．

水負荷試験はSIADHの患者の経過観察に有用である．水負荷試験は低Na血症を助長するので，著しい低Na血症時には絶対に行うべきでない．血清Na値を125mEq/l以上に保持してから施行する．負荷水量に対する尿排泄率，最小尿浸透圧から水利尿不全の程度を判断する．健常者では，4時間の尿量は負荷水量の80％以上，最小尿浸透圧は150mOsm/kg H$_2$O以下となる．

3）SIADHの病因

SIADHをきたす疾患は，表2に示すように異所性AVP産生腫瘍と，下垂体後葉由来のAVP分泌亢進に大別される．後者は，中枢神経疾患や胸腔内疾患によるSIADHが多いが，薬剤性のものも無視できない．SIADHの診断は，この原因疾患の検索まで周到に行うべきことはいうまでもない．

表2 SIADHをきたす疾患

1. 悪性腫瘍	3. 中枢神経疾患
肺癌	脳炎
膵癌	髄膜炎
十二指腸癌	脳出血
胸腺腫	脳梗塞
前立腺癌	クモ膜下出血
悪性リンパ腫	硬膜下血腫
Ewing肉腫	脳腫瘍
	急性ポルフィリア
2. 胸腔内疾患	頭部外傷
肺結核	脳外科手術
肺炎	
アスペルギルス症	4. 薬剤
肺膿瘍	ビンクリスチン
気胸	シクロホスファミド
	クロフィブレート
	カルバマゼピン
	バゾプレシン
	オキシトシン

4．治　療

1）原疾患の治療

原疾患の治療は，SIADHの原因の除去を目的とするもので，低Na血症からの脱却には必須である．前述したように，AVPの分泌亢進は異所性AVP産生と下垂体後葉由来の2つに分けられる．前者は主に悪性腫瘍によることが多い．また下垂体由来のAVPによるSIADHの症例でも原疾患が改善したあとも低Na血症が遷延することが多く，SIADHの病態改善にはすみやかに還元されにくい．

2）低Na血症の補正

SIADHの治療は，低Na血症の改善を目的とする対症療法が中心となる．血清Na値を少なくとも125mEq/l以上に保持するため，後述する治療を行う．これには，低Na血症の回避を目的とする持続的な治療と，著しい低Na血症による水中毒防止のための輸液療法がある．

血清Na値が120mEq/l以下の著しい低Na血症では，高張食塩水の静脈内投与によりすみやかな是正を行う．低Na血症の病態や原因の検索は血清Na値を125mEq/l以上に保持した状態で進めるべきである．高張食塩水は2.5～3％NaCl（用時作製）を用いる．これを静脈内に0.025～0.075ml/kg/分の速度でゆっくりと投与することにより，血清Na値をすみやかに是正できる．血清Na値の補正速度は0.5mEq/l/時間で，24時間で10～15mEq/lの上昇にとどめるのが肝要である．急激な血清Na値の上昇は橋中心髄鞘崩壊をまねくおそれがあるので，補正のスピードには十分な留意が必要である．

血清Na値125mEq/l以上に補正したのち，治療の原則はその成因にかかわりなく水制限である．水分摂取は1日15～20ml/kgに抑える．AVPの分泌はつねに過剰状態にあるので，水分摂取を増やすと腎での水の再吸収が増加して体液増加をもたらすことになる．水制限療法は消極的な方法ながら，SIADHの治療として最も有効な手段となる．

SIADHでは，尿中Na排泄が増加する．Na補充を十分に行って細胞外液のNa量を増やすことも大切である．このため，食塩摂取量は10g以上とするように指導する．

AVPのV$_2$作用阻害は，過剰なAVPによる抗利尿作用を阻止できる．ジメクロサイクリンは腎集合尿細管細胞におけるAVPの作用を抑制するので，利尿効果

が認められる．使用量は1日600〜1,200mgである．今日，AVP V₂受容体拮抗薬が開発中である[3]．本剤は，特異的にAVP V₂作用を阻害するので，実地臨床での有用性は大きいものと期待できる．

問題の解説および解答

問題 1

本症例は，肺癌によるAVPの異所性産生によって引き起こされたSIADHである．細胞外液量の増加による希釈性低Na血症であるが，病態完成期には軽いNa喪失をきたし，euvolemic hyponatremiaとなる．体液量の減少はないので，血漿レニン活性の増加はない．尿中Na排泄は増加する．尿酸クリアランスが増加するので，血清尿酸値は低下してくる．また，下垂体・副腎系は正常に保持される．細胞外液のNaと水の変化が主体となり，血清K値の変化は起こらない．

問題 2

著しい低Na血症では高張食塩水の輸液療法が行われる．血清Na濃度の補正は0.5mEq/l/時間で，24時間で10〜15mEq/lの上昇にとどめるのが重要である．この症例の血清Na値は108mEq/lであるので108＋(10〜15)＝118〜123mEq/lが適切な補正値となる．

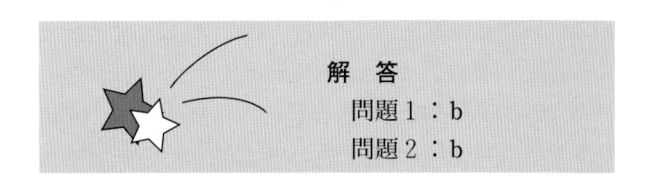

解　答
問題1：b
問題2：b

●文　献●

1) Bartter FC, Schwartz WB：The syndrome of inappropriate secretion of antidiuretic hormone. Am J Med 42：790-806, 1967.
2) Saito T, Ishikawa S, Ando F, et al：Exaggerated urinary excretion of aquaporin-2 in the pathological state of impaired water excretion dependent upon anginine vasopressin. J Clin Endo Metab 83：4034-4040, 1998.
3) Saito T, Ishikawa S, Abe K, et al：Acute aquaresis by the non-peptide anginine vasopressin (AVP) antagonist OPC-31260 improves hyponatremia in patients with syndrome of inappropriate secretion of antidiuretic hormone. J Clin Endo Metab 82：1054-1057, 1997.

［石川　三衛］

疾患 15 肥満，高血圧，月経不順を主訴に来院した32歳女性

問題編

症例と設問

症　例：32歳，女性
主　訴：肥満，高血圧，月経不順の精査
家族歴：特記すべきことなし
現病歴：住民検診で高血圧を指摘された．1年前より脱力感を自覚し，下肢筋力の低下がある．同じころより体重が増加し，月経が不順で顔面にニキビもでるようになった．

初診時現症：身長 154cm，体重 56Kg，血圧 170/110mmHg，脈拍 64bpm，顔面はやや紅潮しており，体幹部を中心に肥満，下腹部に赤色の皮下線条，脛に多毛傾向と軽度の下腿浮腫を認める．心肺異常所見はない．
尿所見：蛋白（−），糖（＋），潜血（−），沈渣異常なし
一般血液・生化学検査所見：赤血球 450万/mm³（380〜500），白血球 12,000/mm³（3,400〜9,600），Hb 12.0g/dl（11〜15），Hct 38.0％（34.0〜45.0），血小板 20.5万/mm³（12.9〜41.0），総蛋白 4.9g/dl（6.5〜8.3），Alb 3.1g/dl（3.8〜5.2），GOT 14 IU/l（13〜34），GPT 20 IU/l（8〜37），LDH 282 IU/l（119〜214），AlP 244 IU/l（107〜340），BUN 8 mg/dl（8〜20），クレアチニン 0.5mg/dl（0.5〜1.0），尿酸 4.3mg/dl（2.6〜7.0）総コレステロール 209mg/dl（140〜219），中性脂肪 132mg/dl（29〜149），空腹時血糖 118mg/dl（65〜115），Na 142mEq/l（136〜147），K 3.2mEq/l（3.4〜5.1），Cl 103mEq/l（98〜108），Ca 8.0mg/dl（8.4〜10.6），IP 2.5mg/dl（2.5〜4.6），CRP 2.86mg/dl（0〜0.32）

副腎機能検査：血中コルチゾール 22.7 μg/dl（14〜18），尿中17OHCS 13mg/日（4〜8），17KS 5 mg/日（1〜3），血中アルドステロン 5.6ng/dl（4〜10），ACTHは感度以下（10〜20），DHEA-S 560 μg/dl（73〜322）．

心電図：異常なし，胸部レントゲン写真：異常なし，腹部CT：図1．

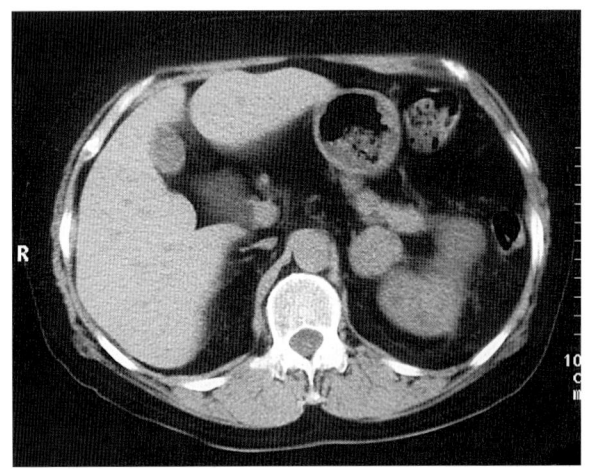

図1　腹部CT（左副腎腺腫）

問題1　本症で認められ血中コルチゾールの変化はどれか．
a. 低用量デキサメサゾンで抑制され日内変動がない．
b. 高用量デキサメサゾンで抑制され日内変動がない．
c. 低用量デキサメサゾンで抑制されず日内変動がある．
d. 高用量デキサメサゾンで抑制され日内変動がある．
e. 高用量デキサメサゾンで抑制されず日内変動がない．

問題2　今後の治療方針で正しいのはどれか．
a. 下垂体照射
b. ステロイド合成阻害薬の投与
c. 経蝶形骨洞下垂体腺腫摘出術
d. 両側副腎切除術
e. 腹腔鏡下片側副腎切除術

問題3　月経不順の原因として考えられるのはどれか．2つ選べ
a. 男性ホルモン過剰
b. 女性ホルモンの減少
c. プロラクチンの増加
d. 二次性糖尿病
e. コルチゾール過剰

解説編

クッシング症候群について

1. 疾患概念
コルチゾールの慢性的過剰によって特徴的身体的所見と症状をきたす病態．コルチゾール過剰の原因として（1）副腎皮質コルチゾール産生腺腫（2）下垂体ACTH産生腫瘍（3）異所性ACTH（きわめてまれにCRF）産生腫瘍がある．

2. 頻度
まれな疾患である．とくに異所性ACTH産生腫瘍や副腎癌によるコルチゾール産生は稀有である．

3. 臨床症状
全身倦怠感，易疲労感，下肢の脱力，うつ傾向，無月経，骨粗鬆症，易骨折性

4. 診断
特徴的臨床所見として中心性肥満，満月様顔貌，水牛様脂肪沈着（バッファローハンプとも称され後頸部から上背部にかけての脂肪沈着），下腹部や上腕部の皮膚線条，挫創，多毛傾向などが出現する．高血圧，糖尿病などを伴うことが多いが特徴的所見ではない．診断の確定はコルチゾールの過剰分泌を血中コルチゾールまたは尿中遊離型コルチゾール，17-OHCSで証明する．コルチゾール過剰産生の部位を決めるため画像診断を行う．副腎病変は腹部CT，下垂体病変はMRIで検索する．検査値では白血球の増多（好酸球減少，相対的リンパ球の減少），低カリウム血症がみられる．デキサメサゾン抑制試験や日内変動を調べコルチゾールの自律性分泌が認められれば副腎性クッシングの可能性が高く，ACTH依存性であれば下垂体性クッシング症候群と診断される．きわめてまれに肺癌や気管支カルチノイドなどによる異所性ACTH産生腫瘍や副腎癌によってクッシング症候群を発症することがあり，この場合にはデキサメサゾンの高用量によってもコルチゾール分泌は抑制されない．血中ACTHを測定し抑制（10pg/ml以下）されていれば副腎性，高値であれば下垂体性または異所性ACTH産生腫瘍である．

^{131}I-アドステロールによる副腎シンチグラフィは副腎の機能的および局在診断に有用である．

5. 治療
下垂体腺腫または副腎腺腫を切除するのが原則である．下垂体腫瘍にたいしては経蝶形骨洞によるアプローチ（Hardyの手術），副腎腺腫に対しては腹腔鏡下摘出術が行われる．手術不能例では副腎ステロイド合成阻害薬（ミトタン，トリロスタンなど）が用いられる．

6. クッシング症候群に関連する特異な病態
1) プレクリニカルクッシング症候群（Pre-CS）
Pre-CSはクッシング症候群に特徴的な身体所見を欠くコルチゾール産生副腎腺腫である．本症発見のきっかけは，腹部超音波検査，CTスキャン，MRIなどによって見出される副腎偶発腫である．本邦の厚生労働省調査研究班によるPre-CSの診断基準は副腎腫瘍の存在（副腎偶発腫）すること，クッシングの臨床症状を欠くこと，コルチゾールの自律的分泌を示す検査所見などで構成されている[1]．高血圧，全身性肥満，耐糖能異常はPre-CSにみられる徴候であるが，これらはクッシング症候群に特徴的所見ではない．コルチゾールの基礎値が常に高値を示す症例はPre-CSから除外される．コルチゾールの自律的分泌はデキサメサゾン抑制試験や日内変動で判定する．デキサメサゾン1mgの簡易試験で翌朝のコルチゾール値が3μ/dl以上，8mgの高用量試験で1μ/dl以上であればデキサメサゾン非抑制である．

2）ACTH非依存性大結節性過形成（AIMAH）

両側副腎に大結節と過形成を認めるがACTHは抑制され自律性のコルチゾール分泌を呈するクッシング症候群である．

問題の解説および解答

問題　1

コルチゾール産生副腎腺腫によるクッシング症候群ではコルチゾール分泌は自律性を示し，低用量および高用量のデキサメサゾンによって抑制はみられない．下垂体腺腫によるクッシング症候群（クッシング病と称される）では高用量のデキサメサゾンによってコルチゾールは抑制されるので鑑別に有用である．健常人ではコルチゾール分泌はACTHに依存して早朝高く，夜間に低下する日内変動を示すが，副腎腺腫によるクッシング症候群ではコルチゾールの日内変動は消失している．

問題　2

コルチゾール産生副腎腺腫によるクッシング症候群では腺腫の摘除が原則である．現在，本邦では腹腔鏡下副腎摘除が広く行われている．開腹による副腎摘除に比べ，術後の快復が早く，早期に経口摂取も可能である．下垂体性クッシング症候群ではガンマナイフや経蝶形骨洞下垂体腺腫切除術（ハーディの手術）が行われる．副腎腺腫切除後は対側の副腎機能が回復するまで副腎ステロイドホルモンの補充が必要である．

問題　3

クッシング症候群における月経不順はアンドロゲンの分泌亢進およびコルチゾールの過剰によると考えられる．

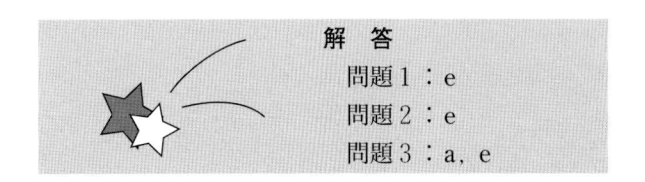

解　答
問題1：e
問題2：e
問題3：a, e

レベルアップをめざす方へ

今日では典型的な身体所見を呈するクッシング症候群を診断する機会は少なくなった．その理由として画像診断や二次性高血圧のスクリーニングの普及により早期に診断されるためと考えられる．早期に発見されるクッシング症候群では皮膚線条や多毛傾向など本症に特徴的な身体所見は見られるがその程度は啓ビンであることが多い．これとは別に，副腎疾患以外や検診で腹部のCT画像や腹部の超音波エコーを撮った際，副腎に偶然腫瘍所見が検出されることがあり副腎偶発腫と称されている．本邦における副腎偶発腫の全国集計では7.5%にコルチゾール産生腺腫が発見されている．この事実は副腎偶発腫において術前内分泌検査を行わずに腺腫摘出した場合，術後副腎不全に陥る可能性が同頻度で発生することを示している．一般に，Preclinical Cushing症候群（Pre-CS）の診断時の年齢はCushing症候群の年齢より高齢であることからPre-CSは必ずしも典型的なクッシング症候群に移行する前段階ではないことを示唆している．

異所性ACTH産生腫瘍におけるクッシン症候群とAME症候群

肺カルチノイドなどによる異所性ACTH産生腫瘍ではしばしば高血圧，低カリウム血症が生ずることが知られている．このような例では尿中のTHF（コルチゾール代謝物）/THE（コルチゾン代謝物）比は上昇しており，血清カリウム値と逆相関している．低K血症，低レニン，代謝性アルカローシスなど鉱質コルチコイド過剰症状態であるが鉱質コルチコイドは低下しているのでApparent Mineralocorticoid Excess（AME）と命名されている．その原因としてコルチゾールを不活性化する酵素である11β-HSD2型が過剰のコルチゾールのため代謝を免れて（酵素に対する基質の飽和）鉱質コルチコイド受容体に結合するためと考えられている．

●文　献●
1）Cushing's syndrome（DC Aron, JB Tyrrell, eds）. Endocrinol Metab Clin North Amer 23(3), Phyladelphia, Saunders, 1994.
2）宮森　勇：クッシング症候群と原発性アルドステロン症の心血管障害．ホルモンと臨床 52：49-56, 2004.

[宮　森　勇]

疾患 16 血清カリウム低値の高血圧患者!?

問題編

症例と設問

症例：60歳，男性
主訴：高血圧
現病歴：数年前より高血圧と肝障害を指摘され，グリチルリチン酸，ビタミン薬および降圧薬としてニフェジピン徐放錠を投与されていた．最近になって降圧薬の服用にもかかわらず160/100mmHg以上の血圧になることが多く，血清Kが3.3～3.5mEq/l，血漿レニン活性（PRA）低く，血漿アルドステロン濃度（PAC）が高値であることから本院を受診し，入院となった．
既往歴：上記の肝障害と高血圧
家族歴：父：不整脈，兄：糖尿病
入院時現症：身長 164cm，体重 62kg，血圧 150/93mmHg，脈拍数 78拍/分，体温 36.5℃，甲状腺腫（－），頸部血管音（－），心音純，肺に異常なし．腹部平坦，肝1横指触知，腎触知せず，腹部血管雑音（－），CVA tenderness（－），下肢浮腫（－），反射正常．

<入院時検査所見>
一般検尿：pH 7.0，蛋白（－），糖（－），赤血球 1/数，白血球 1～2/IFG，円柱（－），尿中Na/K排泄量：189mmEq/日/43mEq/l，血算：赤血球462万/μl，Hgb 14.4g/dl，Ht 42.2%，白血球 4,600/μl，（Band＋seg 61.3%，Lymph 28.8%，Mono 5.5%，E 3.1%，B 1.3%）．生化学：TP 6.7g/dl，TB 0.7mg/dl，AST 48 IU/l，ALT 56 IU/l，AlKP 290 IU/l，Cr 0.9mg/dl，BUN 20.5mg/dl，UA 4.3mg/dl，Na 145mEq/l，K 3.4mEq/l，Cl 100mEq/l，Ca 8.9mg/dl，TC 193mg/dl，TG 103mg/dl，血糖 101ng/dl，CRP 0.09mg/dl，血漿レニン濃度（PRC）＜2.5pg/ml，血漿アルドステロン濃度（PAC）200pg/ml，ACTH 8 u，血漿コルチゾール濃度 7.4μg/dl

特殊検査：レニン抑制度とホルモンの日内変動を知るためにフロセミド（40mg）の負荷試験とアルドステロン，ACTHとコルチゾールの日内変動測定を実施．表1，2に示すように，フロセミドでレニン分泌は刺激されず，PACは著明に増加した．ホルモンの日内変動では，正常者と類似したパターンがみられた．

画像検査：腹部超音波検査および腹部CT検査にて，副腎腫瘍はみられず，副腎部に異常所見はみられなかった．

表1　フロセミド負荷試験
（フロセミド40mg静注2時間後採血）

	PRC (pg/ml)	PAC (pg/ml)
前値	＜2.5	96
負荷後	＜2.5	222

PRC：血漿レニン濃度，
PAC：血漿アルドステロン濃度

表2　ACTH，コルチゾール（PC）およびPACの日内変動

	午前0時	午前7時	午後4時
ACTH (U)	5	16	8
PC (μg/dl)	3.8	8.5	6.0
PAC (pg/ml)	68	185	161

問題1　本症例で考えるべき疾患はどれか．2つ選べ．
a. 腺腫による原発性アルドステロン症
b. 低レニン性本態性高血圧症
c. 薬剤性高血圧症（グリチルリチン酸による）
d. クッシング症候群
e. 特発性アルドステロン症

問題2 本症例で次に予定すべき検査は何か．2つ選べ．
　a．副腎シンチグラム
　b．副腎静脈血中アルドステロンの測定
　c．減塩立位によるレニン，アルドステロンの測定
　d．腹部MRI
　e．副腎造影

問題3 本症例の治療として妥当なものはどれか．2つ選べ．
　a．グリチルリチン酸の投与中止
　b．アンジオテンシンⅡ受容体拮抗薬の追加投与
　c．β遮断薬の追加投与
　d．サイアザイド薬の追加投与
　e．抗アルドステロン薬の追加投与

解 説 編

原発性アルドステロン症（PA）

1．疾患概念

　本疾患は1955年JW Connによって発見された副腎皮質球状層からのアルドステロンの過剰分泌に基づく疾患である[1]．Connによって発見された第1例は，球状層に生じた腺腫からアルドステロンが多量に分泌され，低カリウム（K）血性アルカローシスを呈する高血圧であり，四肢のれん縮，脱力などを呈した症例で，腺腫の摘出によってすべての症状の改善を認めている．

　その後，球状層の腺腫だけでなく，過形成によって生じる症例も報告され[2]，さらに過形成のなかにいまだ原因の明らかでないもの（特発性アルドステロン症 Idiopathic hyperaldosteronism：IHA）と，アルドステロン産生酵素の遺伝子異常―アルドステロン産生酵素と11β-水酸化酵素のキメラ遺伝子による―によって生じ，糖質コルチコイドの投与によって諸症状が改善する糖質コルチコイド奏効性アルドステロン症（Glucocorticoid-remediable aldosteronism：GRA）とが存在することが明らかにされた[3)4)]．なお，過形成のなかに，両側性のものと片側性のものとがあることも明らかにされている．

2．頻　　度

　PAの頻度は，近年血漿レニン活性（PRA）あるいはレニン濃度（PRC）および血清アルドステロン濃度（PAC）が容易に，正確に測定できるようになったことと，副腎疾患に対する画像診断法の精度が良くなったことから，その発見頻度がかなり高くなっている．ただしその発見頻度は，一般施設での一次検診による頻度と専門施設での頻度とでかなりの差があり，前者では高血圧で受診する患者の1％程度，後者では4～5％と考えられている[5]．日本における正確な頻度はいまだ明らかでない．

3．臨床症状

　PAの臨床症状は，良性腺腫や癌腫に基づくものとIHAとは類似しており，症候上で鑑別することは困難である．GRAはアルドステロン分泌量が少ないためか，諸症状が軽度である．

　PAの主症状は，高血圧，低K血性アルカローシスに基づく下肢脱力や麻痺，循環血液量の増加に基づく夜間多尿，さらに進行した症例では尿濃縮障害をきたすこともある．

4．検査成績

　PAを生じている原因およびアルドステロン産生量の多少で症状は異なる．

　典型的な腺腫によるPAでは，生化学的検査で高ナトリウム（Na）血症，低K血症，代謝性アルカローシスがみられる．循環血液量が増加していることから，通常血清尿酸値も低下の傾向にあることが多い．このほか，長期間にわたって低K血症が続いているものでは，耐糖能異常がみられることがある．血算には，クッシング症候群と異なり異常がみられない．

　一般検尿では，尿中Kの排泄が多く，水素イオン（H^+）の排泄が低下するため，尿pHはアルカローシスを呈する．しかし低K血症が長期間となり，H^+の排泄が多くなると尿pHが酸性に傾いてくる．また，低K血症が長期間にわたると腎盂腎炎を生じやすくなり，尿の濃縮障害も生じてくる．

　ホルモン検査で特徴的な所見は，レニンの著明な低下とアルドステロンの著増である．ACTHやコルチゾールには著明な変化がみられない．

5．診　　断

　通常，低K血性アルカローシスを呈する高血圧でPAが疑われ，PRAあるいはPRCとともにPACを測定

し，低レニンで高アルドステロンを呈することで診断が一層高くなる．このような生化学検査およびホルモン検査の実施上最も大切なことは，常食摂取下で降圧薬のほかレニン・アンジオテンシン系に影響を与える薬剤の非投与下で検査することである．

近年PAのスクリーニング法として，PAC/PRA比（ng/dl/ng/ml/hr）比が20～50以上で，PACが高値（12～15ng/dl以上）という基準がかなり有用性が高い[6]．当施設ではPRAより低レニンの測定感度が高いPRCの測定を行っており，この場合にはPAC/PRC（pg/ml/pg/ml）で44以上でPAである確率は90％以上である．

低レニンの確認にフロセミド負荷も有用である．

以上の生化学およびホルモン検査でPAの疑いが強くなれば，諸種画像検査によって確定診断さらに鑑別診断を行う．まず行うのが腹部CTスキャンであり，これで副腎に腫瘍が発見できれば，腺腫あるいは癌腫によるPAが強く疑われる．もし副腎腫瘍が発見されず，片側あるいは両側の過形成が疑われれば，IHAあるいはGRAの疑いが強くなる．もし腫瘍も過形成所見もみられない場合には，CTスキャンで発見できない小さな腺腫によるPAかIHAあるいはGRAの可能性を否定することはできない．そこで次の検査として副腎シンチグラム（[131]Iアドステロールシンチグラム）および可能であれば副腎静脈採血によりアルドステロン濃度を測定する．

副腎シンチグラムでCT上で腫瘍が発見された側に強い取り込みを認めれば，腺腫か癌腫である可能性がきわめて高い．シンチグラムでの陽性所見に加えて，副腎静脈中のアルドステロン濃度が腫瘍例で著しく高値であれば診断が確定する．副腎シンチグラム上，左右差がはっきりしない場合には，副腎静脈血中のアルドステロン値が重要であり，腫瘍側で著しく高値であれば，PAと断定できる．

シンチグラムで左右差がはっきりせず，しかし強い取り込みがあれば，IHA，GRAあるいはCT上で発見できない小さな腺腫が両側にある可能性とを考える．このような場合にも副腎静脈血中のアルドステロン測定が勧められる．両側のアルドステロンが高値であれば，上記の三者のうちのいずれかである可能性が一層強くなる．そこで次のステップとして糖質コルチコイドを投与し，諸症状の改善がみられればGRAの疑いが強くなる．もし諸症状の改善がみられなければ，IHAか微小腺腫によるPAのいずれかとなる．このような場合には，約半年か1年間抗アルドステロン薬（スピロノラクトン）とCa拮抗薬の降圧薬を投与して，血圧と血清Kとを正常化させて経過をみたのち，再度CT検査あるいはMRI検査をすると，IHAか腺腫によるPAか鑑別がつくことが多い．もし半年～1年後に判定できない場合には，また治療を続けながら検査をくり返していくことが勧められる．

6．治　　療

腺腫あるいは癌腫によるPAであれば，できるだけ早く手術摘出することである．GRAであれば糖質コルチコイドの投与と，必要であれば降圧薬を併用投与する．IHAでは，抗アルドステロン薬と諸種降圧薬の投与が原則であり，最も効果的な薬剤は現在のところ，スピロノラクトンとCa拮抗薬の併用投与である．

治療上最も問題となるのは，診断上微小腺腫によるPAか，IHAかの鑑別がつきにくい場合である．IHAでは抗アルドステロン薬と優れた降圧薬とで治療することが原則であることから，微小腺腫と誤って副腎摘出を行わないことである．そのためには，腺腫によるPAにしろ，IHAにしろ，薬物療法が効果的であることから，薬物療法により血圧および血清K値を正常範囲に保持しながら半年～1年ごとに腹部CT検査をくり返して行っていくのがよいかと思われる．腺腫の場合には，何度かの検査で発見されることがしばしばある．

● 問題の解答および解説

問題　1

本症例は低K血症を呈する高血圧であり，PRCが著明に低く，PACが高値であることから原発性アルドステロン症およびその類似疾患を考える必要がある．グリチルリチン酸の影響も考えられるが，PACが高値となることはない．最も適当なものは，aとeである．

問題　2

レニン抑制の強い高血圧であり，グリチルリチンによる高血圧としてはPACが高値であることから，副腎由来の高血圧として，腺腫によるPAか，特発性アルドステロン症かが考えられるので，この鑑別上，[131]Iアドステロールシンチグラムと左右の副腎静脈血中のアルドステロン測定は，ぜひ行うべき検査である．よってaとbが正しい．

問題　3

低K血症を呈する高血圧で，肝障害は軽度であり，低K血症と高血圧を誘発する可能性のあるグリチルリチン酸は中止すべきである．

次に降圧が不十分で，PACが高値で低K血症を呈する高血圧であることから，現在服用中のCa拮抗薬

に，抗アルドステロン薬を追加するのが妥当な治療法である．

解 答
問題1：a, e
問題2：a, b
問題3：a, e

● 文　献 ●

1) Conn JW：Part I. Painting background Part II. Primary aldosteronism, a new clinical syndrome. J Lab Clin Med 413：3-17, 1955.
2) Baer L, Sommers SC, Krakoff KR, et al：Pseudo-primary aldosteronism. An entity distinct from true primary aldosteronism. Circ Res 26-27（Supple）：203-220, 1970.
3) Sutherland DJA, Ruse JL, Laidlaw JC：Hypertension, increased aldosterone secretion and low plasma renin activity relieved by dexamethasone. Can Med Assoc J 95：1109-1119, 1966.
4) Lifton RP, Dluhy RG, Powers M, et al：Hereditary hypertension caused by chimaeric gene duplications and ectopic expression of aldosterone synthase. Nat Genet 2：66-74, 1992.
5) Kaplan NM：The current epidemic of primary aldosteronism：causes and consequences. J Hypertens 22：863-869, 2004.
6) Olivieri O, Ciacciarelli A, Signorelli D, et al：Aldosterone to renin ration in a primary care setting：The Bussolengo study. J Clin Endocrinol Metab 89：4221-4226, 2004.

［猿田　享男］

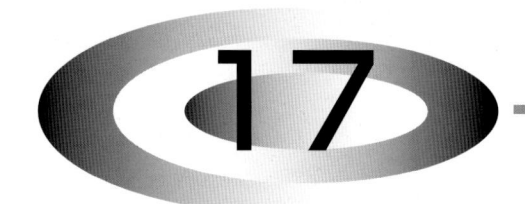

疾患 17 突然頭痛がひどくなる!?

問題編

症例と設問

症　例：48歳，男性
主　訴：頭痛発作
家族歴：姉が糖尿病
既往歴：特記すべきことなし
現病歴：約1年前より突然ずきずきする後頭部痛あり，頭痛に伴い悪心時には嘔吐があった．数分から数十分で軽快するので放置していた．一週間前悪心で気分すぐれず外来を受診し，血圧180/125mmHgと高く精査のため入院した．よく聞くと，ここ2〜3年来体重が5〜6kg減少し，またなんとなく疲れて，ときに不安感を伴った気分のすぐれないときがこの1年に何回かあったという．

入院時現症：身長 173cm，体重 54kg，血圧 185/130mmHg，脈拍 72/分，呼吸数 17/分，体温 36.5℃．いくぶんやせた感じの男性で，理学的所見に異常は認めなかった．眼底所見は火焰状出血および白斑がみられ，Keith-Wagener III度．

検査所見：検尿で，糖2(+)，タンパク(-)，血沈，血算異常なし．血液生化学は血糖135mg/dl（空腹時）以外異常なし．K値は4.2mEq/l．胸部X線撮影，心電図とも異常なし．75gブドウ糖負荷テスト（表1）．血漿レニン活性 1.6ng/ml/時，血中アルドステロン 80pg/ml（いずれも早朝安静臥位で）．

表1　75gブドウ糖負荷テスト

	0	30	60	90	120	180分
血糖(静脈血漿)	134	174	297	283	268	164mg/dl
尿糖	(+)	2(+)	2(+)	3(+)	3(+)	3(+)
IRI	14	28	24	27	17	11μU/ml

問題1　本症で疑われる疾患はどれか．2つ選べ．
a. 本態性高血圧症
b. 原発性アルドステロン症
c. Liddle症候群
d. クッシング症候群
e. 褐色細胞腫

問題2　尿中カテコラミンについて正しいのはどれか．2つ選べ．
a. 尿中カテコラミン異常高値をみつければ，およそ60％で褐色細胞腫診断可能である．
b. 尿中カテコラミン異常高値をみつけるには，一日間蓄尿すればよい．
c. 褐色細胞腫のホルモン測定では，アドレナリンとノルアドレナリンを依頼すれば十分である．
d. 尿中カテコラミンのなか，アドレナリンが優位に高値の場合は，褐色細胞腫の副腎内の局在が示唆される．
e. 尿中カテコラミン検体採取に際しては，6規定塩酸をあらかじめ入れた蓄尿瓶を用意してこれに蓄尿させる必要がある．

解　説　編

● 褐色細胞腫について

1．疾患概念

褐色細胞腫（pheochromocytoma）は，副腎髄質や傍神経節に存在するクロム親和性細胞が腫瘍化したもので，カテコラミンを過剰に生成，分泌する．カテコラミンの過剰生成に伴い，5Hとして知られる高血圧，頭痛，代謝亢進，高血糖，発汗などの症候を呈する．

傍神経節から発生した褐色細胞腫を傍神経節腫瘍（パラガングリオーマ）と区別してよぶこともあるが，広義に考えれば副腎髄質も発生のもとを正せば傍神経節由来であるので，一括して褐色細胞腫とし，単に副腎性と副腎外性とに区別するのが一般的である（副腎外性は異所性ともよばれる）．副腎外褐色細胞腫は約10％の頻度である．また本症の約10％が両側副腎原発で，約10％が悪性で，さらに約10％は小児にみられる．このようなことから本症は「10％病」ともよばれている．

2．発症頻度

褐色細胞腫の発症頻度は，100万人あたり年間2〜8人といわれるほどまれである．また新患外来患者10万人あたりにしても1〜4人とわずかで，高血圧患者に限っても，1,000人に1人ぐらいの割合である．

3．臨床症状

1）高血圧

過剰のノルアドレナリンα作用により高血圧をきたすが，これには発作型と持続型とがある．持続型では絶えず高血圧が持続し，高血圧に伴った症状もはっきりしている．発作型ではふだんの血圧は正常であり，ときに突然高血圧発作を起こす．この発作は1日に何回もくり返すものから，数カ月に1回のものまであり，また発作の持続時間も数分から数時間までまちまちである．

2）循環器症状

動悸，不安感などの循環器症状は，カテコラミン過剰による代謝亢進に伴った体重減少とともに甲状腺機能亢進症と誤らせることもある．これら循環器症状は，心臓へのβ_1作用によっている．

3）糖質代謝異常

カテコラミンのβ_2作用によるグリコーゲンの分解によって血糖が増加する．そのほかにカテコラミンの過剰はα_2作用を介してインスリン分泌の抑制を起こす．これらの機序により耐糖能異常をきたし，血糖増加，糖尿病症状を起こしてくる．

4．診　断

発作性高血圧を主体とした頭痛，動悸，発汗，不安感，悪心・嘔吐などの典型的な高血圧発作症状がみられるものでは，その診断に思いあたり，発見に至る例が比較的多い．このような典型的な臨床像を呈さずに，たとえば不安感，ふるえなどの自律神経失調症状のみを呈し，すぐに診断に結びつかない症例も多い．本症の頻度はきわめてまれであるので本症を見逃さないためにはつねにその存在を念頭において，少しでも疑診があれば精査する以外にない．

検査の進め方（図1）

尿中カテコラミン測定とCT検査の2つが診断を確定するうえで最も有用である．

（1）尿中カテコラミンとその代謝産物　本症を疑ったら，まず尿中カテコラミンとその代謝産物の測定が最も確実な診断法である．カテコラミンは必ずアドレナリンとノルアドレナリンの2分画を，また代謝物のなかではメタネフリン測定が有用である．1回の測定では正常のこともあるので，最低でも1週間くらいは連続採尿する必要がある．異常高値が検出されれば，本症の診断は確定的である（本症のおよそ95％が診断可能である）．

（2）CT　局在診断としてはCTが最も有用である．褐色細胞腫の約10％は副腎外に発生するので，尿中カテコラミンが異常高値で副腎に腫瘍がみられないときは，ほかの部位，とくに胸部および腹部大動脈に沿う傍神経節あたりを精査することが重要である．

以上のほか，画像診断として副腎シンチグラフィと超音波検査も用いられる．画像診断で局在診断が困難なときは下大静脈カテーテル法が有用である．負荷テストとしてはクロニジンテストが用いられる．

5．治　療

本症は腫瘍であるから，その根治療法は外科的な腫瘍摘除以外にはない．腫瘍を完全に摘出できればすみやかに症状が消失する．手術に際しては，麻酔時および手術操作による急激な血圧の上昇，腫瘍摘出後の急激な血圧の下降などに対して，麻酔の発達した今日で

142 Ⅱ.疾患編

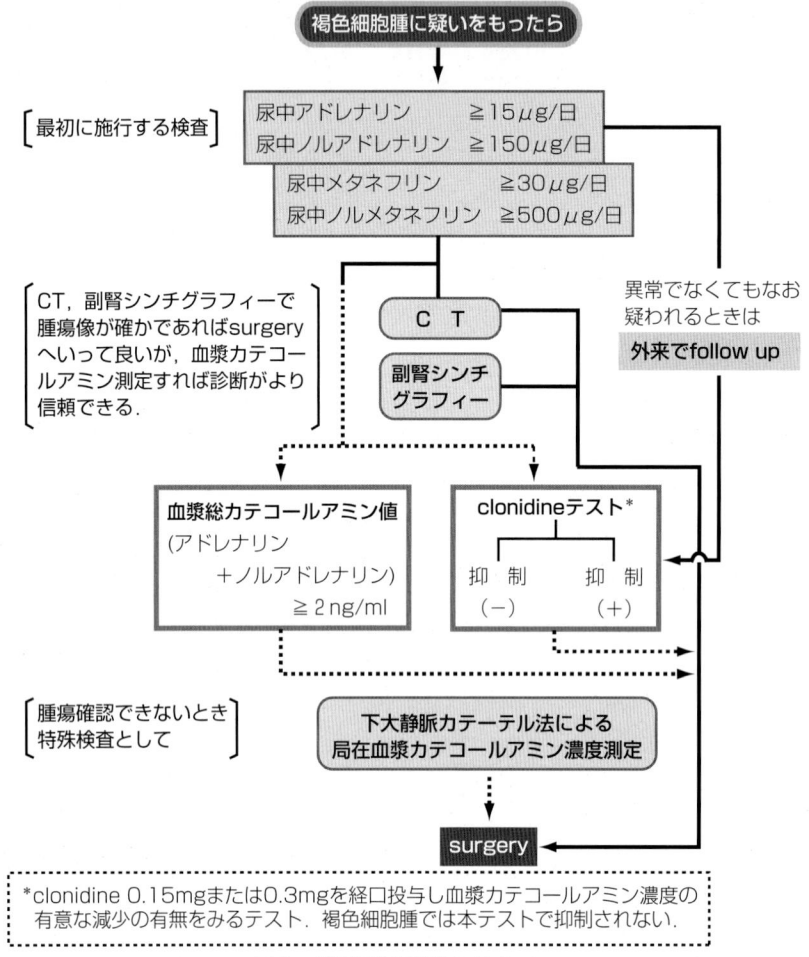

```
褐色細胞腫に疑いをもったら
        ↓
[最初に施行する検査]
    尿中アドレナリン      ≧15μg/日
    尿中ノルアドレナリン   ≧150μg/日
    尿中メタネフリン      ≧30μg/日
    尿中ノルメタネフリン   ≧500μg/日
                                    異常でなくてもなお
        ↓                            疑われるときは
       CT                           外来でfollow up
    副腎シンチ
    グラフィー

[CT,副腎シンチグラフィーで
 腫瘍像が確かであればsurgery
 へいって良いが,血漿カテコー
 ルアミン測定すれば診断がより
 信頼できる.]

血漿総カテコールアミン値       clonidineテスト*
 (アドレナリン              抑制   抑制
  ＋ノルアドレナリン)         (－)  (＋)
  ≧2 ng/ml

[腫瘍確認できないとき          下大静脈カテーテル法による
 特殊検査として]              局在血漿カテコールアミン濃度測定
                                  ↓
                               surgery

*clonidine 0.15mgまたは0.3mgを経口投与し血漿カテコールアミン濃度の
 有意な減少の有無をみるテスト.褐色細胞腫では本テストで抑制されない.
```

図1 褐色細胞腫診断のポイント

も十分注意を払うべきである.術中,術後の急激な血圧の下降に対してはノルアドレナリン投与が必要となる.逆に術中の高血圧クリーゼに対してはレギチーン®(メシル酸フェントラミン)の反復静注や点滴静注を行う.術前にα,β遮断薬を用いてコントロールしておくことも重要である.摘出困難な例や広範な転移のみられる症例では化学療法や^{131}I-MIBGの大量投与を行う.

問題の解説および解答

問題 1

高血圧患者では比較的頻度の高い原発性アルドステロン症をつねに疑っている必要があり,本症例でもレニン,アルドステロンを測定してある.本症例ではK値が正常であり(K値正常のアルドステロン症もあるが…),レニン,アルドステロン値も正常範囲であり,まずアルドステロン症は除外できよう.クッシング症候群も高血圧がみられた場合考慮すべき疾患であり,本症例ではクッシング症候群の約25％にみられる耐糖能異常もある.しかし中心性肥満などのクッシング様体型がみられず,また本症候群にみられる頭痛発作や体重のかなりの減少はクッシング症候に合わない.Liddle症候群は非常にまれな疾患であるが,高血圧をきたす疾患としてはその名はよく知られている.原発性アルドステロン症ときわめて類似しているが,アルドステロン分泌は抑制されており,本症例の検査結果と合わない.

本態性高血圧症は一番頻度の多い高血圧症であり問題1ではこれは選択肢に入れるべきである.ただし不安感を伴った気分のすぐれないエピソード,ずきずきした後頭部痛とときに悪心がみられることが本態性高血圧症とするには多少気になる.このほか体重が5〜6kg減ったこと,耐糖能異常がみられるということにより,まれな疾患であるが褐色細胞腫を疑ってみることは必要である.入院して尿中アドレナリン,ノル

アドレナリンを測定するとそれぞれ32μg/日，1,243μg/日であった．褐色細胞腫のおよそ95％で尿中カテコラミン値の異常高値がみられ，小児でみられる神経芽細胞腫を除いてはきわめて特異性の高い検査である．

問題　2

尿中カテコラミンが明らかな異常値であれば，およそ95％で褐色細胞腫と診断可能である．褐色細胞腫には発作型と高血圧持続型があるが，発作型の場合ただ一日の蓄尿ではカテコラミンの異常高値を発見できないこともあるので，数日間蓄尿を続け測定する必要がある．尿中アドレナリンが異常で，ノルアドレナリンが正常あるいはその逆のこともあるので，かならず分画測定する必要がある．分画測定は，腫瘍の局在を知る助けともなる．アドレナリンが優位に高値の場合は，褐色細胞腫の副腎内の局在が示唆され，逆にノルアドレナリン優位型のものは副腎外の腫瘍（異所性）のことが多い．これはノルアドレナリンをアドレナリンへ転換する酵素PNMTを欠くためである．なおアドレナリン値，ノルアドレナリン値とも正常範囲で，メタネフリンやノルメタネフリンが異常であったという報告もあるので，これらのカテコラミン代謝産物を必ず同時に測定したほうがよい．

カテコラミンの検体採取に際しては6規定塩酸30mlをあらかじめ入れた蓄尿瓶を用意してこれに蓄尿させないと，カテコラミンが分解して測定が無意味となる．検体は－20℃に凍結しておくと1～2カ月安定である．

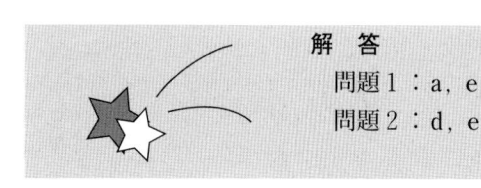

解　答
問題1：a，e
問題2：d，e

レベルアップをめざす方へ

多発性内分泌腺腫症（MEN）の発症機序

多発性内分泌腺腫症（MEN）は，複数の内分泌腺に腫瘍および過形成が特定の組み合わせで生じる病変である．MEN1では下垂体，副甲状腺，Langerhans島（膵ラ島）に腺腫または過形成を生じる．MEN2は細分類され，2A，2B，家族性甲状腺髄様癌（familial medullary thyroid carcinoma：FMTC）の3疾患と，家族歴がはっきりしないなどの理由で細分類できないものに分けて考えられている．すなわち，一般にMEN2では甲状腺髄様癌がほぼ必発であり，約半数に副腎褐色細胞腫が発症するが，MEN2Aでは副甲状腺の過形成，MEN2Bでは粘膜神経腫や消化管神経節腫，Marfan様体型が高頻度に認められる[1]．

MEN1の原因遺伝子は第11番染色体に存在し，ヘテロ接合性の消失が認められることから，その原因遺伝子は癌抑制遺伝子であると考えられていた．1997年この原因遺伝子が同定され[2]，その遺伝子はMEN1，遺伝子産物蛋白はmeninと命名された．

MEN2A[3]，2B[4]，家族性髄様癌の原因遺伝子については，1993年第10番染色体のRET遺伝子であることが同定された．遺伝性腫瘍性疾患の原因遺伝子の多くは癌抑制遺伝子であるのに対して，RET癌遺伝子は"癌遺伝子"（oncogene）として機能していて興味深い．RET癌遺伝子の点突然変異と腫瘍発生の関係が最近明らかになりつつある．MEN2AではRET蛋白がリガンド非依存性に二量体を形成し持続的活性化が起こり，一方，2Bでは基質特異性の変化で同じような活性化[5]が起こり，いずれも腫瘍化に関与している．

MEN1遺伝子変異の同定は確定診断となるとともに，手術法の決定，経過観察の必要性など診療方針の決定に役立つ．またRET癌遺伝子についてもその変異の検出は直接的な確定診断となり，さらにRET癌遺伝子の家系内検査はMEN2の発症前診断，早期診断のためにきわめて有意義である．MEN2については，遺伝子検査により保因者を発見し，予防的に甲状腺の全摘出を行う施設もでてきている[6]．これはMEN2の死因，合併症は甲状腺髄様癌の再発によるものが大部分であるからである．

●文　献●
1) 中井 利昭：多発性内分泌腺腫症．今日の診断指針第5版（亀山正邦ほか 編），pp1116-1117，医学書院，2002．
2) Chandrasekharappa SC, Guru SC, Manickam P, et al：Positional cloning of the gene for multiple endocrine neoplasia-type 1.

Science 276：404-407, 1997.
3) Mulligan LM, Kwok JBJ, Healey CS, et al：Germ-line mutations of the RET proto-oncogene in multiple endocrine neoplasia type 2A. Nature 363：458-460, 1993.
4) Hofstra RMW, Landsvater RM, Ceccherini I, et al：A mutation in the RET proto-oncogene associated with multiple endocrine neoplasia type 2B and sporadic medullary thyroid carcinoma. Nature 367：375-376, 1994.
5) Santoro M, Carlomagno F, Romano A, et al：Activation of RET as a dominant transforming gene by germline mutations of MEN2A and MEN2B. Science 267：381-383, 1995.
6) ASCO Public Issues Committee：Statement of the American society of clinical oncology：Genetic testing for cancer susceptibility. J Cli Oncol 14：1730-1736, 1996.

［中井　利昭］

疾患 18 最近色黒になったんじゃない!?

問題編

症例と設問

症　例：60歳，女性
主　訴：顔面色素沈着
家族歴：特記すべきことなし
既往歴：胸膜炎（12歳）
現病歴：以前より健康診断の胸部レントゲンで石灰化病変を指摘されている．2年ほど前に舌が黒いのに気がついた．1年ほど前から疲れやすくなり，体重が5kg減少した．また最近，他人から顔が黒くなったと言われることが多くなった．
初診時現症：身長148cm，体重46kg，体温36.0℃，血圧106/68mmHg，脈拍60/分・整，顔面，舌，爪に色素沈着を認める．胸腹部　異常所見なし．尿所見 pH 5.5，蛋白（－），糖（－），比重 1.015．
一般血液・生化学検査所見：白血球 3,500/mm3（好中球 40.9%，好酸球 10.1%，好塩基球 0.0%，単球 12.8%，リンパ球 36.20%），赤血球 378×10⁴/mm3，Hb 10.9g/dl，Ht 32.6%，血小板 23.6×10⁴/mm3，赤沈 48mm/1時間，総蛋白 7.2g/dl，GOT 22 IU/l，GPT 18 IU/l，LDH 252 IU/l，ALP 238 IU/l，γ-GTP 26 IU/l，BUN 18mg/dl，Cr 0.67mg/dl，尿酸 4.5mg/dl，総コレステロール 158mg/dl，中性脂肪 70mg/dl，空腹時血糖 80mg/dl，Na 132mEq/l，K 4.9mEq/l，Cl 100mEq/l，CRP 0.02mg/dl
結核検査：ツベルクリン反応：強陽性，喀痰結核菌PCR（－），静脈血結核菌PCR（－）
内分泌学的検査
血漿コルチゾール 6.6μg/dl（4.0～18.3），ACTH 854pg/ml，尿中コルチゾール 18.0μg/日（11.2～80.3），血漿アルドステロン 20pg/ml（29.9～159），尿中アルドステロン 4.8μg/日

急速ACTH試験

時間（分）	0	15	30	60	90	120
血漿コルチゾール（μg/dl）	7.4	8.0	8.2	8.3	7.4	7.4

立位2時間負荷テスト

時間（分）	0	120
血漿レニン活性（ng/ml/hr）	1.5	4.6
血漿アルドステロン（pg/ml）	23	25

尿中カテコラミン　アドレナリン＜0.5μg/日（3～15），ノルアドレナリン 116.7μg/日（26～121），ドーパミン 538.1μg/日（190～740）
心電図　異常なし，胸部レントゲン写真　両側肺尖部に胸膜石灰化像，腹部造影CT（図1）

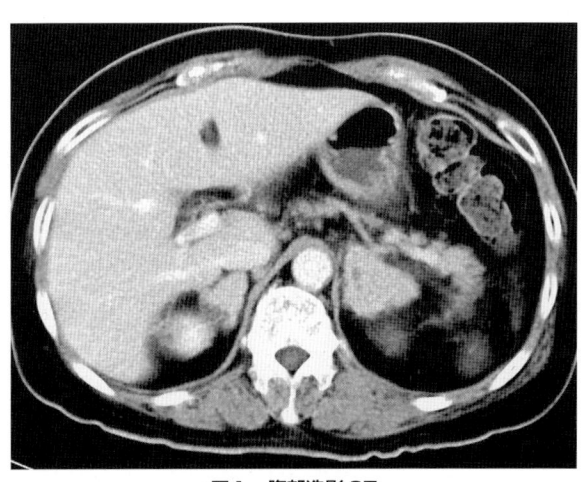

図1　腹部造影CT

問題1 副腎不全を伴う両側副腎腫大の原因として適当なものはどれか．3つ選べ．
 a. Carney症候群
 b. リンパ腫
 c. 副腎結核
 d. 21ヒドロキシラーゼ欠損症
 e. プレドニゾロン慢性投与状態

問題2 副腎不全の検査所見，症状として適当なものはどれか．2つ選べ．
 a. 低Na血症
 b. 低K血症
 c. 低体温
 d. 低Ca血症
 e. 低血糖

問題3 原発性副腎不全として正しいものはどれか．3つ選べ．
 a. 球状層機能は正常である．
 b. ACTHは低値－正常値である．
 c. 本邦では結核，自己免疫機序によることが多い．
 d. 連続ACTH負荷試験に血漿コルチゾールは反応しない．
 e. 女性では腋毛・恥毛の減少を認める．

解説編

原発性副腎不全（アジソン病）について

1．疾患概念
Thomas Addisonによって1855年に提唱された疾患概念．副腎自体に問題がある場合を指し，副腎皮質ホルモン長期投与や下垂体疾患などによる副腎皮質刺激ホルモン欠乏による二次性副腎不全とは区別される．副腎皮質の90％以上が破壊されることにより起こるとされる．

2．病因
原発性副腎不全は，自己免疫，感染症（近年はHIV感染に伴うものも知られるところになった），腫瘍などの種々の病態によって起こりうる[1]（表1）．

3．症候
倦怠感，食思不振，嘔気などの自覚症状を高頻度に訴える．身体所見としては体重減少，色素沈着（日光暴露部位，腋窩，乳頭，手掌線，粘膜），低血圧を認める．色素沈着はACTH上昇によるメラノコルチン-2受容体刺激の亢進によると考えられている．一般検査所見では低Na血症，高K血症，高Ca血症，高窒素血症，貧血，好酸球数増多を呈する．また，副腎クリーゼともいわれる急性副腎不全では，脱水，ショック，嘔吐，腹痛，低血糖，発熱などの症状がみられる．

表1 原発性副腎皮質不全の病因（先天性副腎過形成を除く）

原発性（アジソン病）	
● 自己免疫	孤発例 ・自己免疫性多内分泌腺症候群 I型 　（アジソン病，慢性カンジダ症，副甲状腺機能低下症，歯牙エナメル低形成，脱毛，原発性性腺機能低下症） ・自己免疫性多内分泌腺症候群 II型 　（シュミット症候群） 　（アジソン病，原発性甲状腺機能低下症，原発性性腺機能低下症，インスリン依存性糖尿病，悪性貧血，白斑）
● 感染症	結核症 真菌症 サイトメガロウイルス感染 HIV感染
● 転移性腫瘍	
● 浸潤性病変	アミロイド ヘモクロマトーシス
● メニンゴコッカス菌血症後副腎出血	
● 副腎白質ジストロフィー	
● 先天性副腎低形成	DAX-1異常症 SF-1異常症
● ACTH抵抗性症候群	MC2-R異常症 トリプルA症候群
● 両側副腎摘出	

4．診断
副腎皮質束状層の機能低下に由来する血漿コルチゾール低値，尿中フリーコルチゾール低値，視床下部，下垂体へのネガティブフィードバックの低下に伴うACTH高値は原発性副腎不全の診断を示唆する．しかし機能低下が軽度の症例では，これらの基礎値は正常

範囲にとどまる場合もあり，診断的感度に優るACTH負荷検査が必要となる．原発性副腎不全では急速ACTH刺激試験に血漿コルチゾールは低反応または無反応である．急速ACTH刺激試験は古典的な視床下部・下垂体・副腎系の刺激試験であるインスリン負荷試験より安全性や費用の面で優れている．また，わずか0.5～1μgのACTH（1-24）を用いる低用量ACTH負荷試験が比較的最近行われるようになった．十分にコルチゾール分泌が観察可能であり，かつACTHの生理的血中濃度に近いと考えられることから，従来の急速ACTH刺激試験（250μgのACTH（1-24）を使用）よりも感度が優れると考えられている．二次性副腎不全の場合，ACTH基礎値は低値であり，急速ACTH刺激試験で血漿コルチゾールが低反応であっても，連続ACTH刺激により血漿コルチゾールは増加する．

　二次性副腎不全とは異なり原発性副腎不全は副腎皮質球状層の機能低下もきたす．血漿・尿中アルドステロンの低値，血漿レニン活性の増加や立位負荷試験に対するアルドステロンの低反応を認める．

5．治　　療

　急性副腎不全は緩徐に進行する原発性副腎不全にも手術，感染などの大きなストレスにより副腎皮質ステロイドの必要量が増すことにより出現する．ハイドロコルチゾンの経静脈的投与，NaClの補充，補液，ブドウ糖の経静脈的投与などが必要とされる．慢性期にはハイドロコルチゾンの経口投与と必要に応じてフルドロコルチゾンの経口投与を行う．通常，補充必要量はハイドロコルチゾンは15～25mg/日，フルドロコルチゾンの必要量は0.05～0.2mg/日程度である．ハイドロコルチゾンの投与は2分割で行われることが多く，生理的日内変動を模倣する目的で起床時に多め，午後に少なめの不均等投与が一般的である．血漿コルチゾールとACTHの日内変動プロファイルは至的投与量を決定するうえで有用である．フルドロコルチゾンの補充量は血圧，電解質，血漿レニン活性，心房性Na利尿ペプチド，などを指標に決定する．

6．類縁疾患：二次性副腎不全

　副腎そのものに問題がある原発性副腎皮質不全に対し，二次性副腎不全の本態はACTH分泌不全である．長期にわたるグルココルチコイド治療，腫瘍およびその治療によるものなどさまざまな要因がある（表2）．

7．患者の生活指導

　各種ストレスによりグルココルチコイド補充必要量が増大することを補充療法施行中の患者が理解し，主

表2　二次性副腎不全の病因

二次性（ACTH分泌低下）
- グルココルチコイド治療
- 下垂体機能低下症
- ACTH分泌下垂体腺腫の選択的摘出術
- 下垂体腫瘍と下垂体手術，頭蓋咽頭腫
- 下垂体卒中
- 肉芽腫性疾患（結核，サルコイドーシス，好酸球性肉芽腫）
- 腫瘍転移
- 出産後下垂体梗塞（シーハン症候群）
- 下垂体放射線照射
- ACTH単独欠損症
- 特発性
- リンパ球性下垂体炎
- POMCプロッセシング異常
- POMC遺伝子変異

治医との間でいわゆるシックデイのルールを決めておく必要がある．熱性疾患などの場合は通常の倍量を内服し対応すること，嘔気などの消化器症状で内服不可能な場合は経静脈的ステロイド補充を受けるために医療機関受診をためらわないことを教育する．

問題の解説および解答

問題　1

　Carney症候群はACTH非依存性クッシング症候群の原因のひとつであるprimary pigmented nodular adrenocortical diseaseのほかに粘液腫，精巣腫瘍，成長ホルモン産生性下垂体腫瘍などの多彩な病変を呈し，R1-alpha regulatory subunit of cAMP-dependent protein kinase A遺伝子の異常を有する症例が知られている．両側副腎腫大を呈するがコルチゾールは過剰分泌状態である．リンパ腫，副腎結核はともに両側副腎腫大，副腎不全の原因となる．本症例は，開腹副腎生検で乾酪壊死を伴う結核結節を認め副腎結核と診断した．膠原病などの治療目的でプレドニゾロン慢性投与状態にある患者の服薬中止などによる急性グルココルチコイド欠乏は臨床上最もよく経験される副腎不全である．副腎は萎縮傾向にある．

問題　2

　ミネラロコルチコイドの欠乏により塩喪失，すなわちカリウムと水素イオンの貯留，尿中ナトリウム排泄の増加が起こり，高カリウム血症，アシドーシス，低血圧をきたす．また，ナトリウム喪失と二次的な高利尿ホルモンの上昇による水貯留から低ナトリウム血症を引き起こし意識障害の原因となりうる．日本人は食塩の摂取量が多いことから低ナトリウム血症は顕在化しにくいといわれる．また，グルココルチコイド欠乏による糖代謝異常から低血糖が起こることがある．

問題　3

　二次性副腎不全と異なり原発性副腎不全では球状層も障害される．視床下部，下垂体へのネガティブフィードバックが解除されるため，ACTHは高値となる．欧米では自己免疫機序によるものが多いが，日本では副腎結核も依然多いのが特徴である．結核が原因であれば，ホルモン補充療法に平行して，当然結核の治療が必要となる．ステロイド産生予備能の残存する二次性副腎不全とは異なり，原発性副腎不全では連続ACTH負荷試験を行っても血漿コルチゾールは増加しない．女性では副腎皮質は主要なアンドロゲンの供給元であり，原発性副腎不全では腋毛・恥毛は減少する．

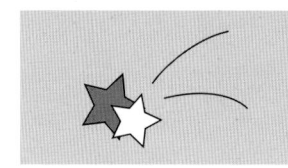

解　答
問題1：b, c, d
問題2：a, e
問題3：c, d, e

レベルアップをめざす方へ

自己免疫性副腎不全

　原発性副腎不全の病因として先進国では結核症の減少に伴い自己免疫性の比率が高まっており，これと平行して，発症，診断，予防についての研究が近年進んでいる．

　Falorniらは，イタリアでの222人の原発性副腎不全患者を対象にした研究より，自己免疫性副腎不全の診断に21-ヒドロキシラーゼ抗体と副腎皮質抗体の検査が有用であると結論づけている．これら自己抗体がともに陽性であるかいずれかが高力価であれば自己免疫性と診断でき，いずれかが陽性であっても低力価の場合はその他の原発性副腎不全の可能性を考慮して検査を進めるべきだとしている[2]．他のステロイド合成酵素に対する抗体，side-chain cleavage抗体や17α-ヒドロキシラーゼ抗体は感度に劣り，これらの抗体の測定は21-ヒドロキシラーゼ抗体陰性例に限るべきだという[3]．

　また，自己免疫性甲状腺疾患や1型糖尿病などの初発自己免疫性内分泌疾患9,000例の調査では，全体の0.8％，自己免疫性卵巣不全では9％が副腎皮質抗体陽性であった．調査開始時には副腎機能正常であった36例のうち3分の1は症候性アジソン病やACTH試験での副腎機能異常に進展した．アジソン病発症までの平均期間は5.2年であった[4]．自己抗体測定は自己免疫性アジソン病の診断のみならず発症の予測にも有用であると考えられ，免疫療法などの予防的治療の開発が期待される．

●文　献●

1) Stewart PM：Williams textbook of endocrinology (10th ed). pp526, Philadelphia, Saunders, 2003.
2) Falorni A, et al：Italian Addison Network Study：Update of diagnostic criteria for the etiological classification of primary adrenal insufficiency. J Clin Endocrinol Metab 89：1598-1604, 2004.
3) Silva RC, et al：Autoantibodies against recombinant human steroidogenic enzymes 21-hydroxylase, side-chain cleavage and 17α-hydroxylase in Addison's disease and autoimmune polyendocrine syndrome type III. Eur J Endocrinol 142：187-194, 2000.
4) Betterle C, et al：I. Adrenal cortex and steroid 21-hydroxylase autoantibodies in adult patients with organ-specific autoimmune diseases：markers of low progression to clinical Addison's disease. J Clin Endocrinol Metab 82：932-938, 1997.

［諏訪　哲也／宗　　友厚／山北　宜由／武田　　純］

疾患 19 無月経を主訴に来院した17歳女性!?

問題編

症例と設問

症　例：17歳，女性
主　訴：無月経
家族歴：とくになし
既往歴：とくになし
現病歴：思春期年齢を過ぎても二次性徴の発達がなく，また生理もこないため受診した．
初診時現症：乳房I度/陰毛II度．腋毛もわずか．陰唇，陰核が小さい．子宮，卵巣は触知しない．血圧160/108mmHg（立位，臥位とも）．下肢血圧170/116 mmHg．眼底に細動脈の狭細化と口径不同（Scheie分類1～2度）がみられる．出血，浸出物，乳頭浮腫はみられない．身長156 cm，体重45kg．
尿所見：比重1.012，pH 7.0，蛋白（−），糖（−），潜血（−），アセトン（−），沈渣異常なし．
一般血液・生化学検査所見：白血球7,300/mm^3（文画異常なし）Hb 14.5％，Ht 47％，赤血球 450万/mm^3，Hb 14.5g/dl，Hct 47％，総蛋白 6.7 g/dl，Alb 4.3 g/dl，GOT 23 IU/l，GPT 25 IU/l，LDH 180 IU/l，ALP 170 IU/l，BUN 11 mg/dl，クレアチニン 0.9mg/dl，総コレステロール 233mg/dl，中性脂肪 120mg/dl，Na 152mEq/l，K 3.1mEq/l，Cl 101mEq/l，Bicarbonate 34mEq/l，Ca 9.6mg/dl，IP 3/5mg/dl，空腹時血糖 80mg/dl
染色体検査：46, XX
内分泌機能検査：FT4 1.2ng/dl，FT3 3.5pg/ml，TSH 0.4 μU/ml，尿中17-OHCS 2 mg/24時間，17-KS 0 mg/24時間，血清Cortisol 6 μg/dl（午前8時），3 μg/dl（午後8時），尿中Aldosterone排泄 2 μg/日（低塩分食）（正常＞22），血漿Renin活性 低値，LH 35mIU/ml，FSH 40mIU/ml，尿中VMA 2, 3, 3mg/24時間，Free Catecholamins 70 μg/24時間（正常＜103 μg）
胸部レントゲン写真：とくに異常なし
腹部MRI所見：副腎肥大がみられる

問題1 この患者で最も考えられる疾患を選べ．
a. アルドステロンの測定ミス
b. 21-水酸化酵素欠損症
c. 17-水酸化酵素欠損症
d. 原発性アルドステロン症

問題2 本症例の治療は
a. 補充量のヒドロコルチゾンを投与する．
b. 副腎の摘出
c. エストロゲン，プロゲステロン投与
d. 上記のすべて

問題3 先天性副腎過形成症に関する記述で正しいものを選べ．
a. 最も多い病型は11β水酸化酵素欠損症である．
b. リポイド過形成症の多くはP450sccの異常による．
c. 21-水酸化酵素欠損症では高血圧を呈する．
d. 17-α水酸化酵素欠損症の男児では男性仮性半陰陽を呈する．
e. 出生後に行う新生児マススクリーニングですべての病型が診断される．

解 説 編

● 先天性副腎過形成症について

1．疾患概念

　副腎でのステロイドホルモン生合成はLDLコレステロールを原料としてミトコンドリアとミクロゾームに存在するP450酵素が関与して糖質，鉱質コルチコイド，副腎性アンドロゲンが産生・分泌される（図1；ステロイドマップ）．この合成経路のどこかに異常が起こると副腎不全症状とともに性分化異常症が発症する．これら病態は先天性副腎過形成症と総称され，ステロイドホルモン産生酵素の欠損の種類によりリポイド過形成症，3β-ヒドロキシステロイド脱水素酵素欠損症，17α-水酸化酵素欠損症，21-水酸化酵素欠損症，11β-水酸化酵素欠損症，最近同定されたP450 oxidoreductase（POR）欠損症の6病型に分類される．各病型は，それぞれの欠損する酵素の障害の程度により，それぞれ特異的な病態，内分泌異常が形成される（表1）．

2．先天性副腎過形成症の病因

　先天性副腎過形成症の責任酵素遺伝子の多くはすでにクローニングされ，各疾患における遺伝子変異が検索され分子病態の解析が進んでいる．これにより各病型の確定診断さらには出生前診断，治療に有用な情報を提供している．

　リポイド過形成症は，コレステロール移送蛋白StARの異常とコレステロール側鎖切断酵素（P450scc）の異常による．3βヒドロキシステロイド脱水素酵素欠損症は，Type2 3βHSDの異常による．遅発型の病因は不明である．

　17α-水酸化酵素欠損症は，責任酵素であるチトクロームP450c17は，cDNA発現実験から17α-水酸化酵素反応と17,20-リアーゼ（側鎖切断）反応を触媒する1酵素多機能酵素であり，ヒト，ウシでは17α-ヒドロキシプレグネノロン→DHEAのΔ5経路のリアーゼ反応のみを触媒する．P450c17は17α-水酸化酵素活性と17,20-リアーゼ（側鎖切断）活性の両方を有することから，17α-水酸化酵素欠損症には，臨

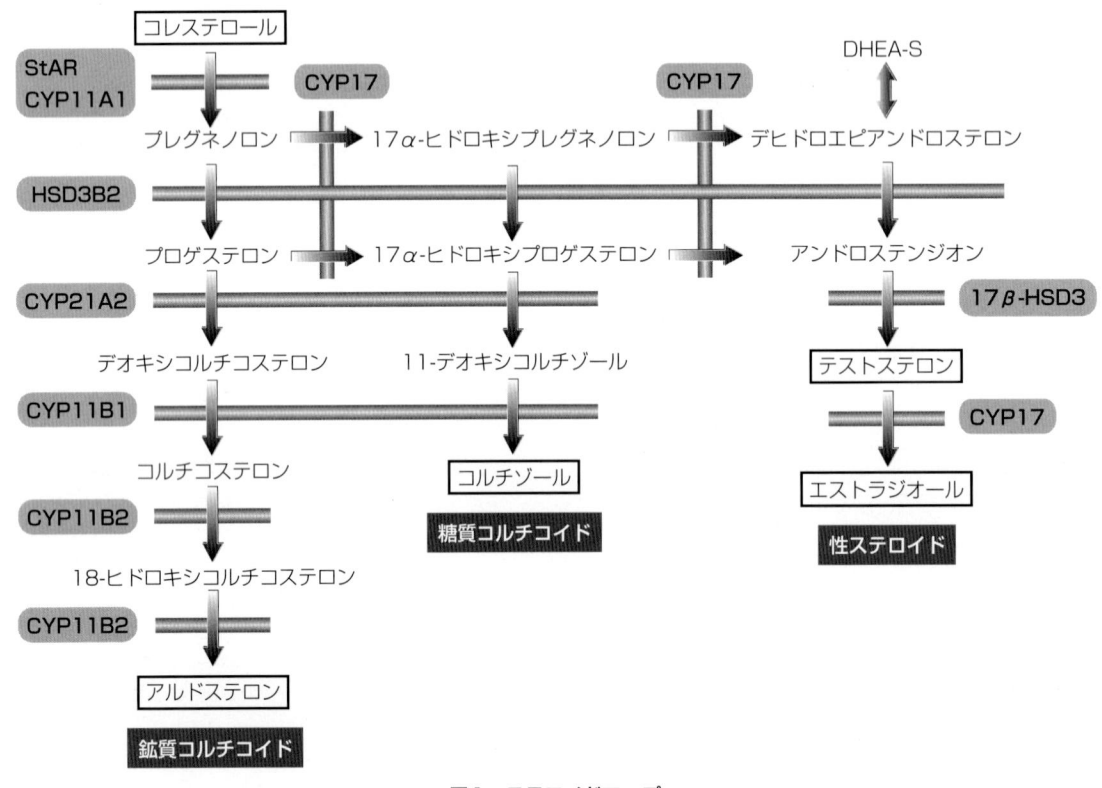

図1　ステロイドマップ

表1 臨床病型，内分泌所見

病　型	責任遺伝子（染色体部位）	臨床症状	増加するホルモン	遺伝子変異
21-水酸化酵素欠損症 　単純男性化型 　塩喪失型 　遅発型	CYP21 (6p21.3)	色素沈着，男性化 副腎不全・塩喪失， 色素沈着，男性化 成長促進，生理不順， ニキビ，不妊	17-OH progesterone 21-DOC, T, PRA, DHEA Pregnantriol, Pregnantriolone	30kb deletion, 656A/C-G(intron2) Cluster(exon3), I172N(Exon4), R356W(Exon1), P30L(exon1)
11β-水酸化酵素欠損症 　古典型 　遅発型	CYP11B1 (8q21)	色素沈着，男性化， 高血圧 男性化	11-DHC, 11-DOB Androgen TH-S, TH-DOC	W116X(exon2), T318M(exon5), R448H(exon8)
17α-水酸化酵素欠損症	CYP17 (10q24.3)	性腺機能不全，高血圧， 色素沈着	progesterone, DOC, B, 18-OHB 11-DOB, TH-DOC	W17X(exon1), S106P(exon2), E194(exon3)
3β-ヒドロキシステロイド 脱水素酵素欠損症	3β-HSD Type II (1p13.1)	尿道下裂（男）， 軽度陰核肥大などの 　男性化（女）， 色素沈着	progesterone, 17-OH progesterone, Pregnandiol Pregnenatriol	A82T(exon3), V248N(exon4), Y253(exon4)
リポイド過形成症	StAR (8p11.2) CYP11A (15q23-24)	塩喪失，外性器女性化， 性腺機能不全		Q258X(exon7)
CMO I 欠損症	CYP11B2 (8q21)	塩喪失	18-OHB	5bpdel, L461P, G255T, G198A
CMO II 欠損症	CYP11B2 (8q21)	塩喪失	18-OHB	A181T, V386A, T185I
糖質抑制性 高アルドステロン症	5'CYP11B1/3' CYP11B2 (8q21)	高血圧	Aldosterone	
P450オキシド レダクターゼ欠損症	POR (7q11.2)	副腎不全，外陰部異常， 性腺機能低下，先天性 骨系統疾患，妊娠母体の 男性化	17-OH progesterone	R457H
11β-ヒドロキシステロイド 脱水素酵素欠損症 I 型	11β-HSD1 (1q32.2) H6PD (1p36.2)	多嚢性卵胞，多毛，生理不順， 肥満	Androgen, TH-E, TH-F/ TH-Eの減少	83557 Ains R453Q

床的に17α-水酸化酵素単独欠損症，17α-水酸化酵素および17,20-リアーゼの複合欠損症，そして17,20-リアーゼ単独欠損症の3病型が存在する．21-水酸化酵素欠損症は，臨床症状に多様性が認められ，塩喪失型，単純男性型，遅発型，無症候型の4亜型がある．いずれもCYP21A2の異常による．11β-水酸化酵素欠損症は，11β-水酸化酵素欠損（P450c11）の異常により引き起こされる疾患である．本症には，男性化および高血圧を主徴とする古典型と男性化症状を主徴とする遅発型があり，P450c11遺伝子（CYP11B1）異常は古典型のみに同定される．POR（P450オキシドレダクターゼ）異常症は，ミクロゾームの電子伝達を支配し，ミクロゾームに存在する21-（CYP21A2），17α（CYP17A1）-水酸化酵素，アロマターゼ（CYP19A1）酵素などを含むすべてのP450酵素およびスクワレンエポキシダーゼなどの複数の非P450酵素の活性化に必須であるPORの異常により複合型の酵素異常症が起こる．

3．頻　　度

21-水酸化酵素欠損症は先天性副腎過形成症の90％を占め，古典型の発症頻度は約1.5〜2万人に1人でみられる．遅発型21水酸化酵素欠損症は，欧米では通常0.2％ぐらいの頻度でみられるが，日本人における発症頻度は不明である．その他，日本人では先天性リポイド過形成症，17α-水酸化酵素欠損症が比較的多くみられる．21-水酸化酵素欠損症については新生児マス・スクリーニングが1989年度からわが国において全国実施されている

4．臨 床 症 状

先天性副腎過形成症の症状は，ACTH過剰分泌による症状，欠損酵素以下のステロイドの欠乏症状と前駆ステロイドないし代謝の流れの転換によるほかのステロイドの過剰症状として理解される．主な症状として副腎不全症状とともに性分化異常症がみられる．症状としてはACTH過剰による皮膚色素沈着，コルチゾール不足による低血糖，哺乳不足，体重増加不良など，

アルドステロン不足による電解質異常（低ナトリウム血症，高カリウム血症），低血圧，脱水，あるいはその前駆ステロイド過剰（デオキシコルチコステロン）による高血圧，そして性ホルモン欠乏（XY個体：外性器の女性化あるいは尿道下裂，停留睾丸など，XX個体：二次性徴発達不全，無月経）あるいは過剰（XX個体：外性器の男性化，陰核肥大，共通泌尿生殖洞，XY個体：陰茎肥大）による外性器異常がみられる．リポイド過形成症では男女とも女性型の外性器がみられ，3β-ヒドロキシステロイド脱水素酵素欠損症では，男児では，種々の程度の男性仮性半陰陽をきたし，女児では軽度から中等度の外陰部の男性化がみられる．

21-水酸化酵素欠損症には病態に多様性がみられ塩喪失型，単純男性型，遅発型，無症候型の亜型が存在する．塩喪失型，単純男性化型の女児では陰核肥大，陰唇癒合，共通泌尿生殖洞などの男性化を呈する．遅発型では，新生児期には無症状であるが，それ以後副腎性アンドロゲン過剰による成長促進，早発恥毛，肥満，月経不順，ニキビなどの症状などがみられる．

11β-水酸化酵素欠損症は男性化および高血圧を主徴とする古典型と男性化症状を主徴とする遅発型を発症する．17α-水酸化酵素欠損症では，種々の程度の性腺機能不全がみられ，典型例では男性患者では外陰部の女性化を，女性患者では原発性無月経，二次性徴発達不全を示す．その他，低レニン性高血圧，低カリウム血症および代謝性アルカローシスがみられる．

POR（P450オキシドレダクターゼ）異常症は，症状として，患者では副腎不全，外陰部異常，性腺機能低下，先天性骨系統疾患（頭蓋骨早期癒合，上腕骨橈骨癒合など），患者妊娠母体では男性化などがみられる．

5．診　　断

本症を疑った場合は染色体検査を行い性の確認を行う．また電解質検査を行う．病型により特異的な内分泌成績を示す（図2）ことから，内分泌検査としてまずコルチゾール，ACTH，レニン活性，アルドステロン，17-OHプロゲステロン，性ステロイド（テストステロン，DHA，アンドロステロンなど），17-KS，17-OHCSなどの尿中ホルモンの検査を行い，副腎酵素欠損の存在を確認する．その後詳細な血中，尿中ステロイドの分析を行い，障害部位を確定する．

典型例の診断は症状，内分泌所見だけで容易に行えるが，非典型例では，さらにACTH負荷試験を行い酵素欠損部位の前のステロイド前駆体の過剰反応の証明，遺伝子診断などを組み合わせて総合的に行うことが必要となる．先天性リポイド過形成症では，ACTH不応症，先天性副腎低形成症との鑑別が必要となる．ACTH不応症ではミネラルコルチコイド不足がみられない．女児では先天性副腎低形成症との鑑別は，難しく遺伝子診断によって行う．腹部MRI検査で副腎の形態をみる．その他共通泌尿生殖洞の有無を検索する．遺伝子診断も確定診断に有用である．各遺伝子の異常が同定されれば診断を確定しうる．

6．治　　療

治療は不足するホルモンの生理的補充にて副腎不全状態を是正することにある．服用は生涯必要であり，勝手な服用の中止は命にかかわる．またハイドロコーチゾンの服用量は生理的投与量であり，薬理的投与で

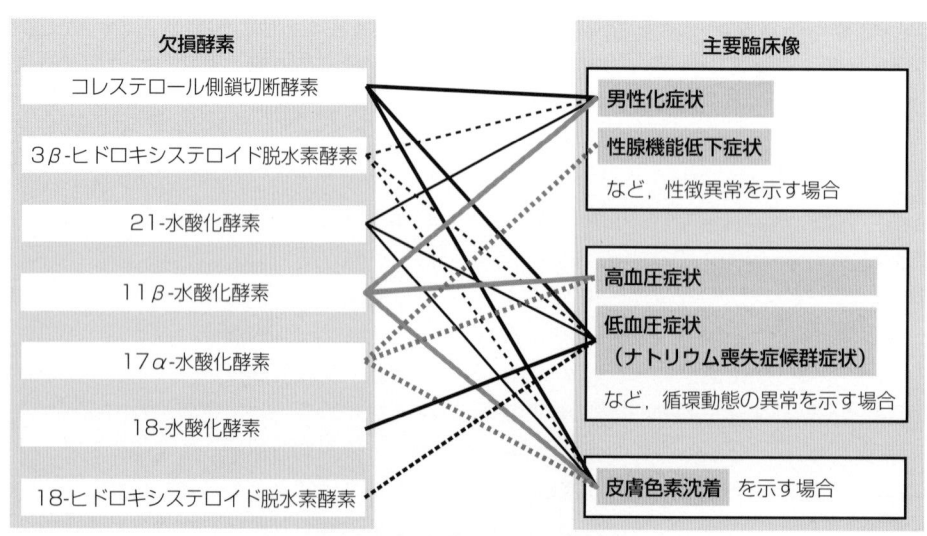

図2　先天性副腎過形成症の臨床像

みられる副作用はみられない．小児期では糖質コルチコイドとしてハイドロコーチゾンを用い，維持量として乳児期20～40mg/m²，幼児期15～30mg/m²，学童期15～25mg/m²を目安として投与する．必要量には個人差があるから症例毎に調整する．鉱質コルチコイドはフロリネフを0.025～0.2mg/日投与する．1歳頃までは食塩の補充が必要となる．治療は，適切な成長を維持すること，血漿レニン活性値をなるべく正常域に近づけることなどを目安とする．思春期以降では，ハイドロコーチゾンの生理的補充だけでは，コントロールが十分ではないことがあり，合成ステロイド剤の追加投与が必要となることがある．成人期に診断された遅発型症例では，デキサメサゾンのような合成ステロイド剤の投与のみでよい．

発熱，小手術などストレス下にあるときは，維持量としている投与量の2～3倍のハイドロコーチゾンを服用させる．緊急を要するときの処置として初診時あるいは維持療法中に塩喪失，脱水など副腎不全症状がみられたときには，輸液による電解質・水分の補給およびハイドロコーチゾン静脈投与を行う．著しい高K血症により心不全のなどの危険があるときには陽イオン交換樹脂，カルシウムグルコネート，G-I療法を考慮する．

本症は，性分化異常症を呈するから，両親および患者に対する精神的ケアが必要である．また病型により，思春期発来異常が起こりうるので，二次性徴出現，月経発来の有無，さらに妊孕性についてなど，また胎児期の男性ホルモン曝露の程度により，女児の行動様式が多少男性化する可能性があることを説明する．女性仮性半陰陽を呈する21-, 11β-水酸化酵素欠損症の女児例では，陰核形成術，膣形成術を行う．男性仮性半陰陽を呈する3β-ヒドロキシステロイド脱水素酵素欠損症では，外陰部の形成術が必要になる．17α-水酸化酵素欠損症では，実際にはほとんどの患者は性染色体にかかわらず女性として養育されている．しかし，男性患者の外陰部の女性化は社会的性の尊重を基本とし，中間的な外陰部については必要に応じて外陰部形成術を考慮する．さらに女性患者の無月経に対しては，骨粗鬆症や動脈硬化症の予防の観点からカウフマン療法が行われる．先天性リポイド過形成症の男児では異所性精巣の摘出を行う．思春期以降では性ホルモン補充により二次性徴を出現させる．

問題の解説および解答

問題　1

17-水酸化酵素欠損症は，無月経，二次性徴発達不全，アルドステロン分泌は低下しているにもかかわらずアルドステロン症を示唆する症状の組み合わせをとる．この酵素異常は卵巣，副腎双方で障害が起こるため高血圧，低カリウム血症，コルチゾール，エストロゲン低値による症状を呈する．血漿レニン値は低値を示す．診断は，17-KS, 17-OHCSの欠如，THC, THDOCの高値を示すことで診断しうる．尿中プレグナンデイオールは高い，プレグナントリオールは低下する．アルドステロン分泌は低下する．

問題　2

17-水酸化酵素欠損症は，コルチゾール，エストロゲン合成障害が存在するために補充療法が必要となる．

問題　3

日本人における先天性副腎過形成症の各病型の発症頻度は，21-水酸化酵素欠損症が最も多く約90％を占める．ついでリポイド過形成症が5.5％に，17-水酸化酵素欠損症が1.9％にみられる．リポイド過形成症の病因，病態は多様性にとみ，病因としてStAR, P450scc遺伝子異常が同定されている．

酵素障害の種類，程度により特異的な症状と内分泌異常が形成される．21-水酸化酵素欠損症では，アルドステロン合成が障害されるため高血圧みることはない．17-水酸化酵素欠損症では，性ステロイド合成が障害されるために男性では半陰陽をみる．現在実施されている新生児マス・スクリーニングでは，濾紙血中の17ヒドロキシプロゲステロン値を指標として判定されている．そのため主に21-水酸化酵素欠損症が検出される．なかに11-水酸化酵素欠損症，3β-水酸化脱水素酵素欠損症が発見されることもある．

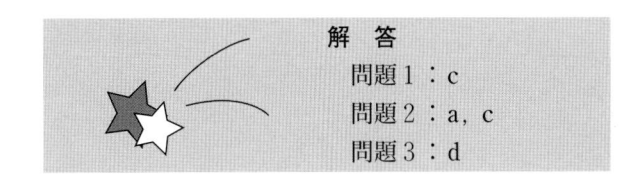

解　答
問題1：c
問題2：a, c
問題3：d

レベルアップをめざす方へ

新生児マススクリーニング

　21-水酸化酵素欠損症（P450c21欠損症）の新生児マススクリーニングは1989年度より全国実施されている．スクリーニングは，生後5～7日に足掌から採取した濾紙血中の17ヒドロキシプロゲステロン値を測定することで行われる．これにより，古典型の本症の早期発見，早期治療が可能となった．スクリーニング実施により，約1.5万人に1人の頻度で患者が発見されるようになった（従来の3倍の頻度）．また開始前に比べ症状が軽微なうちに早期治療が可能になり，新生児期に塩喪失症状を呈し死亡する例が減少した．さらには単純男性化型など発見されずに放置されていた例も減少し，性誤認も減少していることが認められている

出生前診断・治療（図3）

　出生前診断は，治療を前提としたものであるべきであるが，縦毛膜組織を採取しP450c21遺伝子解析を行うことで診断を確定することは可能である．出生前治療の目的は，女児外性器の男性化を防ぐこと．また胎児期のアンドロゲン暴露によるgender identityに及ぼす影響を回避することにある．したがって，出生前治療は古典型の本症には推奨されるが，非古典型には勧められない．現在まで，欧米では500例を超す経験があり，出生前治療は有益な治療と考らている．しかし，治療により恩恵を受けるのは理論的には1/8の子供にすぎず，7/8の症例ではたとえ短期間であっても無駄な治療を避けられないこと．ステロイド剤による治療で胎児奇形はみられていないが，成人してから高血圧，精神，神経に及ぼすなどの長期的な予後については明らかとなっていないこと．さらには母体については，医原性Cushing症候群，体重増加，高血圧などさまざまな程度で副作用が報告されていることからいまだ研究的治療と位置づけられている．治療薬として胎盤で11βヒドロキシステロイド脱水素酵素で代謝され

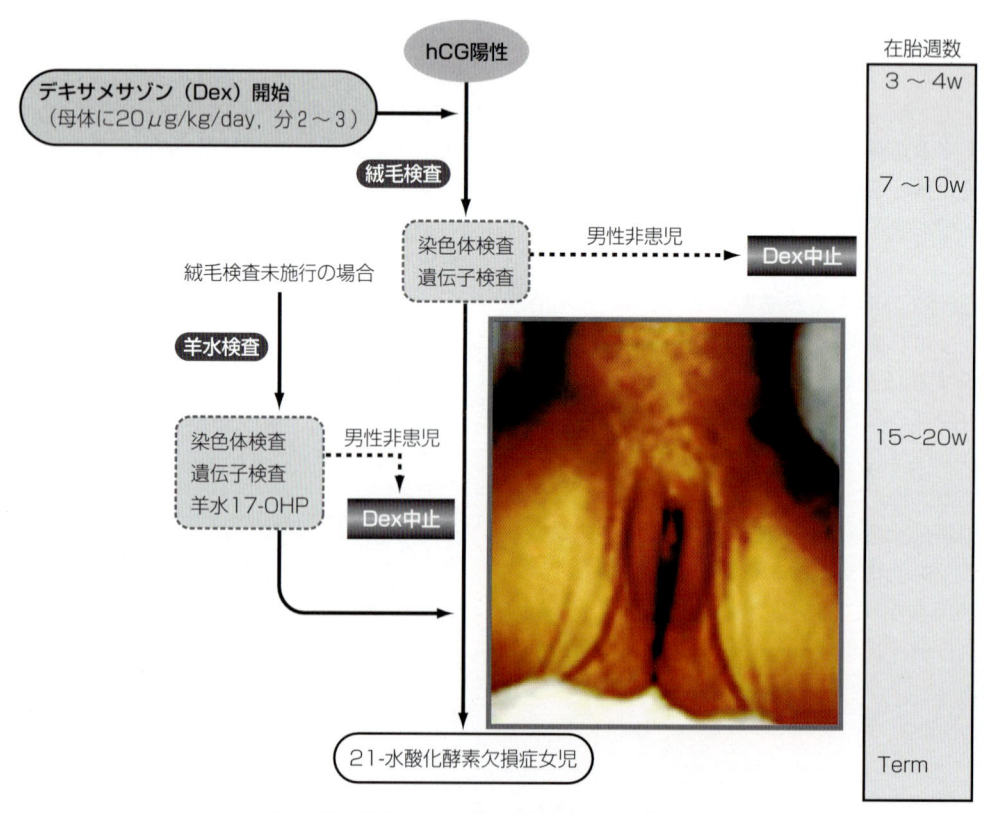

図3　先天性副腎過形成症の出生前診断・治療の実際

なDexamethasoneを用いられている．推奨される投与量は20ug/kg，3x/dayである．治療の実際を図3に示してある．遺伝子診断に際しては母体組織の混入の可能性があることを銘記すべきであろう．また治療は，妊娠早期に遅くとも外性器が完成される妊娠9週以前に開始される必要がある．

● 文　　献 ●

1) Miller WL : Molecular biology of steroid hormone synthesis.Endocrine Rev 9 : 295-318, 1998
2) Speiser PW, White PC : Congenital adrenal hyperplasia. NewEngl J Med 349 : 776-788, 2003
3) Forest MG, Morel Y, David M:Prenatal treatment of congenitaladrenal hyperplasia. Trends Endocrinol Metab 9:284-288, 1998
4) 税所純敬ほか：先天性副腎過形成症（21-水酸化酵素欠損症）新生児マス・スクリーニング陽性者の取り扱い基準ー診断の手引きー．日本小児科学会雑誌，103 : 695-697, 1999
5) Joint LWPES/ESPE CAH Working Group:Consensus statement on 21-hydroxylase deficiency from the Lawson Wilkins Pediatric Endocrine Society and the European Society for Paediatric Endocrinology. J Clin Endocrinol Metab 87 : 4048-4053, 2002
6) Bose HS, et al : The pathophysiology and genetics of congenital adrenal hyperplasia. New Eng J Med 335 :1870-1880,1996
7) Fujieda K, et al : 3β-hydroxysteroid dehydrogenase deficiency. Encyclopedia of Endocrine Disease (Martini L, ed), Academic press, pp498-503 , 2004
8) Yanase T, et al : 17α-hydroxylase / 17,20-lyase deficiency: from clinical investigation to molecular definition. Endocr Rev 12:91-108,1991
9) Geley S, et al : CYP11B1 mutations causing congenital adrenal hyperplasia due to 11β-hydroxylase deficiency. J Clin Endocrinol Metab 81:2896-2901,1996
10) Fluck C, et al : Mutant P450-oxidoreductase causes disordered steroidogenesis with and without Antley-Bixler syndrome. Nature Genet 36 : 228-230, 2004

［藤枝　憲二］

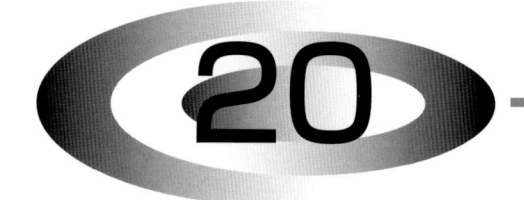

疾患 20 全身倦怠感，しびれを主訴に来院した38歳女性!?

問題編

症例と設問

症例：38歳，女性
主訴：全身倦怠感，両下肢脱力，四肢のしびれ
家族歴：特記すべきことなし
既往歴：特記すべきことなし
現病歴：生来健康．1年前より全身倦怠感が出現．以後両下肢脱力，四肢のしびれを認めるようになり，徐々に増強したため近医受診．低カリウム血症（血清K 1.8mEq/L）を指摘され，低カリウム血症の精査目的にて当科外来紹介となった．利尿剤（フロセミド，サイアザイド系）や下剤の濫用はない．
初診時現症：身長144cm，体重36.5kg，意識清明，血圧106/55mmHg，脈拍68bpm，体温，両下肢に浮腫を認めない．その他異常所見なし．
尿所見：尿量 1460ml（600-1600），比重 1.011（1.012～1.025），蛋白（－），糖（－），ケトン（－），潜血（－），沈渣異常なし
＜一般血液・血液生化学検査所見＞
白血球 4340/mm³（3500-9000）（分画異常なし），赤血球 413万/mm³（385万～465万），Hb 13.1g/dl（12.0～16.0），Ht 36.2%（34.0～45.0），血小板 27.7万/mm³（13.0万～35.0万），総蛋白 6.8g/dl（6.7～8.3），Alb 4.3g/dl（4.0～5.0），AST 16 IU/l（13～33），ALT 10 IU/l（6～30），BUN 10mg/dl（8～22），Cr 0.4mg/dl（0.4～0.7），Na 138mEq/L（138-146），K 1.9mEq/L（3.6～4.9），Cl 92mEq/l（99～109），Ca 9.1mg/dl（8.7～10.3），P 3.1mg/dl（2.5～4.7），Mg 1.5mg/dl（1.9～2.7），総コレステロール 229mg/dl（128～220），中性脂肪 123mg/dl（30～150），空腹時血糖 82mg/dl（69～104），CRP 0.0mg/dl（0.0～0.4）

[血液ガス] pH 7.50（7.35～7.45），Po₂ 89.5mmHg（69.0～116.0），Pco₂ 44.9mmHg（32.0～42.0），HCO₃⁻ 34.6nmol/l（20.0～24.0），BE 10.2nmol/l（－3.3～1.2）
[尿生化学] Na 168mEq/日（130～260），K 40mEq/日（25～100），Cl 177mEq/日（120-140），Ca 40mg/日（100～300），Mg 47mg/日（20-150），クレアチニンクリアランス 139.0ml/min（82～155），プロスタグランジンE₂ 495ng/日（<700）
[内分泌学的検査] 血漿レニン活性（臥位）20ng/ml/hr（0.3～2.9），血漿アルドステロン濃度（臥位）190pg/ml（29.9～159），血中FT₃ 3.0pg/ml（2.1～4.3），血中FT₄ 1.1ng/dl（0.9～2.0），血中TSH 3.61mU/ml（0.2～4.7）
心電図：U波を認める
胸部レントゲン写真：異常なし

問題1 本症例に認められる比較的可能性の高い症状はどれか．
 a．骨年齢の低下
 b．羊水過多
 c．熱性痙攣，テタニー
 d．多飲，多尿，脱水
 e．腎機能障害

問題2 本症例に最も近い病態をとる疾患はどれか．
 a．サイアザイド系利尿剤の濫用
 b．Gordon症候群
 c．腎尿細管アシドーシス
 d．Liddle症候群

問題3 本症例で機能低下型の異常を認める可能性の高い遺伝子はどれか.
a. サイアザイド感受性Na-Cl共輸送体（TSC）遺伝子
b. ATP感受性Kチャネル（ROMK）遺伝子
c. ブメタニド感受性Na-K-2Cl共輸送体（NKCC2）遺伝子
d. クロライドチャネルKb（CLCNKB）遺伝子
e. 細胞外カルシウムセンシング受容体（CaSR）遺伝子

解説編

低カリウム性代謝性アルカローシスを示し，レニン―アンジオテンシン系の亢進により血中レニン，アルドステロンが高値を示すものの高血圧を認めない疾患として，Bartter症候群とその亜型であるGitelman症候群がある．両症候群の原因は遠位尿細管でのNaCl吸収障害に起因するが，Bartter症候群は，塩喪失の程度がひどく，羊水過多や成長障害を合併する重症例が多く，6歳以下の幼児期・小児期に診断されることが多い．それに対して，Gitelman症候群は，塩喪失の程度が比較的軽く，小児期から成人にかけて診断されることが多い．近年，Bartter症候群，Gitelman症候群において原因遺伝子の異常が報告され，その病態が明らかになってきている．

解説

1. 疾患概念

1962年Bartterらは，低カリウム性代謝性アルカローシス，レニン―アンジオテンシン系の亢進を示すが，高血圧症と浮腫を認めない症例を検討した結果，Bartter症候群という新しい疾患概念を提唱した[1]．その後1966年にGitelmanらは，Bartter症候群と類似の疾患として，症状は軽症であるが低Ca尿症と，低Mg血症によるテタニーを特徴とするGitleman症候群という疾患概念を提唱した[2]．

Bartter症候群は孤発性もしくは劣性遺伝形式をとる．Bartter症候群の病因の主座はヘンレの太い上行脚（TAL）におけるNaCl再吸収障害であり，ループ利尿薬を大量長期投与したときも同じ電解質異常を呈する．病態の重症度や発症年齢により，antenatal typeとclassic typeに分類される．近年，Bartter症候群の原因遺伝子として，TALの管腔側に発現しているブメタニド感受性Na-K-Cl共輸送体（NKCC2）遺伝子異常[3]，このNa-K-Cl共輸送体とカップリングしているカリウムチャネル（ROMK）遺伝子異常[4]，TALの血管側に発現しているクロライドチャネル（ClC-Kb）遺伝子異常[5]が報告されている（表1）．

Gitelman症候群も孤発性もしくは劣性遺伝形式をとる．Gitelman症候群の病因の主座は遠位曲尿細管（DCT）におけるNaCl再吸収障害であり，サイアザイド利尿薬を投与したときと同じ電解質異常を呈する．近年，DCT管腔側に発現しているサイアザイド感受性Na-Cl共輸送体の遺伝子がクローニングされ，Gitelman症候群の患者の解析の結果，Gitelman症候群は，サイアザイド感受性Na-Cl共輸送体（TSC）遺伝子異常であることが示された[6]（表1）．

Bartter症候群とGitelman症候群の病態の違いは，TALとDCTにおけるNaClの再吸収の程度に起因している．NaClの再吸収はTALの方に多く，TALのNa再吸収は髄質高浸透圧の形成に必須であるが，DCTのNa再吸収の関与の程度は少ない．このため，Gitelman症候群においは，脱水，多飲，多尿の症状がないか，あっても軽微となる[7]．遠位尿細管において，代償的にNa$^+$の再吸収とそれに伴いK$^+$，H$^+$の排出が亢進することで，低カリウム性代謝性アルカローシスをきたすこととなる．Na再吸収障害に伴う体液量の低下により，レニン―アンジオテンシン―アルドステロンの亢進を招く．また，低カリウム性代謝

表1 Bartter症候群，Gitelman症候群の原因遺伝子

疾患	部位	異常蛋白	遺伝子	アミノ酸数	エクソン数
antenatal Bartter	TAL管腔側	NKCC2	SLC12A1	1,099	26
	TAL管腔側	ROMK	KCNJ1	372	5
古典型Bartter	TAL基底膜側	ClC-Kb	CLCNKB	687	19
Gitelman症候群	DCT管腔側	TSC	SLC12A3	1,021	26

性アルカローシスにより，プロスタグランジン―カリクレイン―キニン系の亢進を来たす．レニン―アンジオテンシン―アルドステロンの亢進にもかかわらず，血圧の上昇を来さない原因として，アンジオテンシンII受容体のdown regulationと，プロスタグランジンの血圧上昇の抑制作用が関与している．

Bartter症候群では尿中Ca排泄の増加，Gitelman症候群では尿中Ca排泄の低下と低マグネシウム血症を特徴とする．尿中Ca値の相違は，各々フロセミド，サイアザイド投与時の変化と同じ現象である．

2．病因

1）Na再吸収障害の病態（図1）

(1) antenatal Bartter

a）ブメタニド感受性Na-K-2Cl共輸送体（NKCC2） NKCC2遺伝子（SLC12A1）異常により，TAL管腔でのNa$^+$の再吸収が低下する．

b）カリウムチャンネル（ROMK） ROMK遺伝子（KCNJ1）の異常によりROMKの機能障害がおこり，この状態でNKCC2が働くと管腔内のカリウムが消失し，2次的にNaClの再吸収が障害される．

(2) classic Bartter

クロライドチャンネル（ClC-Kb）ClC-Kb遺伝子（CLCNKB）異常により，Clの血管側での細胞外輸送がおこり，2次的にNaClの再吸収が障害される．KCl輸送体が補償することや，他のClチャンネルの存在の可能性も指摘されており，antenatal Bartterよりも症状が軽いことの理由と考えられている．

(3) Gitelman症候群

サイアザイド感受性Na-Cl共輸送体（TSC）DCTにおいては，Na$^+$-K$^+$-ATPaseによる勾配により，TSCによりNa$^+$再吸収を行うが，TSC遺伝子（SLC12A3）異常によりNa$^+$の再吸収障害がおこる．

2）Na再吸収障害に伴う病態（図2-a,b）

Bartter症候群では尿細管でのNaCl再吸収の異常により，不足したNa$^+$を補うため代償的に遠位尿細管のNa$^+$/K$^+$，Na$^+$/H$^+$チャンネルによるNa$^+$の再吸収が亢進し，K$^+$，H$^+$の排出が亢進するため，低カリウム血症性代謝性アルカローシスをおこす．低カリウム血症によりプラスタグランジンの産生が亢進し，その血管拡張作用にて，血圧の上昇を抑制する．また，尿細管でのNaCl再吸収の障害は，髄質高浸透圧の低下をもたらし，尿の濃縮障害を引きおこし，循環血漿量の低下により，レニン―アンジオテンシン―アルドステロン系の亢進を引き起こす．持続的なアンジオテンシンIIの亢進はアンジオテンシンII受容体のdown regulationを引き起こすことで，血圧の上昇を抑制する．また，血中アルドステロンの上昇は尿中へのK$^+$の排泄をさらに促進することとなる．Gitelman症候群では尿細管でのNaCl再吸収障害のため，遠位尿細管のNa$^+$/K$^+$，Na$^+$/H$^+$チャンネルによるNa$^+$の再吸収は亢進するが，髄質高浸透圧の低下はきたさないため，多飲・多尿をきたすことはない．

Bartter症候群では，TALにおけるNaの再吸収障害のため，TALにおいて管腔側と血管側の電位差が小さくなるため，CaとMgの再吸収が低下するため，尿中Ca排泄の増加とともに，低Mg血症をきたす．Gitel-man症候群では，DCTにおいてNaの再吸収障害のため，管腔側の膜電位が過分極をおこし，これによってMgの尿への漏出が亢進して低Mg血症をきた

a.TAL
ブメタニド感受性Na-K-2Cl共輸送体により管腔内へNa, Cl, Kが吸収される．これにはROMKにてKが管腔内に排出されることが必要である．NaはNa-K-ATPaseにてClはCLCNKBにて血管側に排出される．

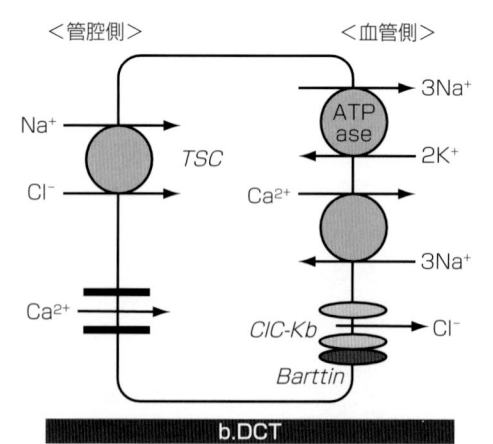

b.DCT
サイアザイド感受性Na-Cl共輸送体により，管腔内からNaとClが流入する．NaはNa-K-ATPaseにて，ClはClチャネルにより血管側に再吸収される．

図1　TALとDCTにおける電解質輸送

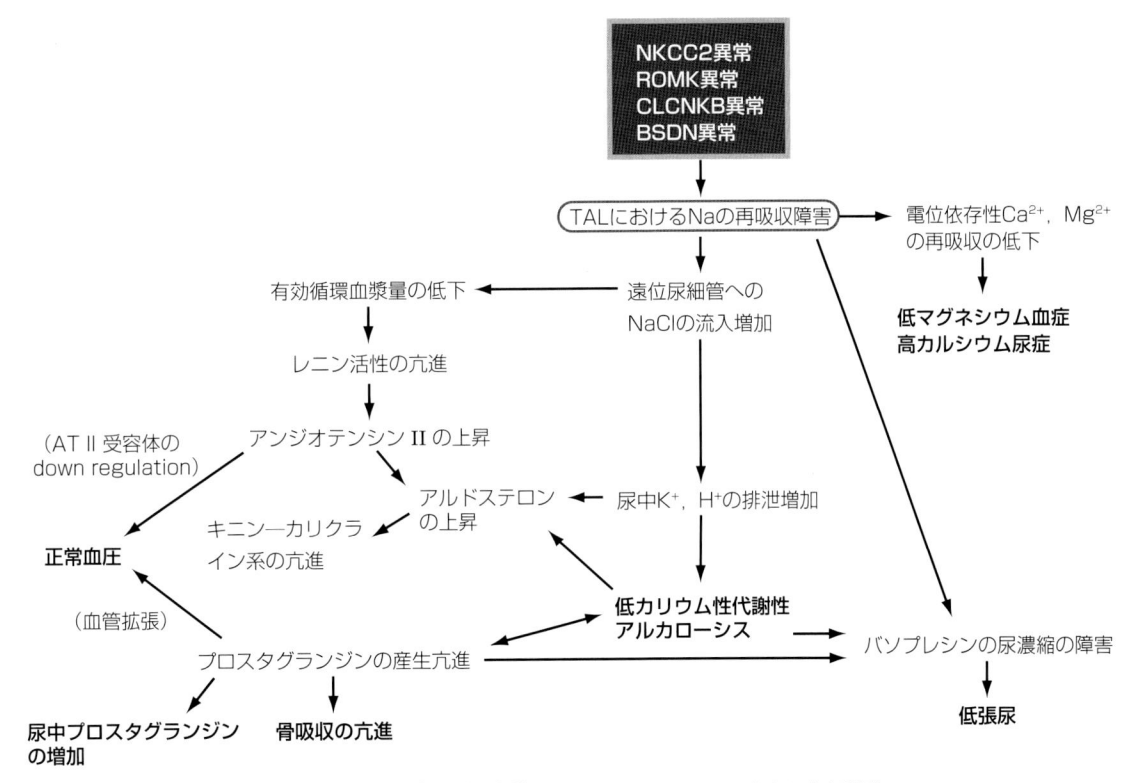

図2a　Bartter症候群の病態 (Guay-Woodford LM, 1998[8]) より改変引用)

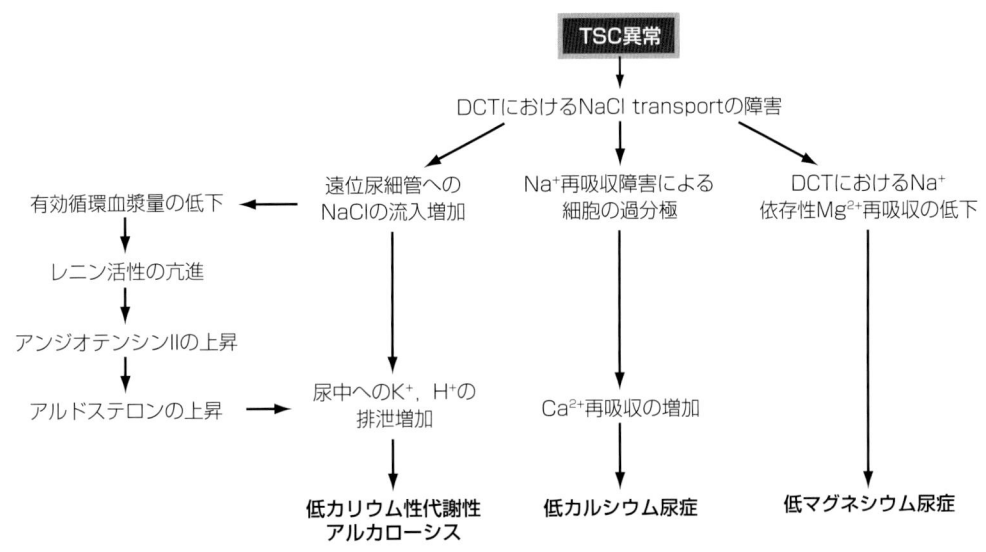

図2b　Gitelman症候群の病態 (Guay-Woodford LM, 1998[8]) より改変引用)

す．また，Naの再吸収障害のため，血管側の3Na：1Ca交換体の働きが亢進してCaの再吸収が亢進して，尿中Ca排泄が低下すると言われている．

3．症　　候

Bartter症候群とGitleman症候群の共通の症候として，低カリウム血症，代謝性アルカローシス，レニンアンジオテンシン系の亢進，すなわち高レニン血症，高アルドステロン症を認めるにかかわらず，血圧は正常で浮腫を認めない．一般的な低カリウム血症の症候として，口渇・多飲，筋力低下やテタニー，腱反射の亢進，腸管運動の低下，心電図異常（T波の平低化，U波の出現，不整脈）などを認める．Bartter症候群のantenatal Bartterは重症型で，出生児から新生児にかけて発症し，羊水過多，早産，低出生児体重，致死的な塩類喪失や，高カルシウム血症，腎のカルシウム

沈着，高度の腎障害を認めることが多い．それに対して，Bartter症候群のclassic Bartterは，幼児期から小児期に発症し，骨年齢の低下，低身長など成長障害を合併している頻度が高い．一般的に思春期も遅発するが，GHなどの内分泌機能には異常を認めない．高度な塩類喪失を認め，上記の低カリウム血症に伴う症候を認める．Gitelman症候群は，学童期から成人にかけて発症し，周産期異常や成長障害を認めない．塩類喪失の程度もBartter症候群と比較すると軽度で，低カリウム血症を認めるが，症状は軽く，治療に対する反応性も良好である．

4．診　　断（表2，表3）

わが国のBartter症候群の診断基準としては，1977年に提案されたものがあるが（表2），その後の原因遺伝子と病態生理の解明より，表2の基準をそのまま適応することができなくなった．表2に加えて表3の鑑別診断を加味することが必要である．

Bartter症候群，Gitelman症候群の診断のポイントとしては，1）低カリウム血症，2）代謝性アルカローシス，3）高レニン・高アルドステロン血症，4）正常ないし低血圧，5）利尿薬，下剤の長期連用がない，である．表2にあるように傍糸球体細胞の過形成を認めるが，これは特徴的な所見ではく，現在，診断目的のために腎生検を行うことはない．鑑別すべき疾患として，偽性（psudo）Bartter症候群と腎尿細管性アシドーシスがある．偽性（psudo）Bartter症候群は，慢性下痢・嘔吐，神経性食欲不振症，フロセミド系あるいはサイアザイド系の利尿剤や下剤の濫用などにより，Bartter症候群あるいはGitelman症候群類似の症候を示すことがあるため，偽性Bartter症候群といわれている．症状の重症度，発症年齢より主にGitelman症候群との鑑別になると思われるが，慢性下痢・嘔吐によるものは尿中Clが低下している．利尿剤や下剤の濫用の場合，問診を十分に行うことと，尿中の利尿剤を検出することが必要である．低カリウム性の尿細管アシドーシスは，アシドーシスをきたすことで容易に鑑別できる．

Bartter症候群とGitelman症候群の鑑別を表3に示す．Bartter症候群では尿中カルシウム排泄が増加ないし正常であるのに対し，Gitelman症候群は，尿中カルシウム排泄が低下しており，低マグネシウム血症を呈する．Bettinelliらは，Gitelman症候群において，Bartter症候群と鑑別する基準として，尿中Ca/Crモル比＜0.1（尿中Ca＜0.035g/gCr），血清Mg＜1.56mg/dl，FEMg＞4％をあげている[9]．ただし尿中Ca/Crモル比は，年齢によって正常値が異なり，乳幼児期は高くなるため注意を要する．

Bartter症候群とGitelman症候群は原因遺伝子遺伝子の異常が報告されている．異常を認める疾患原因遺伝子として，antenatal Bartterでは，TALの管腔側のブメタニド感受性Na-K-Cl共輸送体（NKCC2）遺伝子（SLC12A1），カリウムチャンネル（ROMK）遺伝子（KCNJ1），classic Bartter症候群では，TALの血管側に発現しているクロライドチャンネル（ClC-Kb）遺伝子（CLCNKB）と，Gitelman症候群では，DCTのサイアザイド感受性Na-Cl共輸送体（TSC）遺伝子（SLC12A3）が報告されている．臨床診断に加えて，遺伝子異常を診断できれば確定診断ができるが，蛋白の分子量も大きく，エクソン数も多く，実際に遺伝子の解析は容易ではない．また，エクソンに異常を認めない症例もあり，イントロンの異常や，他に原因となる遺伝子が存在する可能性もある．

5．治　　療

Bartter症候群，Gitelman症候群とも，尿細管障害に対する直接的治療法はないので，尿細管障害による二次的病態に対して治療を行うことになる．特に，Bartter症候群の治療は，低カリウム血症の補正が中心となる．低カリウム血症の程度がひどい場合や経口摂取ができない場合以外は，経口投与を行う．補助的に，アルドステロン受容体拮抗作用を持つカリウム保

表2　Bartter症候群の診断基準

1. 血漿レニン活性の増加
2. 血漿アルドステロン値の増加
3. 低カリウム血症
4. 代謝性アルカローシス
5. 正常ないし低血圧
6. アンギオテンシンIIIに対する昇圧反応の低下
7. 神経性食欲不振症，慢性の下痢・嘔吐や下剤，利尿薬の長期投与がない
8. 腎生検で傍糸球体細胞の過形成を証明することが望ましい（小児では不要）

（1977年度厚生省ホルモン受容体異常症調査研究班）

表3　Bartter症候群とGitelman症候群の鑑別

	Bartter症候群	Gitelman症候群
尿中Ca排泄	正常ないし増加	著明減少
低Mg血症	約40％	約100％
遠位尿細管Cl-再吸収*	高度低下	軽度～中等度低下
診断時年齢	6歳以下がほとんど	学童～成人
多飲，多尿，脱水	中等度～高度	無～軽度
成長障害	多い	無～少ない
羊水過多	44％	0％
低Na(Cl)血症	多い	少ない
熱性痙攣，テタニー	少ない	多い

* $C_{H_2O}/C_{H_2O}+C_{Cl}$

持性利尿薬のスピロノラクトンを投与する．腎臓でのプラスタグランジン産生亢進が病態を悪化している可能性があり，非ステロイド性消炎剤が有効な症例もある．

Gitelman症候群の治療は，塩類喪失の程度も軽く，カリウム製剤の経口投与，スピロノラクトンの投与にて血清カリウムは比較的容易に改善できる．低マグネシウム血症に対して酸化マグネシウムを投与するが，マグネシウム塩は腸管からの吸収が悪く，下痢を引き起こすため，投薬が困難となることが多い．また，一般的に非ステロイド性消炎剤は無効である．

その他の疾患

Gordon症候群は別名偽性低アルドステロン症II型（PHAII）であり，常染色体優勢遺伝形式をとり，小児期から高血圧，高カリウム血症，高Cl性代謝性アシドーシスをきたす疾患である．高血圧はサイアザイド系利尿薬によく反応する．DSTの細胞内のセリンスレオニンキナーゼのWNK1，WNK4遺伝子の異常が原因である[10]．

Liddle症候群は，常染色体優勢遺伝形式をとり，高血圧，低カリウム血症および低レニン血症をきたし，原発性アルドステロン症に類似しているが，血中アルドステロンは低下している．DCTにあるアミロライド感受性上皮型Naチャンネル（ENaC）の機能亢進により，Naの再吸収が増加することが原因である[11]．トリアムテレンやアミロライドなどのNaチャネル阻害剤の投与にて改善する．

患者の生活指導

カリウム製剤は一般に多量となることが多いが，カリウム欠乏が進むと，全身の脱力発作，テタニーさらに不整脈が出ることもあるので，カリウム補正のため服薬が必要であることを理解させ，服薬コンプライアンスの維持に努める．

問題の解説および解答

問題 1

致死的な塩類喪失を認め，羊水過多，早産，低出生児体重などの周産期異常や，腎のカルシウム沈着，高度の腎障害を伴うのは，重症型のantenatal Bartter症候群で，新生児〜乳児期に発症する．classic Bartter症候群は，antenatal Bartterと比較すると症状は軽度で，学童期〜思春期にかけて発症する．低身長や骨年齢の低下などの成長障害を認める．TAL部でのNaClの再吸収の低下は髄質高浸透圧の低下を招き，尿濃縮能の低下により多飲・多尿を認める．Gitelman症候群においては，髄質高浸透圧の低下は軽度であり，尿濃縮能の低下を伴うことはないので，多飲・多尿は認めない．Gitelman症候群において，DCTで膜電位が過分極の状態にあり，これによってMgが尿中への漏出が亢進したり，管腔側からのMgの再吸収の低下などにより低Mg血症をきたし，痙攣，テタニーなどの症状をきたす．

問題 2

Bartter症候群，Gitelman症候群の病態の原因が解明化される以前より，Bartter症候群はフロセミド系利尿薬を，Gitelman症候群はサイアザイド系利尿薬を大量長期投与したときと同じ電解質異常を呈することが知られていた．のちに，Bartter症候群はTAL，Gitelman症候群はDCTにおけるNaClの再吸収障害であるとこが判明した．Gordon症候群は別名偽性低アルドステロン症II型（PHAII）であり，高血圧，高カリウム血症，代謝性アシドーシスをきたす疾患である．低カリウム性尿細管アシドーシスは，アシドーシスをきたすことで容易に鑑別できる．Liddle症候群は，DCTにあるENaCの機能亢進により，Naの再吸収が増加している．

問題 3

それぞれ疾患原因遺伝子として，Gitelman症候群−TSC遺伝子異常，antenatal Bartter症候群−NKCC2遺伝子異常，ROMK遺伝子異常，classic Bartter症候群−CLCNKB遺伝子異常，常染色体優性低カルシウム血症−CaSR遺伝子である．Gitelman症候群の家族内発症の患者で，遺伝子異常は同じでありながら，臨床症状が異なったり，臨床的には診断しえても遺伝子異常を認めない症例もあり，他の因子の関与やイントロンの異常，また別の原因遺伝子が存在する可能性もある．

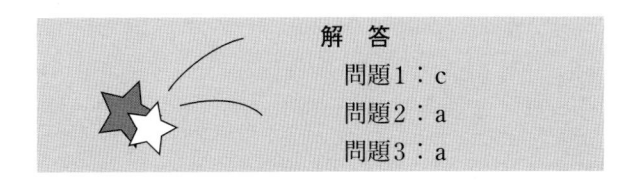

解 答
問題1：c
問題2：a
問題3：a

レベルアップをめざす方へ

最近，Bartter症候群の原因遺伝子としてBSDN[12]とCaSR[13]が報告された．

BSDNは，クロライドチャンネルであるClC-KaとClC-Kbのbサブユニットであるbarttinをコードする遺伝子である．Barttinはヘンレの太い上行脚と細い脚と内耳のdark cellsに存在する．BSDN遺伝子の異常にて，antenatal Barter症候群の病態を呈し，腎不全と感音声難聴を伴う．

細胞外カルシウムセンシング受容体（CaSR）は，TALの血管側に存在する．CaSR異常はgain of function変異であり，常染色体優性低カルシウム血症（autosomal dominant hypocalcemia）に合併する．CaSRが活性化されることにより，NKCC2，ROMK．Na-K ATPaseを阻害することで，TALでのNaClの再吸収を阻害することとなる．

●文　献●

1) Bartter FC, Pronove P, Gill JR Jr, MacCardle RC : Hyperplasia of the juxtaglomerular complex with hyperaldosteronism and hypokalemic alkalosis. A new syndrome. Am J Med. 33:811-8281962. J Am Soc Nephrol. 9 : 516-528, 1998
2) Gitelman HJ, Graham JB, Welt LG : A new familial disorder characterized by hypokalemia and hypomagnesemia. Trans Assoc Am Physicians. 79 : 221-35, 1966
3) Simon DB, Karet FE, Hamdan JM, DiPietro A, Sanjad SA, Lifton RP : Bartter's syndrome, hypokalaemic alkalosis with hypercalciuria, is caused by mutations in the Na-K-2Cl cotransporter NKCC2. Nat Genet. 13:183-188, 1996
4) Simon DB, Karet FE, Rodriguez-Soriano J, Hamdan JH, DiPietro A, Trachtman H, Sanjad SA, Lifton RP : Genetic heterogeneity of Bartter's syndrome revealed by mutations in the K+ channel, ROMK. Nat Genet. 14:152-156, 1996
5) Simon DB, Bindra RS, Mansfield TA, Nelson-Williams C, Mendonca E, Stone R, Schurman S, Nayir A, Alpay H, Bakkaloglu A, Rodriguez-Soriano J, Morales JM, Sanjad SA, Taylor CM, Pilz D, Brem A, Trachtman H, Griswold W, Richard GA, John E, Lifton RP : Mutations in the chloride channel gene, CLCNKB, cause Bartter's syndrome type III. Nat Genet. 17:171-178, 1997
6) Simon DB, Nelson-Williams C, Bia MJ, Ellison D, Karet FE, Molina AM, Vaara I, Iwata F, Cushner HM, Koolen M, Gainza FJ, Gitleman HJ, Lifton RP : Gitelman's variant of Bartter's syndrome, inherited hypokalaemic alkalosis, is caused by mutations in the thiazide-sensitive Na-Cl cotransporter. Nat Genet. 12 : 24-30, 1996
7) 高柳涼一：Bartter症候群　今日の診断指針第5版 医学書院: 1117-1119, 2002
8) Guay-Woodford LM. : Bartter syndrome: unraveling the pathophysiologic enigma.Am J Med. 105:151-61, 1998
9) Bettinelli A, Bianchetti MG, Girardin E, Caringella A, Cecconi M, Appiani AC, Pavanello L, Gastaldi R, Isimbaldi C, Lama G, et al. : Use of calcium excretion values to distinguish two forms of primary renal tubular hypokalemic alkalosis: Bartter and Gitelman syndromes. J Pediatr. 120:38-43, 1992
10) Wilson FH, Disse-Nicodeme S, Choate KA, Ishikawa K, Nelson-Williams C, Desitter I, Gunel M, Milford DV, Lipkin GW, Achard JM, Feely MP, Dussol B, Berland Y, Unwin RJ, Mayan H, Simon DB, Farfel Z, Jeunemaitre X, Lifton RP : Human hypertension caused by mutations in WNK kinases. Science 293:1107-1112, 2001
11) Shimkets RA, Warnock DG, Bositis CM, Nelson-Williams C, Hansson JH, Schambelan M, Gill JR Jr, Ulick S, Milora RV, Findling JW, et al. : Liddle's syndrome: heritable human hypertension caused by mutations in the beta subunit of the epithelial sodium channel. Cell 79407-414, 1994
12) Birkenhager R, Otto E, Schurmann MJ, Vollmer M, Ruf EM, Maier-Lutz I, Beekmann F, Fekete A, Omran H, Feldmann D, Milford DV, Jeck N, Konrad M, Landau D, Knoers NV, Antignac C, Sudbrak R, Kispert A, Hildebrandt F : Mutation of BSND causes Bartter syndrome with sensorineural deafness and kidney failure. Nat Genet. 29:310-314, 2001
13) Vargas-Poussou R, Huang C, Hulin P, Houillier P, Jeunemaitre X, Paillard M, Planelles G, Dechaux M, Miller RT, Antignac C : Functional characterization of a calcium-sensing receptor mutation in severe autosomal dominant hypocalcemia with a Bartter-like syndrome. J Am Soc Nephrol. 13:2259-2266, 2002

［足立　雅広／高柳　涼一］

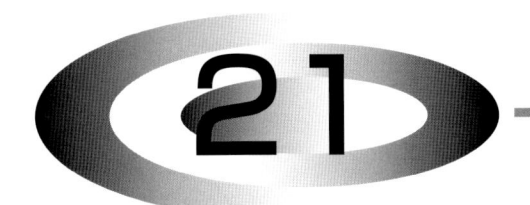

疾患 21 体毛が多くなり不妊となったが!?

問 題 編

症例と設問

症　例：23歳，女性
主　訴：不妊
家族歴：父（2型糖尿病）
既往歴：特記事項なし
月経歴：初経（13歳），初経以来月経不順（2～3カ月周期）
結　婚：21歳
妊娠歴：なし
現病歴：以前より上下肢の毛が濃かったが，最近ひげも濃くなってきた．結婚後2年経過するが妊娠しない．月経は不順で周期は2～3カ月である．
初診時現症：身長154cm，体重62kg，多毛（＋）
内診所見：外陰部から臍部にかけて陰毛がひろがっている（男性型陰毛）．子宮は正常大．両側卵巣はやや腫大．
超音波所見：両側卵巣はやや腫大し，直径1cm未満の卵胞が卵巣辺縁周囲にネックレス状に並んでいる．
内分泌学的検査：
（1）基礎値：LH 16.3mIU/ml（2～7），FSH 5.7mIU/ml（4～11），PRL 10.2ng/ml（＜15），エストラジオール 56.3pg/ml，テストステロン 0.87ng/ml（＜0.5），遊離型テストステロン 3.1pg/ml（＜1.9），DHEAS 250μg/dl（＜270），甲状腺ホルモン（正常）
（2）LHRH（GnRH）負荷試験：LH 17.3mIU/ml（0分）；78.8mIU/ml（30分），FSH 6.4mIU/ml（0分）；15.3mIU/ml（30分）
基礎体温表：低温一相性で排卵は認められない．

問題1 多嚢胞性卵巣症候群の診断基準の必須項目はどれか．3つ選べ．
a. 肥満
b. 月経異常
c. LHRH負荷試験に対し，LHは過剰反応，FSHはほぼ正常反応．
d. LHの基礎分泌値高値，FSHは正常範囲．
e. 超音波断層検査で多数の卵胞の嚢胞状変化が認められる．

問題2 多嚢胞性卵巣症候群に合併しやすい疾患を3つ選べ．
a. アンドロゲン産生卵巣腫瘍
b. 子宮筋腫
c. インスリン抵抗性
d. 子宮体癌
e. 冠動脈疾患

問題3 多嚢胞性卵巣症候群の治療に関して正しくないものを選べ．
a. 挙児希望がある場合，薬物治療の第一選択はクロミフェンである．
b. 薬物治療が無効の場合，外科的治療もある．
c. ゴナドトロピン療法は卵巣過剰刺激症候群や多胎を起こしやすい．
d. 肥満があるときは体重の減量が有効である．
e. エストロゲン・ゲスターゲン混合投与は高アンドロゲン血症には無効である．

解説編

多嚢胞性卵巣症候群（PCOS）について

1. 疾患概念

1935年，SteinとLeventhalは，両側卵巣の多嚢胞性変化，月経異常（無月経や希発月経），多毛，肥満を伴う疾患をStein-Leventhal症候群として報告したが[1)2)]，これが現在の多嚢胞性卵巣症候群（polycystic ovary syndrome：PCOS）の概念の起源となっている．それ以降多くの研究成果にもかかわらず，そのメカニズムは依然不明な点が多い．中枢機能の異常説，卵巣と副腎の酵素異常説，遺伝子異常説などが提唱され，そして最近ではインスリン抵抗性の関与が示唆されている．

この疾患は，内分泌学的には下垂体ゴナドトロピン分泌の異常とアンドロゲン分泌亢進，形態学的には卵巣の嚢胞状腫大などを特徴とし，臨床的には排卵障害に起因する月経異常，不妊，多毛症，肥満などの症候を伴う症候群である．

2. 病因・病態

PCOSでは，図1に示すような異常な内分泌動態の悪循環が存在している[3)]．PCOSの患者ではインスリン抵抗性のため血中インスリン濃度が高値であるが，このインスリン抵抗性は肥満の程度とは必ずしも相関せず，むしろ血中アンドロゲン濃度と相関する[4)5)]．インスリン受容体は卵巣の莢膜細胞にもあり，アンドロゲン産生を促進する作用が確認されている．インスリン様成長因子（insulin-like growth factor-I：IGF-I）もこのインスリン受容体に結合することができ，アンドロゲン産生を促進する要因になる．さらに高インスリン血症では肝臓でのIGF-binding protein（IGF-BP）の産生が低下し，活性型である遊離型IGF-I（free IGF-I）が増加する．また，インスリンやアンドロゲンが高値であると肝臓における性ホルモン結合蛋白（sex hormone binding globulin：SHBG）の産生も低下し，血中の遊離型テストステロン（free testosterone：free T）および遊離型エストラジオール（free estradiol：free E_2）が上昇する．テストステロンの前駆物質であるアンドロステンジオンも上昇しており，さらにこれは脂肪細胞においてエストロン（estrone：E_1）に変換される．これらのホルモンが中枢に作用してLHの持続的上昇を促進する可能性もある．LHの上昇もまた莢膜細胞からのアンドロゲン産

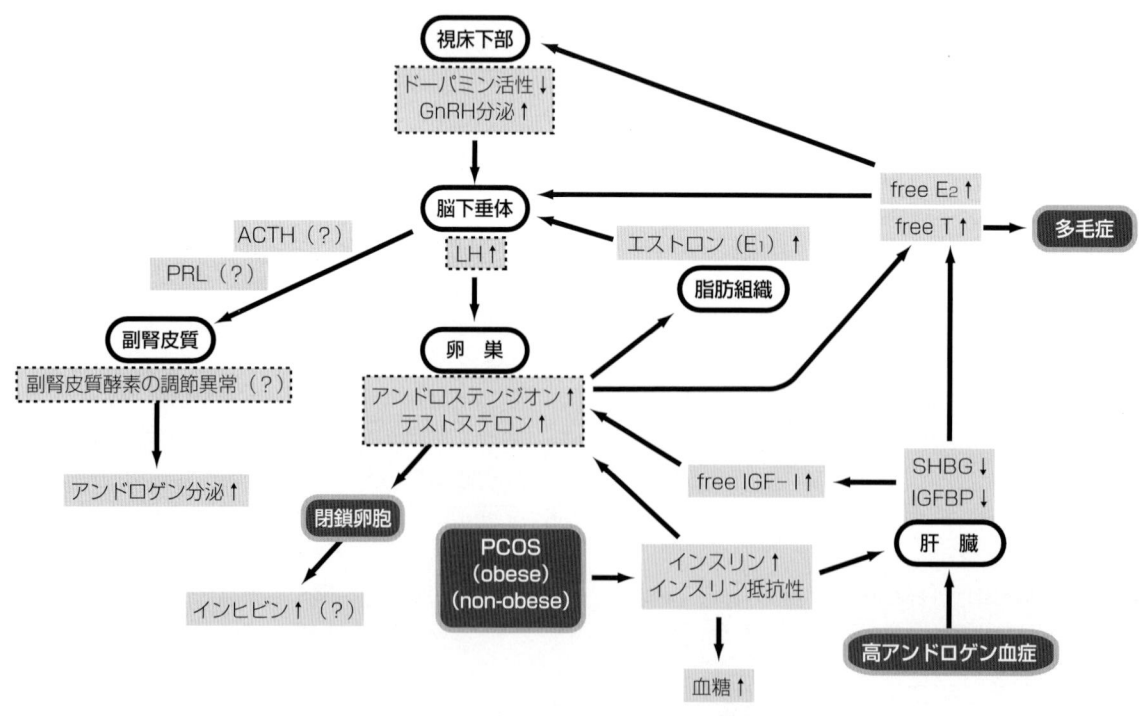

図1　多嚢胞性卵巣症候群の病態

生を促進する．このような悪循環がPCOSにおいては確立されている．一方，PCOSにおいては卵巣由来のみならず副腎皮質からのアンドロゲン分泌も亢進していることを示唆する報告もある[2]．これは中枢のドーパミン活性低下によるプロラクチンの増加が原因とする説，ACTHに対する副腎皮質の感受性の亢進によるとする説あるいは卵巣と副腎皮質両方における同一遺伝子（CYP 17，CYP 11α）にコードされているP450c 17酵素やP450scc酵素の調節異常とする説などがあるが，確定されていない．以上のようにどこが引き金となっているかは現在まだ不明である．いずれにしても卵巣におけるアンドロゲン優位の局所環境では，卵胞の発育と成熟が障害され卵胞期の延長や黄体期の短縮が生じ，希発月経や不妊症の原因にもなり，さらに閉鎖卵胞に陥れば無排卵，無月経となる．

3．診　　断

日本産科婦人科学会の診断基準は，表1に示すように月経異常，LHの基礎値高値，FSHは正常，卵巣の多嚢胞状変化が必須項目であり，その他すべてを満たす場合を典型例としている．一方，欧米の診断基準では高アンドロゲン血症を重視しており，卵巣の多嚢胞状変化を軽視する傾向にあったが，2003年の国際ワークショップで卵巣の形態学的所見も診断基準に加わった[6]．また，欧米では多毛や肥満を示す頻度が高く，PCOSの患者の40～80％に肥満が認められるとする報告があるが，同年代の女性の肥満人口が約30％と高いことも一因となっていると考えられる．わが国ではPCOSの患者のうち20～40％に肥満が認められるが，同年代の女性の肥満人口が17～18％であることからみるとやはり若干頻度が高いといえる．このようにPCOSの症候自体にも人種差があり，診断基準も世界的に完全に統一されていないのが現状である．

4．治　　療

1）薬物療法

挙児希望がある場合には排卵誘発剤としてクロミフェンを投与する．クロミフェンに副腎皮質ホルモン，ブロモクリプチンやテルグリド，芍薬甘草湯[7]などを併用することもある．クロミフェンが無効の場合にはゴナドトロピン療法が適応となるが，PCOSではとくに卵巣過剰刺激症候群や多胎となりやすいので注意が必要である．挙児希望がない場合にはゲスターゲン単独周期的投与法（ホルムストルム療法）あるいはエストロゲンとゲスターゲンの逐次投与法（カウフマン療法）や混合投与法により定期的に消退出血を起こさせる．

2）外科的治療

以前行われていた卵巣楔状切除術にかわって，近年腹腔鏡下に電気メスあるいはレーザーにより卵巣白膜を電気凝固あるいは蒸散させ薄くし，小孔を開ける方法が行われる．

3）肥満に対して

食事指導を行い，減量させる．

5．予　　後

血中LHとアンドロゲン濃度が非常に高値の例では，クロミフェンに反応しにくいことが多く，難治性である．PCOSではある程度のエストロゲンが持続的に分泌されているにも拘らず，無排卵のため黄体ホルモンが作用しないため子宮内膜増殖症を惹起しやすく，子宮体癌の発生に注意しなければならない．また，インスリン抵抗性，高インスリン血症を伴っていることが多いため高血圧症，脂質代謝異常，動脈硬化などの合併症（メタボリック症候群）にも留意する．欧米ではPCOSの10％が将来2型糖尿病になるといわれている．

6．鑑別すべき疾患

(1) 特発性多毛症
(2) 副腎皮質過形成
(3) アンドロゲン産生卵巣腫瘍
(4) クッシング症候群
(5) 黒色表皮腫

表1　多囊胞性卵巣症候群の診断基準

I．臨床症状
① 月経異常（無月経，希発月経，無排卵周期症など）
2．男性化（多毛，にきび，低声音，陰核肥大）
3．肥満
4．不妊

II．内分泌検査所見
① LHの基礎分泌値高値，FSHは正常範囲
2．LHRH負荷試験に対し，LHは過剰反応，FSHはほぼ正常反応
3．エストロン／エストラジオール比の高値
4．血中テストステロンまたは血中アンドロステンジオンの高値

III．卵巣所見
① 超音波断層検査で多数の卵胞の囊胞状変化が認められる．
2．内診または超音波断層検査で卵巣の腫大が認められる．
3．開腹または腹腔鏡で卵巣の白膜肥厚や表面隆起が認められる．
4．組織検査で内莢膜細胞層の肥厚・増殖，および間質細胞の増生が認められる．

（注）以上の各項目のうち○印をつけた項目を必須項目として，それらのすべてを満たす場合を多囊胞性卵巣症候群とする．その他の項目は参考項目として，必須項目のほかに参考項目をすべて満たす場合は典型例とする．

（日本産科婦人科学会，1993）

(6) 単純性肥満

問題の解説および解答

問題 1

日本産科婦人科学会の診断基準は，表1に示すように月経異常，LHの基礎値高値，FSHは正常範囲内，卵巣の多嚢胞状変化が必須項目であり，その他すべての項目を満たす場合を典型例としている．提示症例では必須項目以外に参考項目も該当しており，ほぼ典型例と考えられる．欧米の診断基準は2003年にロッテルダム会議で従来の基準が改定され，月経異常（希発月経あるいは無月経），アンドロゲン過剰症，多嚢胞卵巣の3項目のうち2つが認められ，ほかの内分泌疾患を除外できるものと決められた．

問題 2

アンドロゲン産生卵巣腫瘍における血中テストステロン濃度はPCOSの場合よりも高値であり，しばしば2 ng/ml以上のことが多い．子宮筋腫がPCOSにおいてとくに頻度が高いということはない．インスリン抵抗性は肥満において認められるが，PCOSにもインスリン抵抗性が高頻度に合併することが注目されている．これと関連して耐糖能異常，高血圧症，脂質代謝異常，動脈硬化なども伴いやすいことより冠動脈疾患も起こしやすいといわれている．提示症例のBMIは26.1kg/m^{2}であること，家族歴に糖尿病があることを考えるとインスリン抵抗性の存在が推測される．30歳以下の若年性子宮体癌の60％にPCOSが認められたとの報告がある．ある程度のエストロゲンが持続的に分泌されているので恒常的な曝露が子宮内膜増殖症を起こし，高分化型腺癌へ進展する可能性が示唆されている．

問題 3

治療の一つとしてエストロゲンとゲスターゲンの混合投与があるが，とくにゲスターゲンの投与により下垂体からのLH分泌が抑制されるので血中ゴナドトロピン濃度の改善に有効である．提示症例では，挙児希望があるため排卵誘発としてクロミフェンの投与，および食事指導により体重の減量を行った．

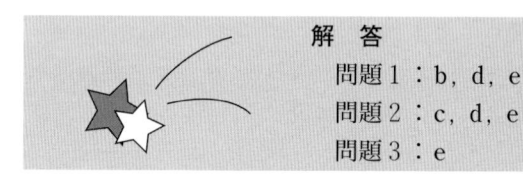

解答
問題1：b, d, e
問題2：c, d, e
問題3：e

レベルアップをめざす方へ

多嚢胞性卵巣症候群における卵巣の形態学的特徴

PCOSでは，多数の卵胞の嚢胞状変化が診断基準の一つになっているが，その嚢胞状変化は特徴的な形態をしている．図2の超音波所見に示すように卵巣の辺縁に直径1 cm未満の卵胞があたかもネックレスのように並んでいる．卵巣中心部は内莢膜細胞の肥厚・増殖および間質細胞の増生のため拡張してみえる．卵胞様の嚢胞が多いだけではPCOSと診断できない．2003年に改定された欧米の基準では，

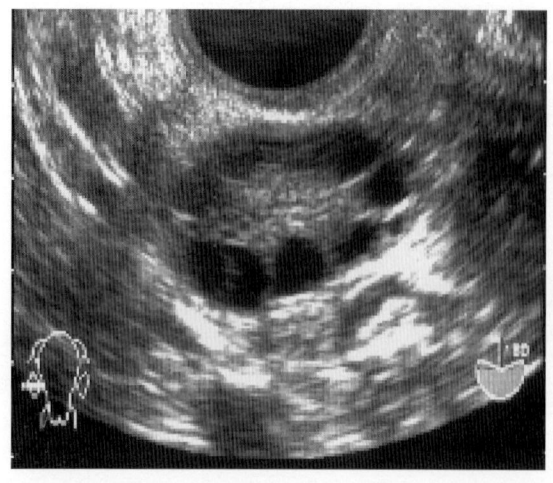

図2 多嚢胞性卵巣症候群における卵巣の超音波所見
卵巣の辺縁に直径1 cm未満の卵胞があたかもネックレスのように並んでいる．卵巣中心部は内莢膜細胞の肥厚・増殖および間質細胞の増生のため拡張してみえる．

直径2〜9 mmの卵胞が12個以上あるいは卵巣の体積が10 cm^{3}以上と決められた[6]．

多嚢胞性卵巣症候群におけるインスリン抵抗性

単純性肥満は，上半身型肥満（中心性肥満，内臓型肥満）と下半身型肥満の大きく二つに分類できる．上半身型肥満は高アンドロゲン血症やインスリン抵抗性と関連があり，PCOSでは上半身型肥満が多いことが知られている．PCOSではインスリン受容体数の減少はなく，結合能の低下もなく，抗インスリン抗体も存在しないことが報告されており，インスリン抵抗性の機序としてインスリン受容体以降の細胞内情報伝達機構の異常が示唆されている．Dunaifら[8)9)]は，PCOS患者の皮膚線維芽細胞と骨格筋細胞を用いた実験により，インスリン受容体βサブユニットおよびインスリン受容体基質（insulin receptor substrate：IRS）においてチロシンのリン酸化が低下する一方セリンのリン酸化が増加していると報告した．このインスリン受容体基質の変化は，糖輸送担体（glucose transporter-4：GLUT-4）の減少を起こすため，グルコースの取り込みが障害され耐糖能異常の原因になると考えられている．また，別の機序としてTNF-α受容体を介してIRSにおけるチロシンのリン酸化が低下し，一方セリンのリン酸化が増加するためにGULT-4の減少を起こし，グルコースの取り込みが障害され耐糖能異常が生じるとする説もある．この耐糖能異常が原因となって高インスリン血症が惹起されると解釈されている．このようなインスリン受容体を中心とする細胞内情報伝達機構の異常は，染色体の19番上に存在するインスリン受容体遺伝子の転写を調節するINS VNTR（insulin gene variable number of tandem repeats）の障害が関連するとする説がある[10]．このようにPCOSの病態はインスリン抵抗性と密接に関連していると考えられ，最近欧米ではインスリン抵抗性改善薬（metoformin, pioglitazoneなど）をPCOSの治療に試みた報告が散見されるが，日本ではまだ一般的ではない．

PCOSでは，以前より脂質代謝の異常が指摘されており高脂血症を呈することもあると報告されている．これは肥満によるものと考えられてきたが，最近Yildirimらは，BMIが正常範囲のPCOSの患者では正常婦人と比較し皮下脂肪の量には差はないが，内臓脂肪および腹膜前脂肪が有意に厚くインスリン抵抗性が存在するとともに，この内臓脂肪の異常が高脂血症と関連していると報告している[11]．

以上のように，PCOSの患者においてはメタボリック症候群の予備軍としての危険因子を有している可能性があり，将来の健康管理にも注意を払わなければならない．

環境ホルモン（内分泌撹乱化学物質）と多嚢胞性卵巣症候群との関連

内分泌撹乱化学物質の一つとして知られているビスフェノールA（bisphenol A：2, 2-bis (4-hydroxyphenyl) propane；C15H16O2；BPA）は，ポリカーボネイト製プラスチック，エポキシ樹脂，ポリエステル・スチレン樹脂，歯科用樹脂製品とシーラント，缶詰や飲料用缶内面のコーティング剤など日常生活用品の原料としてひろく使用されている物質であり，弱いエストロゲン作用を有していることが知られている．PCOS患者における血中BPA濃度は健常婦人に比較し有意に高値であること，また女性よりも男性のほうが有意に高値であり性差が存在することが最近の研究で明らかとなった[12)〜14)]．血中のアンドロゲン動態と血中BPA濃度には何らかの関連があり，BPAの代謝に影響している可能性が考えられている．内分泌・代謝性疾患を考えるうえで，これらの事実は代謝機構に対する一つの切り口になるかもしれない．

●文　　献●

1) Stein IF, Leventhal ML：Amenorrhea associated with bilateral polycystic ovaries. Am J Obstet Gynecol 29：181-191, 1935.
2) Yen SCC, Jaffe RB, Barbieri RL：Reproductive Endocrinology, 4th ed., WB Saunders Company, 1999.
3) 竹内　亨，堤　　治：内分泌疾患の評価；性腺機能・月経異常の評価．Mebio 18（11）：99-106, 2001.
4) Chang RJ, Nakamura RM, Judd HL：Insulin resistance in nonobese patients with polycystic ovarian disease. J Clin Endocrinol Metab 57：356-359, 1983.
5) Takeuchi T, Okamura T, Yaginuma T, et al：The role of serum free testosterone and insulin in women with disorders of ovulation. Jpn J Fertil Steril 36（2）：380-388, 1991.
6) The Rtterdam ESRE-ASRM-Sponsored PCOS Consensus Workshop Group：Revised 2003 consensus on diagnostic criteria and long-term health risks related to polycystic ovary syndrome. Fertil Steril 81：19-25, 2003.
7) Takeuchi T, Okamura T, Yaginuma T：Effect of traditional herbal medicine, Shakuyaku-Kanzo-To, on total and free serum

testosterone levels. American Journal of Chinese Medicine 17 (1) : 35-44, 1989.
8) Dunaif A : Insulin resistance and the polycystic ovary syndrome : mechanism and implications for pathogenesis. Endocrine Reviews 18 : 774-800, 1997.
9) Dunaif A, Xia J, Book C, et al : Excessive insulin receptor serine phosphorylation in cultured fibroblasts and in skeletal muscle : a potential mechanism for insulin resistance in the polycystic ovary syndrome. J Clin Invest 96 : 801-810, 1995.
10) Xita N, Tsatsoulis A : The genetic basis of polycystic ovary syndrome (review) . Eur J Endocrinol 147 : 717-725, 2002.
11) Yildirim B, Sabir N, Kaeli B : Relation of intra-abdominal fat distribution to metabolic disorders in nonobese patients with polycystic ovary syndrome. Fertil Steril 79 : 1358-1364, 2003.
12) Takeuchi T, Tsutsumi O : Serum bisphenol A concentrations showed gender differences, possibly linked to androgen levels. Biochemical and Biophysical Research Communications 291 : 76-78, 2002.
13) Takeuchi T, Tsutsumi O, Ikezuki Y, et al : Positive relationship between androgen and the endocrine disruptor, bisphenol A, in normal women and women with ovarian dysfunction. Endocrine Journal 51 : 165-169, 2004.
14) Takeuchi T, Tsutsumi O, Nakamura N, et al : Gender difference in serum bisphenol A levels may be caused by liver UDP-glucuronosyltransferase activity in rats. Biochemical and Biophysical Research Communications 325 : 549-554, 2004.

［竹 内　亨／堤　　 治］

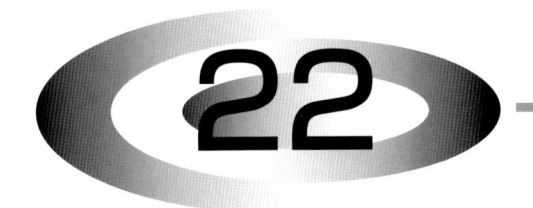

疾患 22 無月経となったが!?

問題編

症例と設問

症　例：24歳, 女性
主　訴：続発性無月経
既往歴：特記すべきものなし
家族歴：特記すべきものなし
生活歴：喫煙, 飲酒なし
現病歴：正常満期分娩 (3,200g). 成長, 発達も正常であった. 初潮は13歳で, 以後月経は28日の生殖周期で順調であったが, 半年後に無月経となった. 16歳時, 婦人科を受診し, エストロゲン補充により月経は再開し, 19歳時よりはKaufmann療法を受けていた. 22歳時, 浮腫状顔貌, 脱毛, 下腿の圧痕を残さない浮腫が出現したため内科受診. 甲状腺機能低下症と診断され, Levothyroxine 50μgの投与が開始された. 24歳時, 近医にてエストラジオールを測定したところ, 10pg/ml未満と著明低下のため精査目的で入院となった.
現　症：身長156.0cm, 体重48.1kg, 満月様顔貌および中心性肥満なし. 皮膚色素沈着なし. 貧血, 黄疸なし. 頸部に弾性硬のびまん性甲状腺腫を触知. 血圧104/68mmHg. 胸部：心音, 呼吸音に異常なし. 乳汁分泌不明. 腹部：色素線状, 男性化多毛なし. 肝脾腫なし. 神経学所見：正常. 婦人科受診時の診察で, 外性器は正常女性型.
一般血液・尿・生化学検査：RBC 462万/μl, Ht 39.7%, Hb 13.1g/dl, WBC 6,500/μl (正常分画), 血小板 22.4万/μl, 尿pH 6.0, 尿比重 1.027, 尿蛋白・尿糖陰性, 総蛋白 8.6 g/dl (Alb 61.5%, α 12.8%, α2 6.8%, β 7.2%, γ 21.7%), BUN 13mg/dl, クレアチニン 0.6mg/dl, 尿酸 4.0mg/dl, AST (GOT) 18 IU/l, ALT (GPT) 9 IU/l, 総ビリルビン 0.6mg/dl, 0.2mg/dl, LDH 313 IU/l, ALP 153 IU/l, γ-GTP 7 IU/l, Na 143mEq/l, K 4.0mEq/l, Cl 105mEq/l, Ca 9.5mg/dl, P 3.8mg/dl, Fe 99μg/dl, UIBC 240μg/dl, CPK 74 IU/l, 総コレステロール 189mg/dl, トリグリセリド 81mg/dl, 空腹時血糖値 76 mg/dl, HbA1c 4.7%, 空腹時IRI 2.6 IU/ml, CRP 0.2mg/dl
免疫学検査：IgG 2,610mg/dl, IgM 170mg/dl, IgA 292mg/dl, IgE 33 IU/ml, RF (−), ANF x160, LE test (−), TBII 7.5%, 抗TPO抗体 21.7 U/ml (正常：0.3未満), 抗副腎抗体 (−)
内分泌機能検査：
下垂体機能検査：LHRH負荷試験 (表1)

表1　LH-RH負荷試験

時間(分)	0	15	30	60	120
LH (mU/ml)	39	245	307	311	304
FSH (mU/ml)	77	124	135	172	189

甲状腺機能：free T4 1.2ng/dl, free T3 2.6pg/ml (Levothyroxine 50μg内服中)
副腎機能検査：コルチゾール日内リズム (9:00) 10.9μg/dl, (17:00) 6.8μg/dl, (21:00) 3.5μg/dl, デキサメタゾン 1mg内服後の翌朝のコルチゾール値 1.0μg/dl未満, DHEA-S 1,750ng/ml
性ホルモン基礎値：エストラジオール 10.0 pg/ml未満, プロゲステロン 0.3 ng/ml, テストステロン 17.2 ng/dl
画像検査：
甲状腺超音波検査：内部エコーは粗であるが, 結節を認めない.
頭部CT, 頭部MRI検査：下垂体は正常サイズであり, 腫瘍を認めない.

上腹部・骨盤CT, MRI検査：副腎は正常サイズであり, 腫瘍を認めない. 子宮は萎縮しており, 卵巣は同定不能.

経腟的卵巣超音波検査：
子宮 63mm×25mm×34 mm,
卵巣（右）15mm×7 mm, （左）14mm×10mm

問題1 この患者の無月経の鑑別診断の過程で, 正しいものはどれか. 3つ選べ.
a. 過重なダイエットおよび運動歴の有無を聴取する必要がある.
b. 下垂体に腫瘍を認めないため, プロラクチンの異常は除外される.
c. 下垂体性性腺機能低下症が疑われる.
d. 甲状腺機能低下は橋本病によるものが考えやすい.
e. 下垂体性クッシング病は考えにくい.

問題2 どのような病態を疑うか.

問題3 本疾患で合併する可能性があるのはどれか. 3つ選べ.
a. 褐色細胞腫
b. アジソン病
c. I型糖尿病
d. テタニー
e. 副甲状腺機能亢進症

解 説 編

内科領域で遭遇する無月経

表2に, 無月経の鑑別診断を示している. 複数の要因によるものもあるが,「代表的な障害部位」により分類したものである. 無月経の患者は, 多くの場合内科よりむしろ婦人科を受診することが多い. 内科を受診する場合には, 無月経以外の症状を訴えて受診することになるため, 生殖年齢にある女性を診察する場合は, 詳細な生殖周期に関する問診は必須である. 以下, 簡単に解説を加える.

1. 高ゴナドトロピン性性腺機能低下症（原発性性腺機能低下症）

卵巣そのものに機能障害が認められるもので, 先天性のgonadal dysgenesis（agenesis）が代表的である. 機能障害それ自体は内科的治療の適応とはならないことが多い. premature ovarian failureは, 合併する自己免疫性内分泌疾患を管理する必要がある.

2. 中枢性無月経

視床下部性の原因は, 表2に示すように多岐にわたり, 機能性無月経ともよばれる. 視床下部よりさらに上位中枢にその原因がある場合もあるが, 便宜的に視床下部性とした. 過重なダイエット, 陸上競技を代表

表2 無月経の原因

1) 原発性性腺機能低下症（＝高ゴナドトロピン性性腺機能低下症）
　性腺形成の異常
　premature ovarian failure
2) 中枢性異常
　（1）視床下部性
　・神経性食思不振症, 体重減少, 過重なダイエット
　・過激なスポーツ
　・心因性ストレス（psychological trauma）, 想像妊娠
　・全身疾患
　（2）下垂体性
　・ゴナドトロピン欠損症（下垂体機能低下を含む）
　・高プロラクチン血症（amenorrhea-galactorrhea syndrome）
　　プロラクチノーマ, 薬剤性高プロラクチン血症など
3) 視床下部・下垂体・卵巣系以外の内分泌腺の機能障害
　（1）コルチゾール過剰
　・クッシング症候群（下垂体性を含む）
　（2）甲状腺機能障害
　・甲状腺機能亢進症
　・甲状腺機能低下症
4) その他
　（1）エストロゲン過剰
　・肥満
　・エストロゲン産生腫瘍
　・重症肝疾患
　（2）アンドロゲン過剰
　・多嚢胞卵巣症候群（PCO）
　・アンドロゲン産生腫瘍
　・先天性副腎過形成

とする過激なスポーツ，ストレスに関する問診が必要である．また，陸上競技選手における骨量減少にも注意が必要である．

下垂体性のなかで，ゴナドトロピン欠損症は，単独欠損および汎下垂体前葉機能低下症の部分症状として生ずる．単独ゴナドトロピン欠損の原因は視床下部であることも多いが，便宜上，下垂体性とした．下垂体腫瘍による圧迫によるホルモン脱落は成長ホルモン，ゴナドトロピンに最初にあらわれることが多い．また，従来いわゆる「非機能性」と命名されてきた下垂体腫瘍のなかには，ゴナドトロピン産生性のものがかなりあることが明らかになっている．高プロラクチン血症に関しては他項で詳述されている．

3．視床下部・下垂体・卵巣系以外の内分泌腺の機能障害

コルチゾール過剰，および甲状腺機能異常のスクリーニングは無月経の鑑別を行ううえで重要である．

4．その他

多嚢胞卵巣症候群（PCO）に関しては，他項で詳述されている．先天性副腎過形成のなかには，思春期以降に無月経，不妊を主訴として発症するものがあり，非古典型（non-classical form）ないし遅発型（late onset form）とよばれるものがあることに注意する必要がある．このうち，本邦に多いとされてきた遅発型3β-ヒドロキシステロイドデヒドロゲナーゼ欠損症は，現在ではPCOの表現型であるとの考え方が主流である．アンドロゲン産生腫瘍は，まれな病態であるが，副腎癌，もしくは卵巣腫瘍が原因となる．腫瘍径が小さな場合は原発がどちらであるかの診断が困難なことがあるが，ACTHとhCGに対する反応性が局在鑑別の参考になる．肥満では，インスリン抵抗性が惹起され，アンドロゲン産生が亢進するが，過剰なアンドロゲンから，脂肪組織に存在するアロマターゼによりエストロゲンが産生される．肝硬変のような重症肝疾患においては，sex hormone-binding globulinの異常が高エストロゲン血症の原因となると考えられている．

◎ 問題の解説および解答

本症例は卵巣生検で組織学的確診はしていないものの，自己免疫性卵巣炎（autoimmune oophoritis）[1)2)]が強く疑われた患者である．自己免疫性卵巣炎は，早発閉経（premature menopause），ないしは早発卵巣機能不全症（premature ovarian failure：POF）とよばれる疾患に属し，多腺性自己免疫症候群（polyglandular autoimmune syndrome, polyglandular autoimmune endocrinopathy）の部分症状としてあらわれることがある．POFとは，卵巣の周期的機能が永久的に終了し，40歳以前に月経が停止することをいう．無月経で低エストロゲン血症のためにエストロゲンの標的臓器である子宮や膣が萎縮する．また卵巣機能の低下によって骨粗鬆症をもたらす．体内のエストロゲン濃度が低下し，ほてり（ホットフラッシング）や気分の変動といった症状がみられ，自然閉経とよく似た症状を呈する．POFは，染色体異常や遺伝子異常，自己免疫疾患，代謝異常，癌の化学療法などが原因で生じることがある．30歳未満の早発閉経では染色体検査（fragile X syndromeの除外）を行う必要がある．エストロゲン補充療法は，更年期症状の予防や改善に役立つ．挙児希望のPOF患者に対しては，ステロイド療法が試みられるが，妊娠できる可能性は10％未満といわれている．体外受精（in vitro fertilization）を行うことにより，妊娠の可能性を高めることができるとされる．

問題　1

a．解説でも述べたごとく，二次性無月経の診断をするうえで，詳細な病歴聴取は必須である．神経性食思不振症をその究極とする過激なダイエット，もしくは過激な運動は無月経の原因となることがある．

b．高プロラクチン血症の原因は，下垂体プロラクチン産生腫瘍（プロラクチノーマ）が代表的ではあるが，薬剤により惹起されるものがあることを忘れてはならない．代表的薬剤として，抗うつ剤ないし胃薬として使用されるスルピリド，制吐剤がある．薬剤性の場合，血中プロラクチン値は，100ng/ml以下に止まることが多いが，プロラクチノーマでは，多くの場合200ng/ml以上である．詳細は他項に譲る．

c．本症例は，下垂体よりのLH，FSHの分泌は，表1に示す通り，まさに閉経後女性の基礎値に相当するほど上昇しており，いわゆるhypergonadotropic hypogonadismの状態である．下垂体性性腺機能低下症とは，下垂体からのLH，FSH分泌が欠落することにより生じるものであり，hypogonadotropic hypogonadismとなる．

d．本症例では，弾性硬の瀰漫性甲状腺腫大を触知し，超音波検査でも甲状腺内部エコーの粗雑化を認めるのみであった．抗TPO抗体陽性と併せ，橋本病（慢性甲状腺炎）による甲状腺機能低下が最も考えやすい．

e．下垂体性クッシング病の腺腫径は，数ミリメー

ター大のことがあり，下垂体に焦点をしぼったMRI検査でも腫瘍像を認めがたいことがある．本症例では満月顔貌，中心性肥満，皮膚色素線状などのクッシング症候群に特徴的な徴候を欠く．血中コルチゾールの日内変動は保たれており，また外因性ステロイドホルモン（デキサメタゾン）による抑制も正常である．特殊な場合を除いて，クッシング病はとりあえずの鑑別診断からは除外しても問題ないと思われる．下垂体性，および副腎性クッシング症候群の無月経の原因は，下垂体性ゴナドトロピンの抑制がその主たる原因であり，本症例はhypergonadotropicであることからも，可能性は少ないと思われる．これに対し，副腎機能不全患者は妊娠することがある．妊娠中は，正常人でもコルチゾール分泌量は増加し，とくに妊娠末期では通常のおよそ3倍近くとなる．妊娠中は，易疲労感程度で何とか日常生活を営んできた患者も，分娩という大きな肉体的ストレスには下垂体・副腎軸が反応しきれず，致死的ショックに陥ることが多い．分娩中のステロイドカバーは，通常のステロイドカバーより増量する必要があり，早急に内分泌専門医へ患者を送る必要がある．

問題 2
自己免疫性卵巣炎による早発卵巣機能不全症（POF）

問題 3
自己免疫性卵巣炎による早発卵巣機能不全症は，多腺性自己免疫症候群[3]の部分症状としてあらわれることがある．現在，多腺性自己免疫症候群は1型から3型まで分類されており，このうち，1および2型は，原発性アジソン病を合併するものである．1型の典型例は別名，HAM症候群ともよばれ，副甲状腺機能低下症（Hypoparathyroidism），アジソン（Addison）病，皮膚粘膜カンジダ症（Moniliasis）の3徴候を呈する．2型の典型例は，Schmidt症候群ともよばれ，アジソン病と慢性甲状腺炎が合併したものである．3型は基本的にはアジソン病を除いた自己免疫性の内分泌疾患の合併であるが，狭義には自己免疫性甲状腺疾患と，他疾患（アジソン病，副甲状腺機能低下症，カンジダ症を除く）の合併をさし，それ以外の組み合わせを4型ということもある．

解 答
問題1：a，d，e
問題2：自己免疫性卵巣炎による早発卵巣機能不全症（POF）
問題3：b，c，d

●文 献●

1) Laml T, Preyer O, Umek W, et al：Genetic disorders in premature ovarian failure. Hum Reprod Update 8：483-491, 2002.
2) Maclaren N, Chen QY, Kukreja A, et al：Autoimmune hypogonadism as part of an autoimmune polyglandular syndrome. J Soc Gynecol Investig 8（1 Suppl Proceedings）：S52-54, 2001.
3) Betterle C, Dal Pra C, Mantero F, et al：Autoimmune adrenal insufficiency and autoimmune polyendocrine syndromes：autoantibodies, autoantigens, and their applicability in diagnosis and disease prediction. Endocr Rev 23：327-364, 2002.

［後藤　公宣／柳瀬　敏彦］

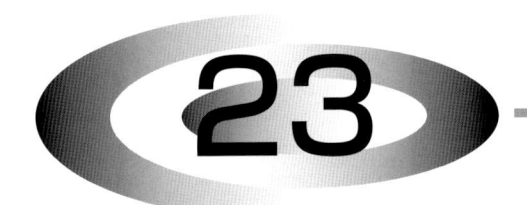

疾患 23 奇形を伴う性腺機能異常って？

問題編

症例と設問

症例は16歳の女児である．生下時から陰唇融合・陰核肥大があり，1歳時に外陰部形成術を受けた．その後，頭蓋骨変形，顔貌異常（鼻根部平坦），多関節拘縮，くも状指，肘関節可動制限を指摘され，全身骨レントゲン検査からAntley-Bixler症候群と診断された．思春期年齢に達しても無月経であったため，内分泌学的検査を受け，下記の成績が得られた．

内分泌検査所見
< Adrenal function >
ACTH（pg/ml）	92	
Cortisol（μg/dl）	15.3	17.8（ACTH負荷）
Renin activity（ng/ml/h）	1.0	
Aldosterone（ng/dl）	9.1	
17-OH pregnenolone（ng/ml）	25.9	19.8（ACTH負荷）
17-OH progesterone（ng/ml）	24.0	35.0（ACTH負荷）

< Gonadal function >
LH（mIU/ml）	9.3	35.2（GnRH負荷）
FSH（mIU/ml）	7.2	11.2（GnRH負荷）
Estradiol（pg/ml）	16	

また，レントゲン写真では図1（次頁）の像が得られた．

問題1 本症で認められる症状はどれか．すべて選べ．
a．原発性副腎機能低下症
b．原発性卵巣機能低下症
c．原発性精巣機能低下症
d．胎盤機能低下症
e．コレステロール分解障害

問題2 本症に伴いやすい症状はどれか．3つ選べ．
a．頭蓋骨早期融合
b．尿路奇形
c．思春期成長の鈍化
d．甲状腺機能亢進症
e．卵巣嚢腫

問題3 本症における性分化異常の特徴はどれか．すべて選べ．
a．妊娠中の母体男性化
b．男児における生下時男性化障害
c．男児における思春期男性化障害
d．女児における生下時男性化
e．女児における思春期男性化徴候の進行

174　II. 疾患編

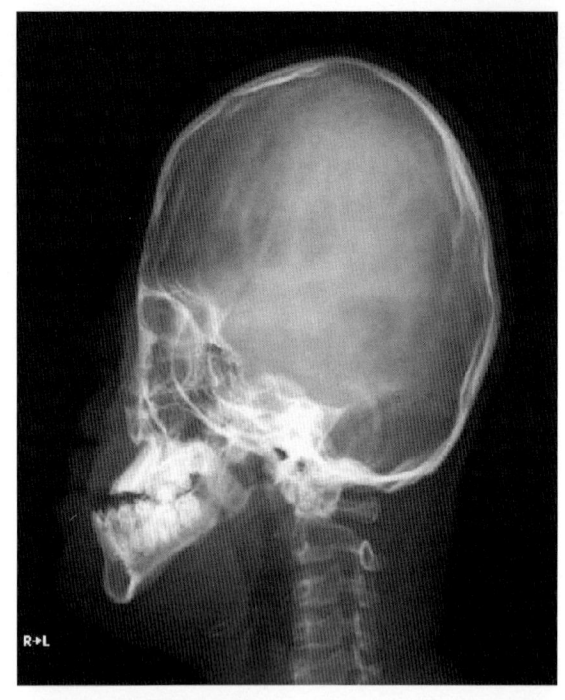

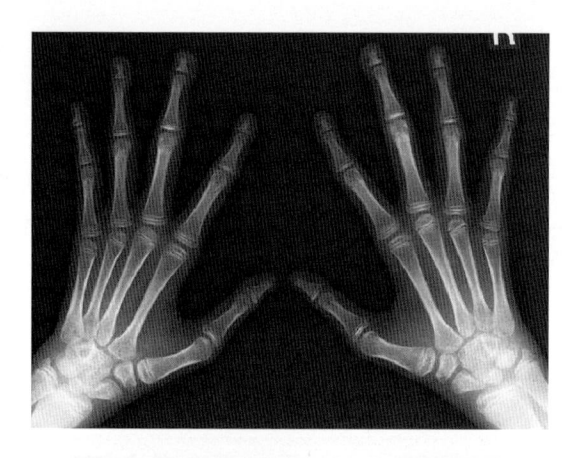

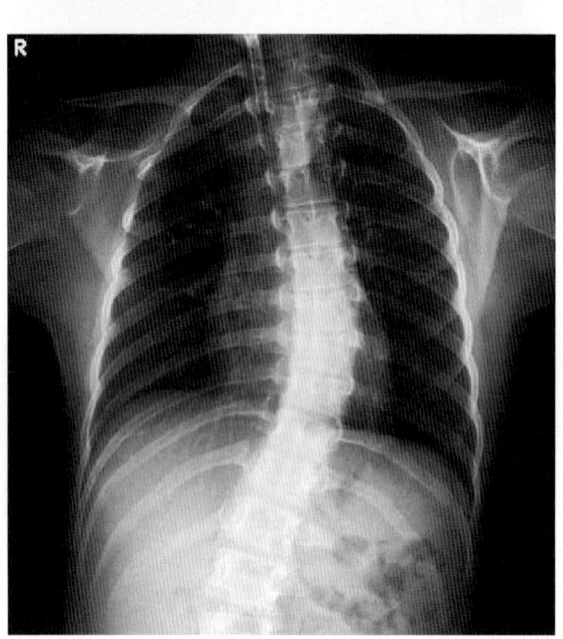

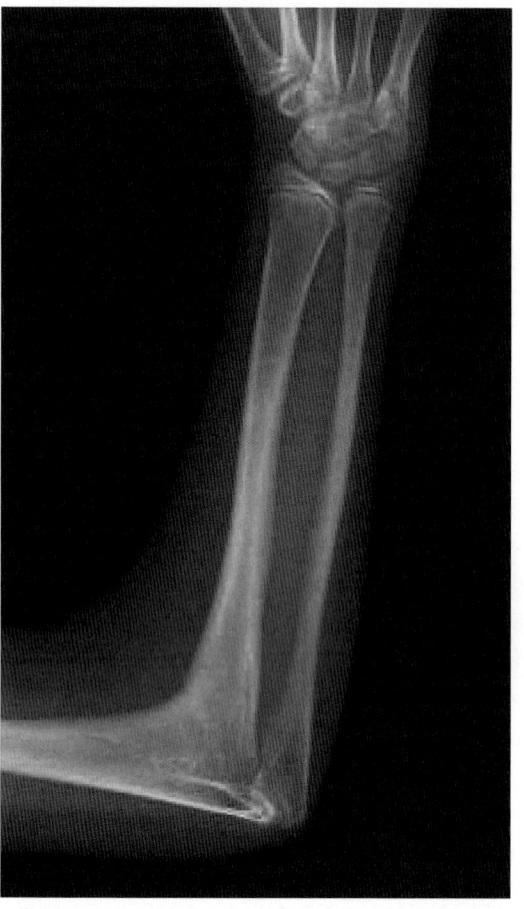

図1　骨病変

解説編

Cytochrome P450 oxidoreductase（POR）遺伝子異常症

1．疾患概念

従来より，内分泌検査成績からCYP21A2（21-hydro-xylase）とCYP17A1（17a-hydroxylase/17, 20 lyase）の複合型障害を呈すると考えられる患者が報告されていた．しかし，これらの患者においてCYP21A2およびCYP17A1の遺伝子変異は同定されず，その原因は長い間不明であった．

一方，Antley-Bixler症候群（ABS）という頭蓋骨早

表1 Summary of molecular analysis

	Mutation		Single nucleotide polymprphism (SNP)[d]									
	Nucleotide change[a]	Aminoacid change	1	2	3	4	5	6	7	8	9	10
Cases 1 and 2	1370G>A/1835_1858del[b]	R457H/L612_W620 delinsR	A/A	G/G	G/A	C/C	C/C	G/A	T/T	G/G	T/C	C/T
Father	1370G>A/ (−)	R457H/ (−)	A/A	G/G	G/A	C/C	C/C	G/A	T/T	G/G	T/C	C/T
Mother	1835_1858 del[b]/ (−)	L612_W620 delinsR/ (−)	A/A	G/G	G/A	C/C	C/C	G/A	C/C	T/T	T/T	T/T
Cases 3 and 4	1329_1330 insC / 1733A>G	I444fsX449/Y578C	G/G	G/G	A/A	G/G	T/T	A/A	C/C	T/T	C/C	C/C
Mother	1329_1330 insC/ (−)	I444fsX449/ (−)	G/G	G/G	A/A	G/G	T/T	A/A	C/C	T/T	C/C	C/C
Case 5	(15A>G)[c]/1370G>A	(G5G)[c]/R457H	G/G	A/A	A/G	G/G	C/T	G/A	T/G	G/G	C/T	C/C
Father	(15A>G)[c]/ (−)	(G5G)[c]/ (−)	G/G	A/A	A/A	G/G	C/C	A/A	G/G	G/G	C/C	C/C
Mother	1370G>A/ (−)	R457H/ (−)	A/G	G/G	A/G	C/G	C/T	G/A	T/G	G/G	T/C	C/C
Case 6	1370G>A/1370G>A	R457H/R457H	A/A	G/G	A/A	C/C	C/C	G/G	T/T	G/G	T/T	C/C
Case 7	1370G>A/ (−)	R457H/ (−)	A/A	G/G	A/A	C/C	C/C	G/A	T/T	G/G	T/T	C/C
Case 8	1370G>A/1370G>A	R457H/R457H	A/A	G/G	A/A	C/C	C/C	G/G	T/T	G/G	T/T	C/C
Father	1370G>A/ (−)	R457H/ (−)	A/A	G/G	A/G	C/C	C/C	G/A	T/T	G/G	T/C	C/C
Mother	1370G>A/ (−)	R457H/ (−)	A/A	G/G	A/G	C/C	C/C	G/A	T/T	G/G	T/C	C/C
Case 9	1329_1330 insC/1370G>A	I444fsX449/R457H	G/G	A/A	G/A	T/C	C/C	T/G	C/T	C/T	C/C	
Case 10	1370G>A/1370G>A	R457H/R457H	A/A	G/G	G/A	C/C	C/C	G/G	T/T	G/G	T/T	C/C
Father	1370G>A/ (−)	R457H/ (−)	A/A	G/G	G/A	C/C	C/C	G/A	T/T	G/G	T/C	C/C
Mother	1370G>A/ (−)	R457H/ (−)	A/G	G/G	G/A	C/C	C/C	G/A	T/T	G/G	T/C	C/C

The (−) symbol indicates the absence of a recognizable mutation.
[a] The A of the ATG encoding the initiator methionine residue of the predicted translation product is denoted position +1.
[b] 1835_1858 delTAAAGCAAGACCGAGAGCACCTGT.
[c] This silent mutation is absent in 100 Japanese control subjects.
[d] SNP 1 : 387A>G (P129P) at exon 4 ; SNP 2 : IVS4+33G>A at intron 4 ; SNP 3 : IVS5-72G>A at intron 5 ; SNP 4 : IVS9-13C>G at intron 9 ; SNP 5 : IVS10-88C>T at intron 10 ; SNP 6 : IVS10-80G>A at intron 10 ; SNP 7 : IVS11-34T>C at intron 11 ; SNP 8 : IVS11-33G>T at intron 11 ; SNP 9 : 1455T>C (A485A) at exon 12 ; and SNP 10 : 1508C>T (A503V) at exon 12.
The order of mutations and SNPs is : 5'_G5G_SNP1_SNP2_SNP3_SNP4_SNP5_SNP6_I444fsX449_R457H_SNP7_SNP8_SNP9_SNP10_Y578C_L612_W620delinsR_3'.

期融合，上腕骨橈骨融合，多発指趾間接拘縮などにより特徴づけられる先天性骨系統疾患が存在し，このABSは，男女共通の外陰部異常を伴う群と伴わない群に大別されていた．外陰部異常を伴わないABSは，常染色体優性疾患で，FGFR2のヘテロ変異が同定されたことからPfeiffer症候群の亜型と考えられている．外陰部異常を伴うABSは，常染色体劣性疾患で，しばしばステロイド合成障害を合併することが判明していた．

その後，POR遺伝子変異がABSを伴うタイプと伴わないタイプのCYP21A2（21-hydroxylase）とCYP17A1（17a-hydroxylase/17, 20 lyase）の複合型障害をまねくことが明らかとなった．すなわち，PORの残存活性が低いときにABSを伴う複合型ステロイド産生障害を，残存活性が高いときにABSを伴わない複合型ステロイド産生障害を生じることが判明した．これにより，上記の疾患概念が整理されつつある．

2．疾患原因

Cytochrome P450 oxidoreductase（POR）遺伝子のホモの変異が原因である[1]．われわれは，現在までに16例の患者においてPOR遺伝子変異を同定している．そのなかの10例の結果は表1に示す通りである[2]．全例において残存活性が存在するミスセンス変異が少なくとも1個のアリルに存在する．これは，完全なPOR欠損が致死的であるというマウスのデータに一致する．また，本邦ではR457H変異が多数を占める．そして，R457HがA-G-G-C-C-G-T-G-T-Cのハプロタイプに連鎖していることが判明したことから（表1），R457Hは創始者効果のために日本人で高頻度に存在すると推測される．

このPORは，すべての細胞のミクロゾーム内酵素，とくにP450酵素群，の電子伝達に必須の補酵素である．そのため，この補酵素が関与する複数の酵素群の活性低下が生じ，多様な表現型が出現する．とくにCYP51A1，CYP17A1，CYP21A2，CYP19A1を含むすべてのP450酵素およびsqualene epoxidase（SQLE）などの複数の非P450酵素の活性化に必須である（図2）．

3．臨床症状と病因

1）骨病変

POR変異陽性患者は，さまざまの程度の患者頭蓋骨早期融合，上腕骨橈骨融合，多発指趾間接拘縮，くも状指を呈する．この骨病変の程度は，残存活性を有するR457Hのホモ接合体において軽度であることから，POR残存活性に相関すると考えられる．また，同一患者における罹患部位の重症度は類似する．

この骨病変は，コレステロール産生に関与するPOR依存性ミクロゾーム酵素であるCYP51A1（およびSQLE）の活性低下で説明される（図2）．事実，CYP51A1阻害剤によりABSに一致する骨病変が発症

176　II．疾患編

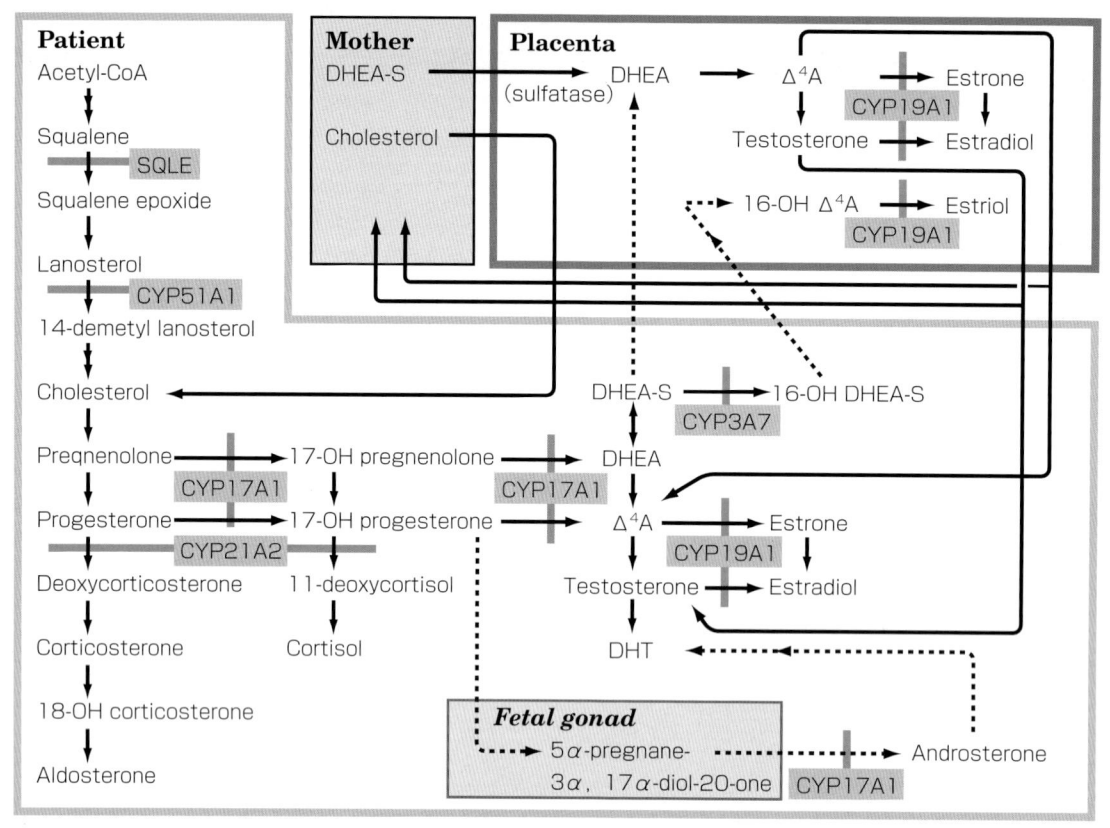

図2　POR異常症におけるコレステロールおよびステロイド産生異常

すること，ほかのコレステロール合成酵素欠損症も骨病変を伴うことが知られている．おそらくコレステロール産生障害によるHedgehogシグナル伝達障害が骨病変を惹起すると考えられる．なお，POR患者の血清コレステロールはほぼ正常範囲内であるが，これは，血清コレステロールが多くの因子の影響を受けるためと考えられる．事実，ほかのコレステロール産生障害疾患において，正常血清コレステロール下において細胞内コレステロール欠乏が存在することが報告されている．

2）副腎・生殖器病変

POR変異陽性患者は，ステロイド合成障害を伴う（図2）．患者の内分泌検査ではCYP21A2とCYP17A1（とくに17, 20 lyase）の複合型障害が認められ，これは，CYP21A2とCYP17A1がPOR依存性酵素であることに一致する．また，CYP19A1（aromatase）もPOR依存性酵素であるため，思春期年齢ではCYP19A1の機能低下が明らかとなる．さらに，妊娠中では胎盤CYP19A1の活性低下により過剰アンドロゲンの胎児および母体への流入を招く（なお，tammer wallabyでは胎児性腺における男性ホルモン産生が存在するが，この経路はヒトでは判然としない）．

副腎病変は，感染症罹患時の副腎不全発症として出現し，まれに死亡例が報告されている．これはCYP21A2とCYP17A1活性低下で説明される．通常生活では副腎不全症状は軽度にしか存在しないが，ストレス時では副腎ステロイドの補充が必要と推測される．

男性の性分化異常症は，3例における生下時の外陰部形成異常および思春期の二次性徴出現不全として出現する．これは，胎児期および思春期のCYP17A1活性低下によるアンドロゲン産生低下で説明される．生下時の外陰部形成異常が軽度であった理由として，胎盤由来のアンドロゲンによる補完的効果が推測される．なお，まれに男性性分化は思春期においても正常であるが，その理由は判然としない．

女性の性分化異常症は，ほぼ必発の生下時の男性化と，思春期における男性化の進行を伴わない二次性徴出現不全として出現する．生下時の男性化は，胎盤由来の男性ホルモンで説明される（なお，妊娠中の母体男性化も通常認められ，これも胎盤由来の男性ホルモンで説明される）．男性化がほぼ必発であることは，胎盤で産生されるエストロゲンが大量であることから，CYP19A1活性低下による男性ホルモン過剰も重度であると仮定することで説明される．思春期の症状は，CYP17A1とCYP19A1活性低下によるアンドロゲ

ンとエストロゲンの両者の欠乏で説明される．なお，卵母細胞の存在とゴナドトロピン高値を伴う疾患に共通する所見である卵巣嚢腫も高頻度に発症する．

3）その他

POR変異患者は，思春相当年齢時期に成長の停止が生じないため，年齢とともに高身長となる傾向を示し，同時期の骨成熟も進まない．これは，CYP19A1活性低下によるエストロゲン産生欠乏の結果として説明される．事実，CYP19A1（アロマターゼ）遺伝子変異の患者においても，胎盤由来の男性ホルモン過剰による母体男性化と女児における男性化徴候のみならず，思春期年齢の過剰成長と骨成熟障害が生じる．

また，尿路奇形（とくに膀胱尿管逆流）もしばしば認められる．これは，Smith-Lemni-Opitz症候群などのコレステロール産生酵素欠損を伴う疾患でも認められるため，コレステロール産生障害と関連する可能性がある．

4．診　　断

副腎・性腺機能障害は，内分泌検査で診断できる．骨所見のない症例においてもこのステロイド産生障害は認められ，診断上有用である．骨所見のない症例では新生児期のマススクリーニングで見い出されるが，この場合21-hydroxylase欠損と鑑別する必要がある．なお，尿ステロイド解析を行うと，随意尿1回の検査でほぼ確実に診断可能である．骨所見は，レントゲン写真で診断する．かならず，全身骨写真を撮影する．最終診断は，遺伝子解析で行う．

5．治　　療

副腎機能障害には，ステロイド補充を行う．疲れやすいというようなステロイド不足症状を訴える患者は，少量継続投与（成人でコルチゾール製剤5～10mg/日程度）の対象と考えられるが，過剰投与とならないように経過をみる必要がある．感染などのストレス時には十分なステロイド補充（成人でコルチゾール製剤30mg/日程度）を行う．

性腺機能障害には，男性ではテストステロン製剤を乳児期には必要に応じて少量投与（デポ製剤25mg筋注1～3回）し，思春期からは継続的に投与を行う．女性では，思春期から女性ホルモン製剤を開始し，その後，Kaufman療法を行う．これは，卵巣嚢腫軽減に有効である．また，外陰部形成術は乳児期に行う．

その他，尿路感染症に対する予防内服など，必要に応じて行う．

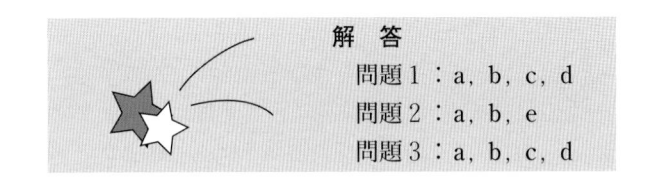

解　答

問題1：a，b，c，d
問題2：a，b，e
問題3：a，b，c，d

レベルアップをめざす方へ

奇形症候群を伴う性分化異常には，このほかにも下記の疾患（責任遺伝子）が含まれる．Campomelic dysplasia（精巣形成不全；SOX9），X-linked liscencephaly with ambiguous genitalia（ARX），9p- syndrome with sex reversal（DMRT1？），Hand-Foot-Genital syndrome（HOXA13），blepharophimosis/ptosis/epicanthus inversus syndrome with ovarian dysgenesis（BPES；FOXL2）．内科年齢では，眼瞼狭小症候群がとくに重要である．

●文　献●

1) Flück CE, et al：2004 Mutant P450 oxidoreductase causes disordered steroidogenesis with and without Antley-Bixler syndrome. Nat Genet 36：228-230, 2004.
2) Fukami M, et al：Cytochrome P450 oxidoreductase gene mutations and Antley-Bixler syndrome with abnormal genitalia and/or impaired steroidogenesis：molecular and clinical studies in 10 patients. J Clin Endocrinol Metab 90：414-426, 2005.

［緒　方　　勤］

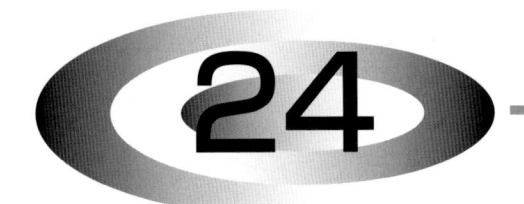

疾患 24 難治性の十二指腸潰瘍!?

問題編

症例と設問

症　例：50歳，男性
主　訴：上腹部痛
家族歴：特記すべきことなし
既往歴：特記すべきことなし
現病歴：5年前に上腹痛を主訴に近医受診，上部内視鏡検査にて十二指腸球部の潰瘍を指摘されプロトンポンプ阻害剤（PPI）の投与を受けた．PPI内服にて自覚症状は軽減し，潰瘍も治癒期（H stage）まで改善したが，H₂ブロッカーに切りかえたところH₂ブロッカーを内服しているにもかかわらず潰瘍が再燃した．その後もPPIにて改善→H₂ブロッカーにて悪化，のパターンをくり返していた．今回，腹部超音波検査にて膵頭部に直径18mmの腫瘍を認め，精査目的で当科外来受診となった．
初診時現症：身長173.7cm，体重55.2kg，意識清明，血圧110/68mg，脈拍62bpm，体温36.6℃．心肺異常所見なし．表在リンパ節触知せず．浮腫なし．
尿所見：蛋白（−），糖（−），潜血（−），沈査異常なし
＜一般血液・生化学検査所見＞
　白血球 5,800/mm³（4,100〜6,100）（分画像異常なし），赤血球 387万/mm³（431〜565），Hb 11.8g/dl（13.7〜17.4），Ht 34.5％（40.2〜51.5），血小板 37.5万/mm³（13.1万〜36.5万），総蛋白 6.9g/dl（6.3〜8.3），Alb 3.7g/dl（3.7〜5.2），GOT 23 U/l（13〜33），GPT 25 U/l（8〜42），LDH 196 U/l（119〜229），ALP 207 U/l（115〜359），BUN 15mg/dl（8〜22），クレアチニン 0.8mg/dl（0.6〜1.1），総コルステロール 197mg/dl（128〜219），空腹時血糖 80mg/dl（69〜104），Na 140mEq/l（138〜146），K 4.1mEq/l/l（3.6〜4.9），Cl 102mEq/l/l（99〜109），CRP 0.2mg/dl（〜0.1）
　ホルモン検査，その他：空腹時インスリン 5.5μU/ml（0.6〜8.4），空腹時ガストリン 1,040pg/ml（30〜150），胃壁細胞抗体　陰性，抗ヘリコバクターピロリIgG抗体　陰性
　腫瘍マーカー：CEA 2.0ng/ml（〜5.0），CA19-9 6U/ml（〜37），NSE 14.2ng/ml（〜15）
　心電図：異常なし
　胸部レントゲン写真：異常なし
　上部内視鏡：十二指腸球部は潰瘍瘢痕のため変形し，一部H stageの潰瘍を認めた
　腹部CT（図1）：膵頭部に動脈相にて濃染する最大径18mmの腫瘍を認めた（矢印）

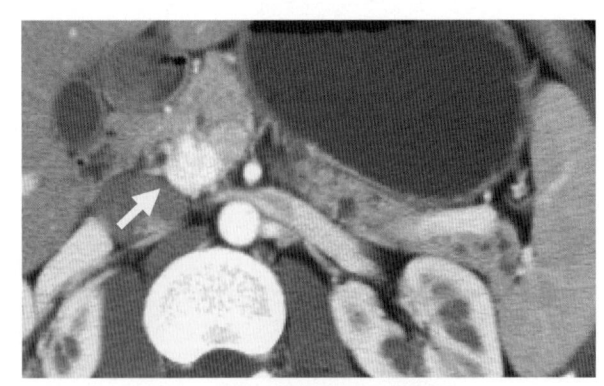

図1　腹部造影CT検査（動脈相）

問題1　本疾患の診断に有用な検査はどれか．3つ選べ．
　a．カルシウム負荷試験
　b．血清IgG4測定
　c．可溶性インターロイキン-2受容体測定

d．血清カルシウム値の測定
  e．胃液検査

問題2　本疾患に関して正しい記載はどれか．
  a．特徴的な皮疹がしばしば認められる．
  b．下痢は比較的よく認められる合併症である．
  c．ヘリコバクターピロリの感染を合併していることが多い．
  d．肺に遠隔転移を認めることが多い．
  e．5年生存率は10％以下と不良である．

問題3　本疾患の治療方針に関して正しいものはどれか．2つ選べ．
  a．PPIやソマトスタチンアナログで消化性潰瘍がコントロールされれば腫瘍摘出術は不要である．
  b．消化性潰瘍再発防止には胃全摘手術が必須である．
  c．術前および術中に腫瘍の局在診断を行い，可能であれば根治的切除術を行う．
  d．遠隔転移を認めた場合でも，積極的に転移を含めた病巣の切除を試みる．
  e．切除後のアジュバント化学療法が一般に有用である．

解説編

Zollinger-Ellison症候群（ZES）について

1．疾患概念

　Zollinger-Ellison症候群（以下，ZESと略す）は難治性消化性潰瘍の原因として有名だが，頻度的にはまれな疾患である．ZollingerとEllisonの症例報告[1]に基づいて，(1)難治性消化性潰瘍，(2)胃酸分泌過多，(3)膵内分泌腫瘍（非β細胞性）がZESの3徴候とされてきたが，その後ZESの病態が消化管ホルモンのひとつであるガストリンに起因することや，膵以外にも十二指腸などにガストリンを産生する内分泌腫瘍が存在することが明らかにされ，これらの3徴候は古典的概念となっている．ZESは現在では膵以外を原発とする腫瘍も包括してガストリノーマとよばれることが多く，今日のZESの疾患概念は，「ガストリンを産生する内分泌腫瘍により高ガストリン血症となり，胃酸分泌が亢進することで消化性潰瘍などの酸関連の症状を呈する病態」と考えるのが適切である[2]．

2．頻度

　ZESはまれな疾患であり，消化性潰瘍の0.1％程度とも言われている．わが国のZES359例を集計したSogaら[3]の報告によると，好発年齢は40〜60歳代で男性にやや多い．発生位は膵が最も多く60〜90％，次いで十二指腸が10〜20％を占め，その他，胃，小腸，胆嚢，卵巣などが散見される．多発病変を認めることが多く，インスリノーマに比べ悪性度が高い．散発性ZES（sporadic type）のほかに，多発内分泌腫瘍症1型（multiple endocrine neoplasia-1：MEN-1）に伴って発症する例が10〜25％に認められる．

3．臨床症状

　ZESの症状は過剰な胃酸の分泌に起因しており，その代表が難治性の消化性潰瘍である．部位は十二指腸潰瘍が最も多く，吐血，下血，穿孔などの頻度が通常の消化性潰瘍よりも高い．また，通常では認めることが少ない球後部や小腸に潰瘍を認める場合や胃部分切除後に吻合部潰瘍をくり返す例では本疾患を疑う必要がある．胃酸の小腸への流入による下痢も本疾患で比較的よく認められる症状であり，頑固な下痢を伴った消化性潰瘍患者をみたときには注意が必要である．患者の自覚症状としては腹痛が最も多く，その他，悪心・嘔吐，下痢，体重減少，胸焼けなどが報告されている[3]．

4．診断

　治療抵抗性の消化性潰瘍から本疾患が疑われ発見されることが多い．血清ガストリン値の測定は，本疾患が疑われた場合にスクリーニング目的で行われる検査であり，空腹時血清ガストリン値が1,000pg/mlを超えている場合は本疾患が強く疑われる．萎縮性胃炎などの高ガストリン血症を呈する疾患との鑑別には，負荷試験（セクレチン，カルシウム）や胃液検査が有用である．腫瘍の局在診断には，主に超音波検査，CT検査が用いられ，MRI検査はとくに肝転移の診断に有用である．ZESは通常血流が豊富な腫瘍であり，典型例では造影CT検査や血管造影検査で早期濃染像を呈する．ZESは小さな腫瘍が膵や十二指腸内に多発し

ていることが多く，根治切除をめざす外科治療では詳細な局在診断が必要とされる．Imamuraら[4]は選択的動脈内刺激薬注入法が局在診断に有用であることを報告しているが，試験薬に用いられていたセクレチンが国内では製造中止となっており，現在はカルシウムが使用されている．内分泌腫瘍の良悪性の鑑別は組織像のみでは困難であり，転移の有無などの臨床像が判断に用いられている．原発や転移病変の検出にソマトスタチン受容体シンチグラフィーの有用性が報告されているが[5]，本邦では保険承認されていない．

5．治　療

本疾患はmalignant potentialを有する腫瘍であることから切除が原則である．根治切除を目指した正確な局在診断を目的として，各種画像診断に加えて選択的動脈内刺激薬注入法が用いられている．術中は視診や触診のほかに，術中超音波検査や十二指腸内視鏡検査などが微小な病変の発見を目的として行われている．ZESは遠隔転移を認めた場合でも積極的に病巣の切除を行うと，生存期間の延長に寄与すると考えられている．切除が困難な例に対しては，化学療法や動脈塞栓術などが行われているが，有効性の高い治療はいまだなく標準治療は確立していない．胃酸過多に伴う消化性潰瘍や下痢に対しては，H$_2$ブロッカー，プロトンポンプ阻害剤（PPI），ソマトスタチンアナログ製剤などが有用である．

6．Zollinger-Ellison症候群に関連する特殊な病態

本疾患の10〜25％がMEN-1を合併している．MEN-1とは，副甲状腺，下垂体前葉，膵（十二指腸）に過形成や腫瘍性病変を伴う常染色体優性の遺伝性疾患であり，染色体11q13に遺伝子異常を有することが最近明らかになった[6]．MEN-1型にみられるZESはほとんどが十二指腸に発生し多発することが多いが，切除にて予後は比較的良好である．ZESが疑われたときは，MEN-1を念頭において副甲状腺や下垂体のチェックが必要である．

7．類縁疾患・鑑別疾患

消化管や膵由来の内分泌腫瘍としてはほかに，インスリノーマ，VIP産生腫瘍（WDHA症候群），グルカゴノーマ，ソマトスタチノーマ，カルチノイドなどが知られており，それぞれ産生するホルモンに応じた特徴的な症状を呈する[7]．病理組織学的検索を行うと，一つの腫瘍が複数のホルモンを産生していたり，複数の腫瘍がそれぞれ別々のホルモンを産生したりしていることが知られている．

ZES以外に高ガストリン血症を呈する病態として，萎縮性胃炎や悪性貧血，PPIの長期投与などが知られている．これらの病態では胃酸分泌の低下が高ガストリン血症を引き起こしているため，負荷試験や胃液検査などにてZESとの鑑別が可能である．

8．その他

本疾患は診断の困難さから，発症から診断までに長期間かかっているケースが多い．消化性潰瘍をくり返す患者に出会ったときは，ヘリコバクターピロリの検索とともに，本疾患を念頭において血清ガストリン値の測定や膵や十二指腸の精査を検討する．ZESが疑われた場合は，微小な多発病変が多い本疾患の特徴を理解し，根治切除を目的として専門性の高い病院へ紹介する．遠隔転移を認めた場合でも切除で長期生存が得られる可能性があり，専門病院へセカンドオピニオンを求めることが大切である．

● 問題の解説および解答

問題　1

本症例は，難治性の消化性潰瘍，高ガストリン血症，膵腫瘍を認めることから，腫瘍から分泌されるガストリンによって胃酸過多となり難治性の潰瘍や下痢を呈するZESが強く疑われる．低酸が続くことによって血清ガストリン値が上昇する萎縮性胃炎などと鑑別するために，本疾患の特徴である胃酸過多を証明する方法として胃液検査や胃内24時間pH測定が有用である．胃液検査で基礎酸分泌量（BAO）が15mEq/hr以上の場合は胃酸分泌過多と診断される．セクレチン負荷試験にて血清ガストリン値が上昇するparadoxical responseがZESでは有名だが，セクレチンは国内で入手困難となっているため，現在はカルシウム負荷試験が行われている．本症例でもカルシウム負荷試験にて血清ガストリン値の上昇を認めた（図2）．また，ZESの10〜25％はMEN-1に合併して発症するため，

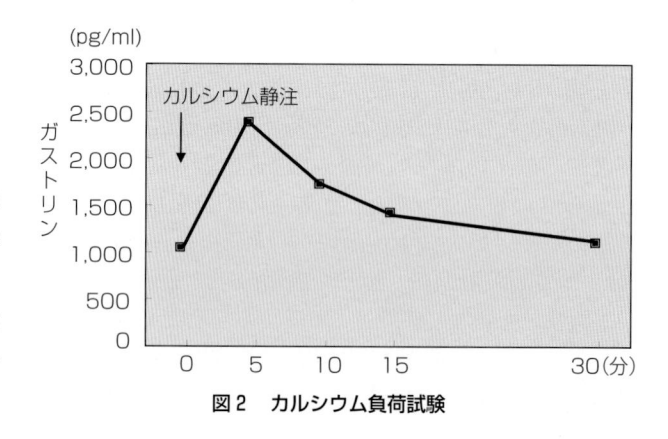

図2　カルシウム負荷試験

ZESが疑われた場合は副甲状腺や下垂体のチェックが必要である．本症例では血清カルシウム値は正常であり，副甲状腺機能亢進症は認めなかった．

問題　2

ZESの主症状は難治性の消化性潰瘍であるが，ほかに胃酸過多に起因する治療抵抗性の下痢がしばしば認められる．グルカゴノーマで報告されているような特徴的な皮疹はZESでは認めない．ZESはインスリノーマと比べて悪性度が高く，診断時に遠隔転移を認める例も多いが，多くは肝もしくはリンパ節転移である．根治切除困難例でも，可能な限り腫瘍を切除することで延命効果が得られることが多く，腫瘍の進展も一般に緩徐であるためわが国における10年生存率は74.4％と比較的良好である[3]．

問題　3

ZESは基本的には悪性疾患として考えるべき病態であり，PPIやソマトスタチンアナログなどの薬物療法にて消化性潰瘍がコントロールされても根治を目指した腫瘍の切除術を考える．腫瘍が根治的に切除されれば高ガストリン血症は解消されるため，通常胃全摘は行わない．また，切除不能例でも現在では多くの症例が薬物療法で潰瘍のコントロールが可能となっている．ZESは微小な多発病変が多く，術前および術中を通していかに正確に腫瘍の局在を診断し根治切除を行うかが重要である．また，肝やリンパ節などに遠隔転移を有する場合でも，可能であれば積極的に腫瘍を取り除くことがQOLと予後の改善に役立つ．切除不能な場合には動脈塞栓術やstreptozotocin, 5-fluorouracil, adriamycinなどの化学療法が試みられているが，標準治療は確立しておらず，アジュバント療法も一般には行われていない．

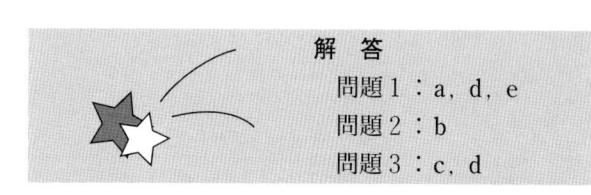

解　答
問題1：a, d, e
問題2：b
問題3：c, d

レベルアップをめざす方へ

選択的動脈内刺激薬注入法

ガストリノーマは小病変が多発しやすいことから，術前および術中に正確な局在診断を行うことが大切である．選択的動脈内刺激薬注入法はImamuraら[4]によって報告されたガストリノーマの局在診断方法で，セクレチンを用いたselective arterial secretin injection test（SASI test）がひろく行われてきた．動脈と静脈にそれぞれ刺激薬注入用カテーテルと肝静脈血採血用カテーテルを留置し，脾動脈，胃十二指腸動脈，上腸間膜動脈よりそれぞれ別々にセクレチン30単位を注入し，投与前，投与後20, 40, 60, 90, 120秒後の肝静脈をサンプリングし，ガストリン値を測定する．40秒後の肝静脈血のガストリン値が注入前の値より20％以上かつ80pg/ml以上上昇していれば，その動脈が腫瘍の栄養血管と判定される．本法の有用性は国際的にも評価されているが，セクレチンが入手困難であることから，最近はカルシウムが代用されることが多い．

●文　献●

1) Zollinger RM, Ellison EH：Primary peptic ulcerations of the jejunum associated with islet cell tumors of the pancreas. Ann Surg 142：709-728, 1955.
2) Wolfe MM, Jensen RT：Zollinger-Ellison syndrome. Current concepts in diagnosis and management. N Engl J Med 317：1200-1209, 1987.
3) Soga J, Yakuwa Y：The gastrinoma/Zollinger-Ellison syndrome：statistical evaluation of a Japanese series of 359 cases. J Hepatobiliary Pancreat Surg 5：77-85, 1998.
4) Imamura M, Takahashi K, Adachi H, et al：Usefulness of selective arterial secretin injection test for localization of gastrinomas in patients with the Zollinger-Ellison syndrome. Ann Surg 205：230-239, 1987.
5) Alexander HR, Fraker DL, Norton JA, et al：Prospective study of somatostatin receptor scintigraphy and its effect on operative outcome in patients with Zollinger-Ellison syndrome. Ann Surg 228：228-238, 1998.
6) Chandrasekharappa SC, Guru SC, Manickam P, et al：Positional cloning of the gene for multiple endocrine neoplasia-type 1. Science 276：404-407, 1997.
7) 上野秀樹，白鳥敬子：消化管ホルモン産生腫瘍．ホルモンと臨床49（増刊号）：196-200, 2001.

［上野　秀樹／白鳥　敬子］

182 Ⅱ. 疾患編

疾 患

25 検診で見つかった胃粘膜下腫瘍!?

問 題 編

● 症例と設問

症　例：54歳，女性
主　訴：胃腫瘍の精査
家族歴：特記すべきことなし
既往歴：特記すべきことなし．ただし以前より検診で貧血傾向あり．
現病歴：会社検診の胃透視で胃体部に隆起性病変を疑われ，精査目的にて当院紹介受診となる．
初診時現症：身長 155cm，体重 48kg，意識清明，血圧 120/78mmHg，脈拍 72bpm，体温 36.2℃．
尿所見：蛋白（－），糖（－），潜血（－），沈渣異常なし
一般血液・生化学検査所見：白血球 5,340/mm³（2,800〜7,700）（分画異常なし），赤血球 307万/mm³（284〜476），Hb 8.9g/dl（9.0〜14.6），血小板 28.4万/mm³（10.7〜33.6），総蛋白 6.4g/dl（6.3〜8.1），Alb 4.0g/dl（3.9〜5.1），GOT 23 IU/l（13〜33），GPT 21 IU/l（6〜27），LDH 188 IU/l（129〜241），ALP 259 IU/l（115〜359），CK 59 IU/l（35〜141），BUN 19mg/dl（8〜22），クレアチニン 0.7mg/dl（0.4〜0.8），尿酸 5.9mg/dl（3.6〜7.8），総コレステロール 188mg/dl（160〜220），血糖 89mg/dl（78〜110），Na 141mEq/l（136〜144），K 3.8mEq/l（3.6〜4.8），Cl 106mEq/l（99〜109），CRP 0.1mg/dl（＜0.2）
心電図：異常なし
胸部レントゲン写真：異常なし
胃透視（図1）：胃体部に，辺縁比較的平滑な隆起性病変を認める．中央部にバリウム斑の付着あり．
胃内視鏡（図2）：胃体部に，比較的表面が平滑で，なだらかな立ちあがりを呈する 8mm大の粘膜隆起性

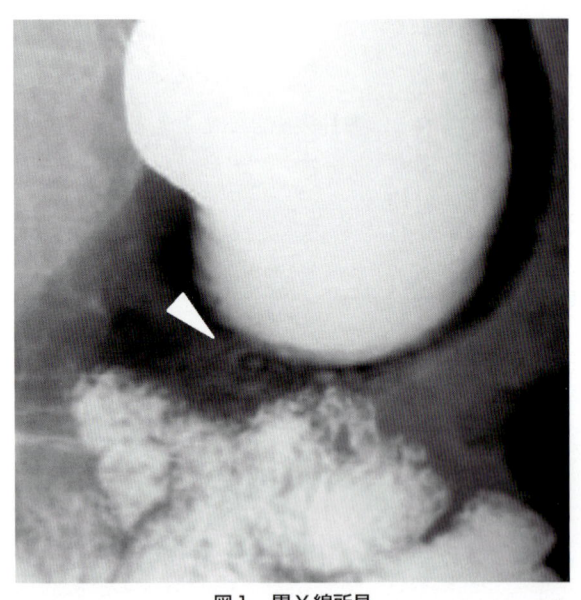

図1　胃X線所見

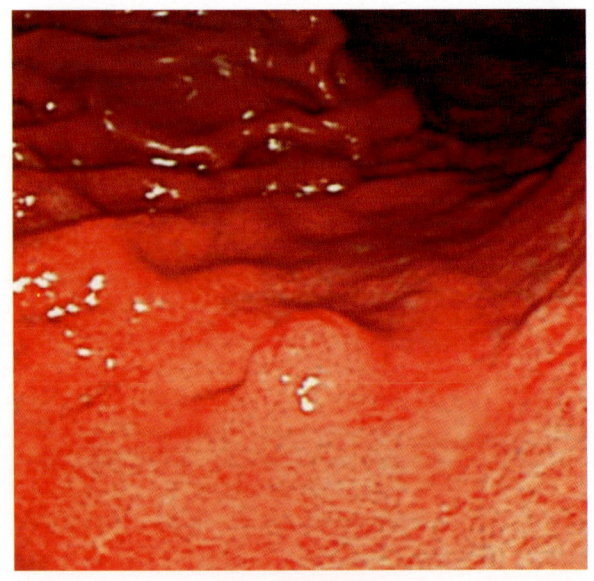

図2　胃内視鏡所見

病変を認める．

問題1 本症で認められる異常検査所見はどれか．3つ選べ．
a. 高ガストリン血症
b. 抗壁細胞抗体陽性
c. 抗内因子抗体陽性
d. CEA高値
e. 基礎胃酸分泌量増加

問題2 今後行うべき検査・治療として正しいのはどれか．3つ選べ．
a. 超音波内視鏡検査
b. CT検査
c. 内視鏡的胃粘膜切除術
d. 抗癌剤投与
e. 外科的胃切除術

問題3 本症と関連のある病態および疾患はどれか．3つ選べ．
a. *Helicobacter pylori* 感染胃炎
b. 自己免疫性胃炎
c. Zollinger-Ellison症候群
d. 多発性内分泌腺腫症（MEN）I型
e. 多発性内分泌腺腫症（MEN）II型

解説編

胃カルチノイドについて

1．疾患概念

胃カルチノイドは，胃内分泌細胞を発生母細胞とし，臨床的に良性の経過をたどることが多い腫瘍である．A型萎縮性胃炎，Zollinger-Ellison症候群，多発性内分泌腺腫症I型などに随伴して発生することが多く，種々の胃内分泌細胞のなかでもEnterochromaffin-like（ECL）細胞由来のものが最も多い．通常，その発生や増殖にはガストリンが関与している．

2．頻度

全胃腫瘍の0.4％を占める．胃カルチノイド腫瘍の60〜80％はA型萎縮性胃炎に伴ったものである．

3．臨床症状

無症状で発見されることが多い．まれに下痢，腹痛，あるいは，腸閉塞，下血，虫垂炎で発見されることがある．皮膚紅潮発作，喘息様発作，右弁膜傷害などのカルチノイド症候群の症状をまれに認めることがある．

4．診断

形態学的診断としては，X線造影検査や内視鏡検査が有用である．X線造影検査では，なだらかな立ちあがりを呈する隆起性病変としてとらえられる．内視鏡検査では，表面平滑でやや黄色調の粘膜下腫瘍としてとらえられる．隆起した粘膜表面にびらんや陥凹を伴うことが多い．腫瘍の肝転移やリンパ節転移の検索には腹部超音波検査，CT，MRIなどを行う．

確定診断は，組織標本（HE染色，塗銀染色，免疫組織染色）の病理学所見によってなされる．腫瘍細胞は好酸性微細顆粒状の細胞質と円形〜卵円形の均一な小型核を有し，胞巣形態を呈するのが特徴である．

5．治療

治療の原則は腫瘍の完全切除である．ただし，高ガストリン血症を伴った胃カルチノイド腫瘍は，悪性度が低く予後が良いことから，外科手術の前に内視鏡的切除を試みるべきである．逆に高ガストリン血症を伴わない場合は，転移の可能性も考慮に入れて対応する．

表1　胃カルチノイド腫瘍の治療方針

腫瘍径　≦1cm	内視鏡的切除術または筋層を含む局所切除を行い，内視鏡検査による経過観察を行う．
腫瘍径　≧2cm	リンパ節郭清を含む外科的切除術を行う．
腫瘍径　1〜2cm	内視鏡的切除術を試み，切除標本の病理学的検索の結果，細胞異型が強い，脈管侵襲を認める，腫瘍の残存を認めるなどの場合は，リンパ節郭清を含む外科的切除を追加する．
腫瘍摘出困難の場合	5FU，アドリアマイシンなどによる化学療法を行うが，有効性は低い．

表2 胃カルチノイド腫瘍の分類

	背景	高ガストリン血症	起源細胞	胃酸分泌	移転
Type I	A型委縮性胃炎	＋	ECL細胞	↓	－/±
Type II	MEN type I型に伴うZE症候群	＋	ECL細胞	↑	－/±
Type III	弧発性	－	種々	→	＋
PDEC	内分泌細胞癌	＋/－	？	/	＋＋

ECL：enterochromaffin-like, MEN：multiple endocrine neoplasia,
ZE：Zollinger-Ellison, PDEC：poorly differentiated endocrine carcinoma.

(Rindi G, et al, 1999[2]) より引用).

現在，胃カルチノイドの治療方針については，一定の見解が得られていないが，一般には表1のとおりである．

6．関連事項／胃カルチノイド腫瘍の分類

現在，胃カルチノイド腫瘍の分類には，背景疾患に着目したRindiらの分類がひろく用いられている[1)2)]（表2）．

1）A型萎縮性胃炎

多くの萎縮性胃炎は胃前庭部を主座とするB型萎縮性胃炎や体部幽門部が主座のAB型胃炎であるが，A型萎縮性胃炎は胃体部を主座とする．A型萎縮性胃炎の原因としては，胃壁細胞や内因子に対する自己抗体が考えられており，その意味でA型萎縮性胃炎は自己免疫性胃炎ともよばれている．

2）多発性内分泌腺腫症（multiple endocrine neoplasia：MEN）I型

下垂体，副甲状腺，膵に腺腫が多発することが特徴である．家族性および散在性にみられ，家族性MEN I型は常染色体優性遺伝である．

3）Zollinger-Ellison症候群

異所性ガストリン産生腫瘍による胃酸分泌過多と消化性潰瘍を主徴とする．しばしば多発性内分泌腺腫症I型に伴う．

4）高ガストリン血症と予後

高ガストリン血症を伴うType I，IIの胃カルチノイド腫瘍は，高ガストリン血症を伴わないType III腫瘍に比べ転移率は低く（I；4.9％，II；30％，III；62.5％），5年生存率（I；正常生命期待値，II；87％，III；79％）は明らかに良好である[2)3)]．

5）内分泌細胞癌

従来言われていた「悪性カルチノイド」は，現在では「内分泌細胞癌」に分類されている．本症は，予後良好な古典的カルチノイドと異なり予後不良で，胃癌に分類されるべきであって，その治療は胃癌に準じる．

問題の解説および解答

問題 1

本症例の胃内視鏡検査所見では，胃体部になだらかな粘膜隆起性病変が認められた．この病変は表面が比較的に平滑であり，粘膜下腫瘍と考えられた．隆起した病変の頂部には陥凹が存在し，これは胃カルチノイド腫瘍によくみられる所見である．

胃カルチノイド腫瘍の多くはA型萎縮性胃炎に伴って発生する．A型萎縮性胃炎では，胃壁細胞や内因子に対する自己抗体が，胃酸を産生する壁細胞を傷害し，低酸もしくは無酸が生じる．その結果，この胃酸分泌低下に反応して，血清ガストリン値が増加する．また，無酸症と内因子の欠乏に伴うビタミンB_{12}の吸収障害は悪性貧血を引き起こすことがあり，実際，本症例も悪性貧血を伴っていた．

胃カルチノイド腫瘍に対する特異的な血清腫瘍マーカーはないが，カルチノイド症候群の場合は，血中セロトニン高値，尿中5-hydroxyindole acetic acid（5-HIAA）高値などの異常検査所見をみとめることがある．

問題 2

胃カルチノイド腫瘍の治療は完全切除が原則である．外科的切除を行うか，内視鏡的切除を行うかの選択には，まず病変の浸潤・転移の状態を確認する必要がある．超音波内視鏡検査は腫瘍の浸潤範囲を確認するのに有用な検査であり，通常この検査では，胃カルチノイド腫瘍は第3層の粘膜下層に主座をおく腫瘍として描出されることが多い．腫瘍が固有筋層に達する場合や，その大きさが2cm以上の場合は，外科的切除を選択するべきである．腫瘍が粘膜下層にとどまり，かつ，大きさが2cm未満の場合は，内視鏡的切除術を試み，切除標本の組織学的検索の結果，細胞異型が強い，脈管侵襲を認める，腫瘍の残存を認めるなど場合は，リンパ節郭清を含む外科的切除を追加する．

本症例は腫瘍径が8mmで，超音波内視鏡検査では

腫瘍は粘膜下層にとどまっており，内視鏡的切除術を選択した．また，本症例のように高ガストリン血症を伴う胃カルチノイド腫瘍は予後が良好であり，内視鏡的切除術による治療が妥当と考えられる．

問題　3

上述のように[1)2)]（表2），胃カルチノイド腫瘍は自己免疫性胃炎（A型萎縮性胃炎），Zollinger-Ellison症候群，MEN Type Iに伴って発生することが多く，これらの場合，高ガストリン血症を呈する．

*Helicobacter pylori*感染胃炎と胃カルチノイド腫瘍の発生には明らかな因果関係は示されていないが，興味深いことに，除菌によって壁細胞に反応する自己抗体が減少するという報告もあり，今後の検討が期待される．

MEN Type IIにはIIAとIIBの2型がある．MEN Type IIAはMENのなかで最もよくみられるタイプで，甲状腺髄様癌，褐色細胞腫，副甲状腺腫を合併する．一方，MEN Type IIBは甲状腺髄様癌，褐色細胞腫，粘膜下神経腫を合併することが多い．ともに*RET*遺伝子の異常が高頻度に認められる．

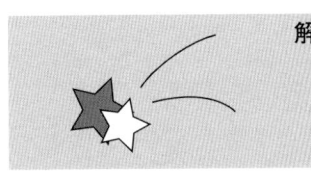

解　答
問題1：a, b, c
問題2：a, b, c
問題3：b, c, d

レベルアップをめざす方へ

MEN I (menin) 遺伝子

家族性MEN type Iでは，11番染色体長腕（11q13）にLOH (loss of heterozygosity)が高頻度に認められていたが，近年，このポジションからMEN type Iの原因遺伝子である*menin*遺伝子がクローニングされた[4]．*menin*遺伝子は610アミノ酸をコードする癌抑制遺伝子と考えられ，その遺伝子産物は主に核内に存在し，JunDと結合して，その転写活性を阻害することも報告されている[5]．

●文　献●

1) Rindi G, Luinetti O, Cornaggia M, et al：Three subtypes of gastric argyrophil carcinoid and the gastric neuroendocrine carcinoma；A clinicopathologic study. Gastroenterology 104：994-1006, 1993.
2) Rindi G, Azzoni C, La Rosa S, et al：ECL cell tumor and poorly differentiated endocrine carcinoma of the stomach：Prognostic evaluation by pathological analysis. Gastroenterology 116：532-542, 1999.
3) Rappel S, Altendorf-Hofmann A, Stolte M：Prognosis of gastric carcinoid tumours. Digestion 56：455-462, 1995.
4) Chandrasekharappa SC, Guru SC, Manickam P, et al：Positional cloning of the gene for multiple endocrine neoplasia-type 1. Science 276：404-407, 1997.
5) Agarwal SK, Guru SC, Heppner C, et al：Menin interacts with the AP1 transcription factor JunD and represses JunD-activated transcription. Cell 96：143-152, 1999.

［福井　広一］

疾患 26 消化性潰瘍と高カルシウム血症の合併!?

問題編

症例と設問

症　例：41歳，男性
主　訴：心窩部痛
既往歴：27歳時；腎盂腎炎，34歳と37歳時；尿路結石
現病歴：生来健康で検診を受けたことはなかったが，1年前より心窩部痛を自覚するようになった．近医で胃カメラ検査を受け十二指腸潰瘍と診断され内服治療をしていたが，あまり改善しなかった．最近，悪心と食欲低下のため当科外来を受診した．外来で上部消化管内視鏡検査を施行し，十二指腸球部前壁に潰瘍を認めた．また，血液検査では高カルシウム血症とi-PTHの高値も認めた．そのため頸部超音波検査を施行したところ，甲状腺右葉中部の背側に1.5×1cm大，左葉下極の背側に1.5×0.8cm大の低エコー腫瘤を認め，副甲状腺腫大を疑われた
家族歴：父親；尿路結石，叔母；尿路結石
生活歴：飲酒（−），喫煙（−）
現　症：身長172cm，体重70kg，体温36.7℃，血圧116/64，脈拍74/分，意識正常，
　鼻翼部に血管腫のようなものを認める（図1）．また左前腕に1cm大ほどの脂肪腫を2個認める．
　血液データ：白血球 4,500/mm³，赤血球 4.6×10⁶/dl，ヘモグロビン 10.5g/dl，血小板 29.2万/mm³，TP 7.4g/dl，Alb 4.4g/dl，AST 15 U/l，ALT 10 U/l，ALP 143 U/l，γ-GTP 8 U/l，BUN 7.7mg/dl，Cr 0.83mg/dl，Ca 12.9mg/dl，P 1.7mg/dl，Na 140mEq/l，K 4.4mEq/l，Cl 107mEq/l，空腹時血糖 89mg/dl，尿中Ca 0.59g/日，尿中Cr 1.56g/日，Ca/Crクリアランスの比 0.024

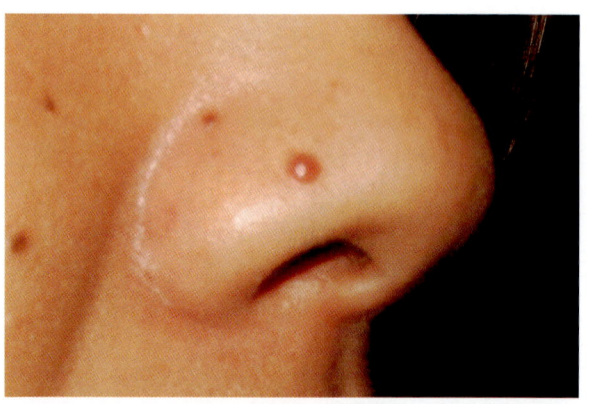

図1　鼻翼部の血管腫

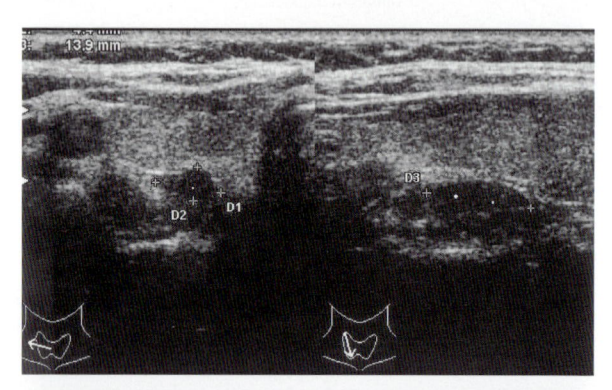

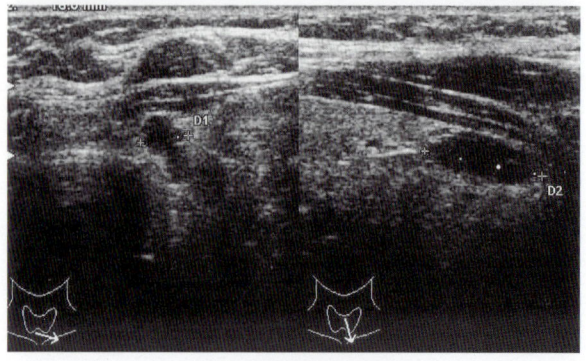

図2　頸部超音波検査

ホルモン検査：intact-PTH 150pg/ml, 1.25-VitD 3.3pg/ml, カルシトニン 15pg/ml, ガストリン 550pg/ml

画像検査：
（1）頸部超音波検査；甲状腺右葉中部の背側に1.5×1cm大, 左葉下極の背側に1.5×0.8cm大の低エコー腫瘤を認め, 副甲状腺腫大を疑われた（図2）.
（2）腹部CT検査；膵頭部に0.7cm大の造影効果のはっきりしない腫瘤を認めた.

問題1 本症で合併する主な臓器は次のうちのどれか.
a. 甲状腺
b. 下垂体
c. 副腎
d. 腎臓
e. 胃

問題2 本症例では血液検査結果と腹部CT検査よりガストリノーマが疑われた. 手術に際して最も必要な検査は次のうちどれか.
a. 腹部超音波検査
b. 膵管造影検査
c. 選択的動脈内刺激薬注入検査（SASI test）
d. 術中の膵超音波検査
e. 超音波内視鏡検査

問題3 本例の副甲状腺手術で, もっとも適切な術式は次のどれか.
a. 腫大している副甲状腺のみ摘出
b. 副甲状腺亜全摘術
c. 副甲状腺亜全摘＋一部甲状腺合併切除
d. 副甲状腺全摘＋一部自家移植
e. 副甲状腺全摘＋一部自家移植＋頸部胸腺摘出術

問題4 本症例での原因遺伝子は何か.
a. RET
b. CaSR
c. VHL
d. MEN1
e. HRPT2

解 説 編

多内分泌腫瘍症1型の疾患概念

多内分泌腺腫瘍症1型（multiple endocrine neoplasia type1：MEN1）は特定の組み合わせで2腺以上の内分泌腺に同時性または異時性に腫瘍が発生する疾患である. 遺伝性疾患であり, 常染色体優性遺伝であるので, 発生頻度に男女差はない. 1997年にChandrasekharappaらにより原因遺伝子が発見され, 11q13上にあるMEN1癌抑制遺伝子であることが判明した. MEN1は副甲状腺腫瘍, 腸管膵神経内分泌腫瘍, 下垂体前葉腫瘍が主な三病変であるが, そのほかには前腸由来の気管支または胸腺カルチノイド, 副腎皮質腫瘍の合併も報告されている. また, 内分泌腺ではないが, 脂肪腫, 顔面の血管線維腫も合併することがある（表1）.

1. 診断基準
MEN1の定義は通常3つの主要臓器（副甲状腺, 膵神経内分泌組織, 下垂体前葉）のうち2つの臓器に同時性または異時性に神経内分泌腫瘍を生じている患者のことを指し, カルチノイド, 脂肪腫, 顔面の血管線維腫などの症状は確定診断には入らない.

家族性MEN1の定義は, ひとつの家系に少なくとも一人のMEN1患者が存在し, 第一近親者の少なくとも一人にMEN1の主要3病変のうちの1病変が発現していることである.

2. 頻 度
MEN1の疫学的な頻度は明らかでないが, 原発性副甲状腺機能亢進症の患者の約2〜17.5％を占めるといわれ, 原発性副甲状腺機能亢進症が1,000人に1人の頻度と考えると, 1,000人に0.02〜0.17人と推定される. 剖検例では1,000人に2.5人という高い頻度の報告もある.

表1 MEN 1における40歳の時点での腫瘍発現頻度

内分泌腫瘍	非内分泌腫瘍
副甲状腺腫瘍（90%） 腸管膵腫瘍 　ガストリノーマ*（40%） 　インスリノーマ（10%） 　非機能性腫瘍* 　　pancreatic polypeptide*（20%） 　　その他（2%） 　　　グルカゴノーマ* 　　　VIPoma* 　　　Somatostatinoma* 前腸カルチノイド 　胸腺カルチノイド*（2%） 　気管支カルチノイド*（2%） 　胃enterochromaffin-like tumor（10%） 下垂体前葉 　プロラクチノーマ（20%） 　その他 　　GH+PRL, GH, 非機能性（それぞれ5%） 　　ACTH（2%） 　　TSH（まれ） 副腎皮質（非機能性）（25%）	脂肪腫（30%） 顔面の血管線維腫（85%） 褐色細胞腫（＜1%） （脳室）上衣腫（1%）

*：25%以上の症例で悪性の可能性がある．
(Brandi, et al, 2001[2]) より引用)

表2 MEN 1型を疑う患者の外来スクリーニング

腫瘍	検査開始年齢	毎年の検査	3年ごとの画像検査
副甲状腺	8	Calcium, PTH	なし
ガストリノーマ	20	Gastrin, gastric acid output secretin-stimulated gastrin	なし
インスリノーマ	5	Fasting glucose, insulin	
その他の膵腫瘍	20	Chromogranin-A, glucagons proinsulin	^{111}In-DTPA octeotide scan, CT or MRI
下垂体前葉	5	PRL, IGF-1	MRI
カルチノイド	20	なし	CT GF（胃ECLoma）

(Brandi, et al, 2001[2]) より引用)

3．臨床症状

1）副甲状腺腫瘍

通常，MEN1患者の初発疾患は原発性副甲状腺機能亢進症である．MEN1遺伝子の保因者の50％は18～25歳までに発症し，50歳までには90～100％の患者が発症する．8歳発症の報告例もある．症状は散発性と同じく尿路結石，脱力感，腰痛などであり無症状のこともある．MEN1の副甲状腺病変は過形成であるという概念が一般的である．しかし，副甲状腺病変は多発するが大きさがさまざまで部位も左右が非対照的であることが多く，それゆえにそれぞれが独立した腺腫であるという概念や，過形成の極初期という説もある．

2）腸管膵内分泌腫瘍

MEN1の膵病変はラ氏島細胞由来であり，ガストリノーマ，インスリノーマ，グルカゴノーマ，VIPoma，非機能性腫瘍などがある．ほとんどは腺腫で過形成は稀である．最も頻度の多いのがガストリノーマで40～50％，次がインスリノーマで10～20％，という報告があり，その他の腫瘍はまれである．ガストリノーマにおけるMEN1型患者の頻度は20％，インスリノーマは4％という報告がある．膵内分泌腫瘍の症状はほとんどがホルモン過剰によるもので，腫瘍の進展，生育，転移による症状はほとんどきたさない．

ガストリノーマの主な症状は腹痛，下痢であり，インスリノーマでは空腹時の意識障害がMEN1の膵腫瘍は散発性と比べて，発症年齢が若いのと多発性であるのが特徴であるが，多発腫瘍がすべて単一のホルモン産生腫瘍ではなく，多種類のホルモン産生のpotentialをもっていることが多い．MEN1型の膵腫瘍の約50％は多発性であるといわれている（ガストリノーマに関しては問題編を参照）．

3）下垂体腫瘍

症状のあるMEN1の10から30％を占める．性，年齢，産生ホルモンの頻度はMEN1と散発性とではほとんど同じである．

プロラクチノーマは40から75％，10％はプロラクチンと成長ホルモン，10％は成長ホルモンのみ，5％はACTH産生腫瘍である．LHFSHやTSHホルモン産生腫瘍はまれである．数％は非機能性腫瘍であるが，腫瘍増大による下垂体機能不全，下垂体卒中，視覚障害を生じることがあり注意が必要である．

プロラクチノーマは女性では乳汁分泌，無月経，不妊の原因となる．男性では性機能不全となる．

4）その他

カルチノイドはMEN1の3つの主病変のほかに，合併する頻度の高い疾患である．MEN1におけるカルチノイドのすべては前腸由来であり気管支カルチノイド，胸腺カルチノイド，そのほかに胃，十二指腸，膵臓などの臓器に腫瘍性変化をきたす．

MEN1の気管支カルチノイドは女性に多く発症し，約80％は女性であり，MEN1の胸腺カルチノイドは90％が男性である．

4．治　　療

1）副甲状腺

手術は副甲状腺を全摘し一部（大体120mg前後）を数十個に細かく細切し前腕に自家移植する術式を選択する．手術の際には，胸腺カルチノイドを合併している可能性があるため，または将来的な発症を防ぐため頸部胸腺は可能な限り切除する．（とくに男性の場合）手術直後に副甲状腺ホルモン値が低下しない（病変が摘出しきれていない）ことがあるが，経験豊富な外科医が行った場合は30％以下，しかし経験の浅い外科医の場合は40から60％にも達するという報告があるので，経験ある外科医に手術を頼むほうが良いであろう．また，発症年齢が若いためか，副甲状腺亜全摘後に副甲状腺ホルモンが正常化した患者の約50％は，術後10年前後で再発するという報告もある．再手術のことを考慮すると，可能な限り初回の手術で副甲状腺を全摘し前腕に自家移植するのが望ましいと考える．前腕に自家移植をしてあれば，再手術のときには局所麻酔下での手術が可能である．

2）膵内分泌腫瘍

インスリノーマ以外の膵内分泌腫瘍（とくにガストリノーマ）に対しての外科的切除は賛否両論あり，外科的切除を含む治療方針は確立されていない．というのも多発性のことが多くまた悪性の可能性があり，一度の手術で治癒する可能性が低いのと，ホルモン過剰による症状を投薬でコントロールできることが多いのが理由である．ガストリノーマの術後，治癒した割合を散発性とMEN1とで比較すると，術直後は散発性では45％に対しMEN1型ではわずか16％，術後5年目では散発性で40％，MEN1型ではたったの6％であった．投薬での治療としては，ガストリノーマにはヒスタミンH2受容体拮抗薬やプロトンポンプ阻害薬，その他の膵内分泌腫瘍に対してはソマトスタチンアナログがある．一方，インスリノーマはほとんどが単発性であるので手術の適応である．術中に超音波検査を施行して腫瘍を同定し，腫瘍核出術を行う．

3）脳下垂体

MEN1型における脳下垂体腺腫の治療はそれぞれ散発性の治療に準じる．

4）その他

カルチノイドの場合，悪性の可能性があるため診断がついた時点で手術をするのが望ましいと考えるが，治療方針は確立されていない．

5．外来経過観察の方法

確立された定期的検査の指標はないが，Brandiらの提唱している指標を表2にまとめたので参照してほしい．

● 問題の解説および解答

問題　1

本症例では高Ca，低P血症，副甲状腺ホルモン値の上昇が認められ，尿中Caクリアランスと尿中Crクリアランスの比が0.01以上であり原発性副甲状腺機能亢進症の診断が確定的である．さらに，原発性副甲状腺機能亢進症の典型的な臨床症状のひとつである尿路結石が家族歴に認められることより，家族性の副甲状腺機能亢進症を考える．家族性副甲状腺機能亢進症には（1）MEN，（2）弧発性，（3）家族性＋Jaw Tumor Syndrome，（4）家族性低カルシウム尿症高カルシウム血症がある．本症例ではガスリン値の高値と腹部CT検査で膵腫瘍も認められ，ガストリノーマの存在が疑われるので，多内分泌腺腫瘍症1型（MEN1）の可能性を考慮しなくてはならない．MEN1型は副甲状腺，下垂体，膵臓の組み合わせで腫瘍性病変を生じるが，そのほかに前腸由来のカルチノイド，副腎腫瘍（両側性，多結節性，非機能性）を合併することがある．また，本症例で認められる顔面血管線維腫と脂肪腫もMEN1型を構成する非内分泌腺性合併病変である．

問題 2

　MEN1型のガストリノーマは，多発性と悪性が特徴的である．好発部位は胆嚢管起始部，十二指腸第2，3部移行部（粘膜下），膵頭部で囲まれた部位（ガストリノーマ三角）である．膵ガストリノーマは1cm以上あれば腹部CT検査で造影剤でより濃染される腫瘍として描出されるが，多くは1cm未満のため画像検査ですべてが描出されるとは限らない．またMEN1型の膵病変の発現頻度はInsulinomaが約10％，非機能性腫瘍が約20％，VIPomaやGlucagonomaなどその他の腫瘍が約5％であり，CT検査で造影剤がより濃染される腫瘍として描出されることが多い．多発で多種の膵内分泌腫瘍が合併している可能性があるため，描出された腫瘍が非機能性腫瘍である可能性もある．したがって，手術に際してはガストリン産生腫瘍の局在を正確に把握して，正確な切除範囲を知っておく必要がある．

　選択的動脈内刺激薬注入検査は膵十二指腸におけるガストリン産生腫瘍の局在をよく反映する．膵臓を栄養する3つの主動脈（胃十二指腸動脈，脾動脈，上腸間膜動脈）にガストリン分泌刺激薬のセクレパンを注入し，注入前，注入後20秒，40秒，60秒後にそれぞれの支配領域から分泌されたガストリンを右肝静脈より血液を採取して確認する方法である．セクレパン注入後の20秒と40秒にガストリン値の上昇が認められた場合に栄養動脈と判断する．原法は注入薬としてセクレパンが使用されたが，製造中止のため使用できないのでかわりに塩化カルシウムの注入で診断している．十二指腸粘膜下腫瘍が疑われた場合には，術中に内視鏡を挿入し内空から観察するのと同時に，内視鏡の光源によるトランスイルミネーションを利用して腫瘍を確認し摘除する．

問題 3

　MEN1型に原発性副甲状腺機能亢進症はすべての副甲状腺に腫瘍性病変が生じる可能性がある．したがってMEN1型患者の場合は術前，部位検査で単腺または2腺の腫大しかみつかっていないとしても，甲状腺両側部を詳しく検索後，すべての副甲状腺を確認し，全摘十一部自家移植を行う術式が標準である．さらに，胸腺舌区には副甲状腺が含まれる可能性があり，胸腺舌区も切除するほうがよい．とくにMEN1型男性患者では胸腺カルチノイドの合併率が高いので頸部から胸腺を可及的に切除することが望ましい．

問題 4

　MEN1遺伝子（*MEN1*）は，1997年にChandrasekharappaらによって同定された，染色体の11q13上にある癌抑制遺伝子である．*MEN1*は核内転写因子に結合する蛋白meninをコードするが，*MEN1*の変異によりフレームシフトやナンセンス変異などのmeninのtruncationを起こすとされている．胚細胞系細胞での*MEN1*変異が判明すれば診断が確実になる．変異型が明らかな*MEN1*家系構成では臨床症状の有無にかかわらず遺伝子検査により早期診断が可能である．

　*MEN1*の臨床的有用度はASCO（American Society of Clinical Oncology）分類でグループ1に位置づけされている．グループ1は，「原因遺伝子異常と疾患の関連が明白な家族性腫瘍遺伝子検査．診療方針決定のため検査結果が重要であり，標準的医療の一部であるもの．」と定義づけられている．したがって，外来でMEN1型患者を疑った場合には遺伝子検査も標準的検査のひとつと考えてよいことになる．ただし患者は，遺伝子検査の前に臨床遺伝専門医や遺伝カウンセラーによる遺伝カウンセリングを受けて，家族性腫瘍についての正しい知識や適切な情報，検査後の心理的・社会的サポートを得るのが望ましい．

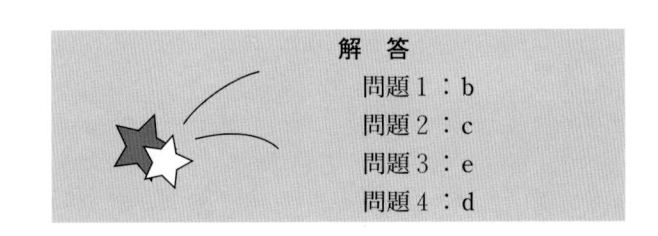

解答
問題1：b
問題2：c
問題3：e
問題4：d

● 文　献 ●

1) 小原孝男 編：内分泌外科のKnack&Pitfalls. 文光堂．
2) Brandi, et al：Consensus Guidelines for diagnosis and therapy of MEN type1 and type 2. J Clin Endocrlinol Metab 86：5658-5671, 2001.

[山崎　喜代美／小原　孝男]

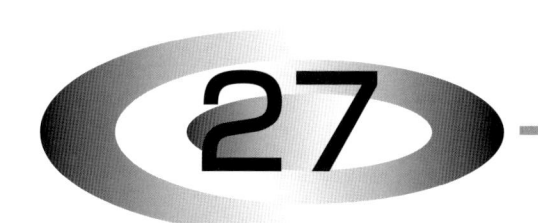

疾患 27 神経性食欲不振症（拒食症）と神経性過食症（神経性大食症）はどう違うの？

問題編

症例と設問

症　例：17歳，女子高校生
主　訴：るいそう，肥満嫌悪
家族歴：特記すべきことなし
既往歴：特記すべきことなし
現病歴：1年前からダイエットを始め，体重がだんだん減り，学校の身体検査でやせを指摘されたが，一度近医に行ったのみで二度と行うとせず，母親に無理に連れられて来院する．母親の話では，食事の摂取量が少なく，たまに多量に摂取するが，そのときは自発的に嘔吐している．6カ月前から無月経になっている．

初診時現症：身長146cm，体重29.5kg，BMI 13.8，血圧98/58 mmHg，脈拍：42/分，体温35.8℃，皮膚は乾燥し，背部にうぶ毛（＋）．

一般血液・生化学所見：白血球2,800（3,600～9,200），赤血球325万（380～500万），Hb 9.6g/dl（11.2～14.7），Ht 33.2％（33.4～44.9），血小板 22.9万（13.0～36.9万），総蛋白 6.2g/dl（6.5～8.2），GOT 57 IU/l（8～38），GPT 48 IU/l（4～43），γ-GTP 87 IU/l（48以下），空腹時血糖 57mg/dl（60～109），Na 139mEq/l（135～147），K 2.8mEq/l（3.5～5.1），Cl 99mEq/l（98～108），Ca 9.3mg/dl（8.5～10.2），CRP 0.2mg/dl（0.30以下）

内分泌検査（下垂体機能，甲状腺機能）：LH 0.1以下mIU/ml，FSH 0.2mIU/ml，TSH 2.84 μIU/ml（0.54～4.54），T3 34ng/dl（90～170），T4 6.9 μg/dl（6.3～12.4）

心電図：徐脈，低電位

問題1 本症例について正しいのはどれか．
a. 過食，嘔吐がみられるので神経性過食症（神経性大食症）である．
b. やせることを恐れている．
c. 活動性が低下している．
d. この症例のように過食，嘔吐している症例では低カリウム血症はまれである．
e. 標準体重の15％以上のやせがみられ，神経性食欲不振症（拒食症）である．

問題2 神経性食欲不振症（拒食症）の特徴として間違っているのはどれか．
a. 無月経がみられる．
b. やせ願望が強い．
c. 病識がない．
d. 家族同伴でなく，みずから治療に来ることが多い．
e. しばしば甲状腺検査で，T3の低下がみられる．

問題3 摂食障害の治療として正しいのはどれか．
a. 薬物はまったく効果がないので試す必要はない．
b. 認知のゆがみが訂正されても治療には役立たない．
c. 親子，とくに母子関係に問題があり，関係改善に力を注ぐ必要がある．
d. いくら体重が減少していても，治療者はそれを問題にしてはならない．
e. 体重が激減している神経性食欲不振症（拒食症）は，まず体重を増加させることが重要である．

解説編

摂食障害

1. 疫　学

摂食障害患者はわが国で増加している．1998年の全国調査[1]で，摂食障害（以下ED）は1980年からの18年間で約10倍，2000年までの近年5年間では約4倍に増加している[2]．ここ数年，患者推計数は神経性食欲不振症（以下AN）で2～3倍，神経性過食症（＝神経性大食症）（以下BN）で6～7倍に増加している[1)2)]．

男女比は最近の調査では男性が全例の3％程度である．また，無月経，低体温，うぶ毛密生，乳房萎縮，毛髪脱落はANに多く，吐きだこ，歯牙侵食はAN，BNにみられた．肥満恐怖，体型過剰意識，やせ願望，うつ状態，食行動の異常（大食，拒食，嘔吐，盗み食い），下剤乱用は両者にみられた[3]．

著者の調査では初診時の家族の付き添い状況はANは62.2％，BNは37.6％で，ANが有意にBNより多く，ANのほうが家族の病気への関心度がBNより顕著に大きいことがうかがわれた．また，それだけANは自覚症状が乏しく，家族に無理に連れてこられていることをも意味していると考えられる[4]．

2. 原　因

器質的疾患との関連では末松は，二次的にせよ，食行動の異常，無月経を含む内分泌機能異常を考慮するとANでは間脳機能の異常が考えられるとしている[5]．また，栗生はANの中枢性病因として視床下部－前頭眼窩野系の摂食調節機構の何らかの機能異常が考えられ，その要因にはストレス，あるいは自発的摂食抑制（ダイエット）があるとしている[6]．また松木は，心理・社会的立場から乳幼児期の母子関係に問題があり，支配的な母親，影響の薄い父親をその特徴としてあげている．文化・社会的因子としては，女性にスリムなスタイルを要求する文化基準もあるとしている[7]．

BNについては，中枢性病因として，栗生はANからBNに移行する症例も多いことから，慢性のダイエットにより摂食調節機構が摂食促進の方向に作動し，過食衝動を起こすと考えられる．過食しても自己嘔吐などにより，生体内で依然摂食促進機構が作動しており，さらに摂食停止信号となる物質や，悪心嘔吐の発生に関する物質の分泌障害も病因として加わり，過食や気晴らし食いが持続するとしている[8]．河野はBNはANの亜型として捉え，心理社会的因子としてはANの因子に加え，気まぐれで非共感的な養育，子供の自律性を損なうおせっかいで過保護な養育，家庭の崩壊や離婚率の上昇などの社会現象が家族や母子関係の問題と子育てに反映して，BNの発症と急増をもたらしているとしている[9]．

結局，EDは心身症であるから，AN，BNの原因は器質，心理，社会両面の総和が反映していると考えられる．

3. 診断および分類

単純にAN，BNとの違いを区別すると，極端にやせて，家族に無理に連れてこられて入院をはじめ，すべての治療を拒否しようとするのがANである．一方，体重は標準に近いか肥満がみられ，ひとりで来院し，入院を含めた治療を受けようと積極的なのがBNといえよう．

ANの診断基準は日本では表1のように1990年厚生省研究班から出された．日本人は欧米人に比し，体重が少ないので，標準体重の－20％以上の体重減少になっている．一方，世界的には表2，表3のようにAN，BNの診断基準がdiagnostic and statistical manual of mental disorders（DSM-IV）によって規定されている．これによると標準体重の－15％以上のやせがあるかないかがAN，BNを区別するひとつの基準になっている．

EDの分類の点からみると，最近はやはりDSM-IVを使用するのが通例であり，表1，表2にも記載しているように，ANは制限型（AN-R），無茶食い・排出型（AN-BP）に分類し，BNも排出型（BN-P），非排出型（BN-NP）に分類する．さらに特定不能のED（ED-NOS）を設けており，AN，BNの診断基準を満

表1　AN

1. 標準体重の－20％以上のやせ
2. 食行動の異常（不食，大食，隠れ食い，など）
3. 体重や体型についての歪んだ認識（体重増加に対する極端な恐怖など）
4. 発症年齢30歳以下
5. （女性ならば）無月経
6. やせの原因として考えられる器質性疾患がない

（厚生省・神経性食欲不振症調査研究班，1990）

表2　ANの診断基準

```
DSM-IVの診断基準
A. 年齢と身長による正常体重の最低限を維持することの拒否（たとえば標準体重の85%
   以下になるような体重減少，成長期の場合，期待される体重増加が得られず，標準体重
   の85%以下になる）．
B. 標準体重以下であっても体重増加や太ることへの強い恐怖．
C. 体重や体型についての認識の障害，自己評価が体重や体型に過度に影響を受けている．
D. 初潮後の女性では無月経，少なくとも3カ月以上の無月経（エストロゲンなどホルモン
   投与後のみ月経がみられる場合も無月経とする）．
```
［分　類］制　限　型：規則的な過食や浄化行動（自己誘発性嘔吐，下剤や利尿剤，
　　　　　　　　　　　浣腸剤の誤用）を認めない．
　　　　　過食／排出型：規則的な過食や浄化行動（自己誘発性嘔吐，下剤や利尿剤，
　　　　　　　　　　　浣腸剤の誤用）を認める．

表3　BNの診断基準

```
DSM-IVの診断基準
A. 過食のエピソードをくり返す．過食のエピソードは以下の2項目で特徴づけられる．
   (1) 一定の時間内（たとえば2時間以内）に，大部分の人が食べるより明らかに大量の食物を摂取する．
   (2) その間，摂食を自制できないという感じを伴う（たとえば，食べるのを途中でやめられない感じや，
       何をどれだけ食べるかをコントロールできない感じ）．
B. 体重増加を防ぐために自己誘発性嘔吐，下剤や浣腸剤，利尿剤の誤用あるいは激しい運動などをくり
   返し行う．
C. 過食と体重増加を防ぐ行為が最低週2回以上，3カ月間続くこと．
D. 自己評価は，体重や体型に過度に影響を受けている．
E. ANのエピソード中に生じていない．
```
［分　類］排　出　型：規則的に自己誘発性嘔吐，下剤や浣腸剤，利尿剤の誤用をしている．
　　　　　非排出型：自己誘発的嘔吐，下剤や浣腸剤，利尿剤の誤用によらず，絶食や過度の運動により
　　　　　　　　　　体重増加を防いでいる．

たさないEDとしている．たとえば女性の場合，定期的に月経があること以外はANの基準をすべて満たしている場合などである．

4．内分泌学的異常

EDが内分泌疾患のなかに分類されているのはAN，BNともに内分泌学的な異常をきたすからである．

1）視床下部－下垂体－副腎系[10]

(1) 尿中17KS，17OHCS：AN，BNともに低値または正常下限を示す．

(2) 血中コルチゾールと日内リズム：血中コルチゾールはANでは高値を示す．これは低栄養による代謝遅延によるものとされ，BNでは正常よりやや高値を示すとされている．日内変動はAN，BNとも保持されている症例が多い．

(3) デキサメサゾン抑制試験（DST）：森田らはAN，BNの6割くらいの症例で血中コルチゾールが抑制されなかったとしている．

2）視床下部－下垂体－性腺系[11,12]

(1) LH，FSHの基礎値：清原らの報告では，体重減少とともに無月経を生じるANではLHは低下している場合が多く，FSHも低値が多いが，LHよりも保たれているとしている．BNでは両者とも保たれていることが多い．

(2) LH-RH負荷試験：LH-RH（100μg）の1回静注試験による下垂体予備能検査である．LH-RH負荷試験に対するLHの反応は，ANでは低反応を示す症例が多く，BNでは正常または過大反応を示すことが多い．FSHの反応はANでは低反応または正常反応を示す症例が大部分で，BNでは正常反応が半分近くを示し，低反応は少なかった．

3）視床下部－下垂体－甲状腺系[13,14]

(1) 甲状腺ホルモン（T_3，T_4，γT_3）基礎値：玉井らによると，ANではT_4に比し，T_3が著明に低下し，γT_3（reverse T_3）は増していた．T_3低下，γT_3の上昇はほかの低栄養状態時，悪液質でも認められることから，ANは一種の"低T_3症候群"あるいは"低T_3甲状腺機能低下症"のひとつとみなされている．BNについては，T_3，T_4が対照群より低値を示したとしている．

（2）甲状腺刺激ホルモン（TSH）基礎値およびTRH負荷試験：玉井らによると，TSHの基礎値はAN，BNはともに低値を示すとしている．TRH負荷試験では，ANは遅延反応，低反応など異常反応の出現率が84％と高率であり，BNでは50％が正常反応を示したと報告している．

4）成長ホルモン（GH）[15)16)]

（1）GH基礎値：ANの32.7％，BNの24％で高値を示したという報告があり，EDにおける成長ホルモンの分泌動態に古くから注目されている．

（2）インスリン低血糖（ITT），アルギニン負荷（ATT）に対するGHの反応：清原はITTに対しては，ANの66.7％，BNの34.8％が低反応を示し体重が低いANでは，ITTに対するGHの反応が低下していることが示唆された．またATTに対するGHの反応は比較的AN，BNともに保たれていると報告している．

（3）TRHおよびLH-RH負荷に対するGHの反応：TRH，LH-RHに対するGHの上昇は奇異反応であるが，TRHではANの34.6％，BNの33.3％でみられ，LH-RHではANの33.3％，BNの23.5％にみられたと報告されている．

5．治　療

ANの治療として末松は表4のようにまとめている[17)]．この場合，AN患者の治療はきわめて難しく，輸液や経鼻腔栄養にも容易に乗ってこないことが多く，無月経も放置し，意に介さないことも多い．その結果30kg台の体重に突入してしまうことも多々ある．そこまでくると生命の危機を伴う．その場合，一般に考えられているのは，行動療法のオペラント条件づけであろう．入院を原則とし，入院後，面会，電話，テレビ，ラジオ，読書など禁止し，本人が不安をもたないカロリー（800～1,000cal）を食べさせ，体重やカロリーが増えてきたら禁止していた行動を徐々に増やしていく方法である[18)]．著者はANが入院拒否感（絶対入院したくない気持ち）が体重減少した症例ほど強いことに着目し，黒川体重設定療法（KTWT）を実施している．すなわち初診時「○kg以下になれば入院する」という体重（入院体重）を設定し，徐々にその体重を上げて行き，本人の体重を増加させる方法である．著者はるいそうのきわめて強いANにも実施し，外来でのAN治療として効果をあげている[19)]．ANはほとんどの症例で親がついてくるので，外来で親の教育もできることが利点と考えられる．その点ほとんど親がついてこないBNのほうが治療が難しい．ANに用いる認知行動療法や薬物療法に頼る場合が多い．薬物療法も有効で，最近はSSRI，SNRIを投与する機会が増えてきた．漢方薬の防風通聖散，大柴胡湯は，便秘や肥満に対する効果もあり，しばしば用いる．しかし，BNは生命に関係がないとして親の関心が希薄になっているが，できれば親，とくに母親に来院してもらい，両者の心理的なくい違いの改善が必要である．当院では「摂食障害患者をもつ親の会」を実施し，親の教育に力を注いでいる．

最近はAN，BNともリストカットしたりする人格障害的な症例も増え，治療が難航することが多い．

● 問題の解説および解答

問題　1

本症例は15％以上のやせがみられるのでBNと考えられがちであるが，DSM-Ⅳの診断基準からANの排出型（AN-BP）である．b，c，dはまったく逆のことを述べており，間違いである．

問題　2

ANはほとんどの場合1人で来院することはなく，体重が減少し重症である程，親など家族が同伴して来ることが多い．a，b，c，eは正しい．

問題　3

AN，BNとも親子関係改善に力を注ぐ必要がある．体重が激減しているANはまず体重増加が治療上重要である．a，b，dは逆の事実で間違っている．

表4　神経性食思不振症の治療法

a．身体的な治療法
1．薬物療法
 - スルピリド　　　　　150～300mg）── 一般的に投与
 - クロールプロマジン　（37.5～75mg）
 - チオリダジン　　　　（30～60mg）　}性格の硬い症例に
 - ブロマゼパム　　　　（4～15mg）── 強迫傾向のある場合に
 - アミトリプチリンなど（30～75mg）── うつ状態に

2．食事療法－経口栄養剤投与
3．輸　液：肘静脈などからの通常の輸液
4．経鼻腔栄養（経空腸栄養補給用チューブ）
5．経中心静脈高カロリー輸液
6．無月経の治療

b．精神的な治療法
1．簡易精神療法（カンセリング）－青春期の問題の解決を援助する
2．環境調整－入院，家族面接
3．行動療法－誤ったやり方をやめて新しい食習慣を形成する
 （1）オペラント条件づけ法（報酬学習）
 （2）自己統制法（患者が目標と報酬を決める）
4．認知－行動的集団療法
5．交流分析（精神分析的療法）－対人関係の調整
6．芸術療法
7．箱庭療法－言語外の方法で自己を表現し再統合する
8．家族療法－家族の病理の調整

> **解　答**
> 問題1：e
> 問題2：d
> 問題3：c, e

レベルアップをめざす方へ

　AN，BNともに治療は難しい．ANの重症例や家族や配偶者の来院しないBNなどは治療が難しく，専門医もそれぞれ工夫しながら拠り所を見つけていると考えられる．これらの患者をすぐ専門医にまわさず，必死で取り組むことで，はじめてこれらの患者を理解することに通じると思われる．

●文　　献●

1) 大野良之，玉城暁子：中枢性摂食障害異常症．厚生省特定疾患対策研究事業・特定疾患治療研究事業未対象疾患の疫学像を把握するための調査研究班：平成11年度研究業績集．pp266-310, 1999.
2) 中井義勝：摂食障害の疫学．心療内科 4：1-9, 2000.
3) 中井義勝，久保木富房，野添新一，ほか：摂食障害の臨床像についての全国調査．心身医 42 (11)：730-737, 2002.
4) 黒川順夫，鎌田　穣，松島恭子，ほか：摂食障害（ED）の初診時家族の付き添い状況－神経性食欲不振症（AN）と神経性過食症（BN）との比較－第43回日本心身医学総会抄録集：181, 2002.
5) 末松弘行：神経性食思不振症の概念（定義）と分類（末松弘行，河野友信，玉井　一，ほか編）．神経性食思不振症 その病態と治療．pp5, 医学書院, 1990.
6) 栗生修司：病態生野からみた神経性食思不振症の病因－神経生理学的考察（末松弘行，河野友信，玉井　一，ほか編）．神経性食思不振症 その病態と治療, pp39, 医学書院, 1990.
7) 松木邦裕：心理・社会的立場からみた神経性食思不振症の病因（末松弘行，河野友信，玉井　一，ほか編）．神経性食思不振症 その病態と治療, pp41-55, 医学書院, 1990.
8) 栗生修司：神経性過食症の病因（末松弘行，河野友信，玉井　一，ほか編）．神経性過食症 その病態と治療, pp13-29, 医学書院, 1991.
9) 河野友信：社会文化的背景（末松弘行，河野友信，玉井　一，ほか編）．神経性過食症 その病態と治療, pp54-55, 医学書院, 1991.
10) 森田哲也，松林　直：神経性過食症の身体的検査所見 1．視床下部－下垂体－副腎系（末松弘行，河野友信，玉井　一，ほか編）．神経性過食症 その病態と治療, pp89-93, 医学書院, 1991.
11) 清原佳代子，長屋啓介：III. 視床下部－下垂体－性腺系と神経性食思不振症（末松弘行，河野友信，玉井　一，ほか編）．神経性食思不振症 その病態と治療, pp104-114, 医学書院, 1990.
12) 森田哲也：視床下部－下垂体－性腺系（末松弘行，河野友信，玉井　一，ほか編）．神経性過食症 その病態と治療, pp94-97, 医学書院, 1991.
13) 玉井　一，小牧　元：II. 視床下部－下垂体－甲状腺系と神経性食思不振症（末松弘行，河野友信，玉井　一，ほか編）．神経性食思不振症 その病態と治療, pp95-103, 医学書院, 1990.
14) 清原佳代子，玉井　一：III. 視床下部－下垂体－甲状腺系（末松弘行，河野友信，玉井　一，ほか編）．神経性過食症 その病態と治療, pp98-103, 医学書院, 1991.
15) 吹野　治：IV. 成長ホルモンと神経性食思不振症（末松弘行，河野友信，玉井　一，ほか編）．神経性食思不振症 その病態と治療, pp115-124, 医学書院, 1990.
16) 清原佳代子：IV. 成長ホルモン（末松弘行，河野友信，玉井　一，ほか編）．神経性過食症 その病態と治療, pp104-109, 医学書院, 1991.
17) 末松弘行：I. 神経性食思不振症の治療－総論（末松弘行，河野友信，玉井　一，ほか編）．神経性食思不振症 その病態と治療, pp220, 医学書院, 1990.
18) 野添新一：神経性食欲不振症の行動療法－オペラント条件づけ療法を中心に－．心身医 26：139-147, 1986.
19) 黒川順夫，松島恭子，鎌田　穣，ほか：「黒川入院体重設定療法（KTWT）」について－特に神経性食欲不振症へのアプローチの仕方およびその治療成績を中心に－日本心療内科学会誌 8 (1)：15-21, 2004.

［黒川　順夫］

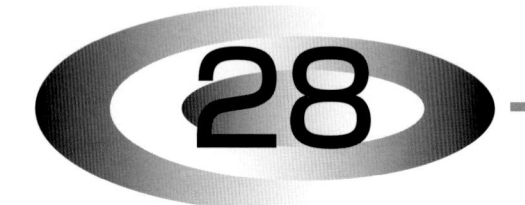

疾患 28 1型糖尿病でもいつもGAD抗体は陽性なの？

問題編

症例と設問

症　例：46歳，男性
主　訴：全身倦怠感
現病歴：生来健康で著患なし．3日前より口渇，多飲，多尿，全身倦怠感が出現した．徐々に症状が増強するため翌々日来院した．受診時，血糖941mg/dl，尿ケトン体（＋＋＋）．
生活歴：飲酒：機会飲酒
既往歴：小児期風疹の既往あり，その他特記すべきことなし．
家族歴：糖尿病の家族歴はない．
身体所見：身長182cm，体重98kg，BMI 29.6．脈拍90/分，整．血圧165/100mmHg．意識清明．皮膚乾燥．眼底：NDR．眼瞼結膜貧血なし，球結膜黄染なし．胸部異常なし，腹部圧痛なし．神経学的所見異常なし．
入院時一般検査所見：
　検　尿：糖（＋＋＋），蛋白（±），潜血（－），ケトン（＋＋＋）
　末　血：WBC 11,500 /μl，RBC 507×10⁴/μl，Hb 15.8g/dl，Ht 46.5％
　血液・尿化学：GOT 13 IU/l，GPT 27 IU/l，LDH 313 IU/l，ALP 274 IU/l，TP 8.2g/dl，T-AMY 872 IU/l（正常：260 IU/l以下），BUN 45mg/dl，Cr 1.8mg/dl，Na 128mEq/l，K 6.1mEq/l，CRP 2.0mg/dl，BS 941mg/dl
　動脈血ガス：PH：7.219，HCO3-：10.4mmol/l
　画像検査所見：腹部超音波，腹部CT検査にて膵腫大を認めず．

問題1　本症例でただちに行うべき処置のうち誤っているのはどれか．
　a．生理食塩水点滴静注
　b．少量インスリン持続静注
　c．重炭酸塩静注
　d．尿量のモニター
　e．心電図

入院後ただちに治療を開始し，血糖はすみやかに正常化した．入院時HbA1c 5.8％，1.5-AG 3.6mg/dl，尿中Cペプチド6.5μg/day，GAD抗体陰性であった．強化インスリン療法により良好な血糖コントロールが得られたため第18病日退院となった．発症後6カ月の時点でも，退院時と同量のインスリン自己注射を続行している．

問題2　本症例の診断は次のうちどれか．
　a．1型糖尿病
　b．2型糖尿病
　c．ステロイドによる糖尿病
　d．妊娠糖尿病
　e．ミトコンドリア遺伝子異常による糖尿病

問題3　本症例で陽性になることが多い自己抗体はどれか．
　a．膵島細胞抗体（ICA）
　b．抗TPO抗体
　c．抗核抗体
　d．抗IA-2抗体
　e．上記のいずれの抗体も検出されない

解 説 編

1型糖尿病について

1．1型糖尿病の概念

1型糖尿病は，膵β細胞のほとんどが破壊され，インスリンの絶対的不足に陥って発症する．膵β細胞破壊のメカニズムとして，膵β細胞に対する自己免疫反応が考えられてきた．しかし，自己免疫が関与しないと思われる1型糖尿病が一部に存在することもまた指摘されてきた．このような観点より，アメリカ糖尿病学会（ADA），世界保健機構（WHO），および日本糖尿病学会による糖尿病の分類において，1型糖尿病は，（自己）免疫性＝type 1Aと非（自己）免疫性＝特発性＝type 1Bの2つのサブタイプに分類されている．2000年に著者らが最初に報告した劇症1型糖尿病は，1型糖尿病のサブタイプ（亜型）の一つであり，原則として自己抗体を認めないことから，type 1B（idiopathic type 1 diabetes）に分類される[1]～[3]．

日本人においては，急性発症（ケトーシスを伴って発症）する1型糖尿病患者のうち，60％が自己免疫性1型（1A型）糖尿病，15～20％が劇症1型糖尿病であると報告されている．

2．病因

日本人の約60％を占める自己免疫性1型糖尿病においては，遺伝因子の関与のもと，環境因子が加わって惹起される膵β細胞に対する自己免疫反応が原因と考えられる．

自己免疫性1型糖尿病発症にとくに強く関与している遺伝子は，ポジショナルクローニングの手法により検討されており，現在IDDM1からIDDM15まで遺伝子座が報告されているが，すべての遺伝子座が複数のstudyで確認されているわけではなく，また遺伝子そのものが明らかになっているのは，HLA-DQ，DR（IDDM1），insulin VNTR（IDDM2），CTLA-4（IDDM12）の3つである．この中でも免疫反応にかかわる分子HLA（human leukocyte antigen）遺伝子が発症に最も深く関係しており，血清学的タイピングによると，日本人1型糖尿病ではDR4とDR9が疾患感受性で，欧米白人ではDR3とDR4が感受性である．一方，DR2は日本人でも欧米白人でも疾患抵抗性である．これに対し特発性1型糖尿病の遺伝因子の詳細は不明であるが，劇症1型糖尿病においては，DR4との関連が認められている[4]．

次に，1型糖尿病の発症に関与する環境因子として，ウイルスがある．現在，1型糖尿病の発症に関連するとされているウイルスは，コクサッキーB4ウイルス，ムンプスウイルス，ロタウイルスなどである．劇症1型糖尿病においては，ヒトヘルペスウイルスとの関連を示唆する報告がある．ウイルス以外の環境因子として，乳幼児期の牛乳摂取をあげる研究者もいる．

3．症候

内因性インスリンの枯渇により，初診時には，著しい高血糖症状，およびケトーシス，ケトアシドーシスをきたす．具体的には，口渇，多飲，多尿などの高血糖症状，異化亢進による体重減少，ケトアシドーシスによる，全身倦怠感，嘔気，嘔吐，意識障害などがあげられる．

これに対し，劇症1型糖尿病では，発症時には高血糖症状よりもケトーシスによる症状，すなわち，全身倦怠感，嘔気，嘔吐などが前面にでることが多く，注意が必要である．

4．診断

典型的な自己免疫性1型糖尿病は，高血糖症状，発症経過，若年発症であること，ケトーシスあるいはケトアシドーシスの存在などから比較的容易に推定できる．1型糖尿病を疑った場合には，内因性インスリン分泌能および血中の自己抗体を測定し，確定診断を行う．

自己免疫性1型糖尿病において検出される代表的な自己抗体は，GAD（glutamic acid decarboxylase）抗体，IA（insulinoma-associated antigen）-2抗体，インスリン自己抗体（IAA：insulin autoantibody），膵島細胞抗体（ICA：islet cell antibodies）などがあげられる．このうち，膵島細胞抗体は1974年にその存在が報告された自己抗体で，長らく1型糖尿病診断のgold standardとして用いられ，現在でも単独では感度，特異度どちらも最も優れた抗体である．しかし，測定が煩雑であることから，現在ではRIA法により測定が可能であるGAD抗体，IA-2抗体，IAAを組み合わせて測定することが多くなっている．日本でも，IA-2抗体の測定が保険で認められるようになったことから，今後はGAD抗体とIA-2抗体を測定することが主流になると考えられる（表1）．

表1　劇症1型糖尿病の臨床的特徴

1. 日本人急性発症1型糖尿病の約20%を占める．
2. 糖尿病関連抗体（GAD抗体など）が陰性
3. ケトアシドーシスを伴って非常に急激に発症
4. 発症時に著明な高血糖を認めるが，HbA1cは正常または軽度上昇
5. 尿中Cペプチドは10μg/day以下と発症時にすでにインスリン分泌は枯渇
6. 発症時に血中膵外分泌酵素が上昇

表2　劇症1型糖尿病スクリーニング基準（2004）

1. 糖尿病症状発現後1週間前後以内でケトーシスあるいはケトアシドーシスに陥る．
2. 初診時の（随時）血糖値が288mg/dl（16.0mmol/l）以上である．

劇症1型糖尿病では，原則として上記の自己抗体は認められない．劇症型糖尿病調査委員会では，疫学調査結果に基づき，劇症1型糖尿病のスクリーニング基準と診断基準を作成している（表2）[5]．

5．治　療

1型糖尿病は，ケトーシスあるいはケトアシドーシスで発症することが多いので，発症時にはこれに対する治療を行う．ただし，一部の症例では膵β細胞傷害が緩徐に進行するため，一見2型糖尿病のような発症形式をとることがある．急性期から脱したあとは，インスリン治療を行い，慢性合併症の発症を予防することを目標とする．基本的に強化インスリン療法を行う．血糖コントロールが不安定なときや，妊娠時など厳格な血糖コントロールが必要なときはCSII（continuous subcutaneous insulin infusion）の適応となる．血糖コントロールの目標値は，HbA1c 6.5%未満とする．

劇症1型糖尿病も治療方針は，自己免疫性1型糖尿病と同じであるが，早期に診断し治療を開始することが最も重要である．急性期の代謝異常が改善したあとは，強化インスリン療法を行うが，劇症1型糖尿病は膵β細胞傷害が強く，内因性インスリン分泌が病初期からほとんど枯渇する．このため，血糖コントロールも困難な例が多く，いわゆるbrittle typeが多い．

問題の解説および解答

問題　1

糖尿病ケトアシドーシスを呈している．ケトアシドーシスはインスリンの絶対的不足が原因で，高血糖，ケトーシス，アシドーシスをきたす病態である．高血糖による浸透圧利尿が生じるため，著明な脱水をきたす．治療は，生理食塩水の点滴静注による補液とインスリンの少量持続投与，および電解質の補正が基本である．

問題　2

本症例は発症時にインスリン分泌能の枯渇をきたしており，急速に血糖上昇を認める発症経過，発症6カ月後もインスリン依存性であること，特定の薬物の投与歴がないことなどから，中年の発症であるが，1型糖尿病と診断することができる．

問題　3

本症例は発症時の血糖が941mg/dlと著明に上昇しているのにもかかわらず，過去1～2カ月の平均血糖値をあらわすHbA1cは5.8%と正常範囲内である．したがって，本症例においては血糖の上昇が非常に急激であったことが推測され，劇症1型糖尿病と考えられる．劇症1型糖尿病の特徴である膵外分泌酵素の上昇も認められる．劇症1型糖尿病では，通常ICA，GAD抗体，IA-2抗体などは陰性であり，甲状腺自己抗体が陽性になる確率は低い（表3）．

表3　劇症1型糖尿病患者および自己免疫性1型糖尿病患者における初診時臨床所見・検査所見の比較

	劇症型	自己免疫性
N	161	137
有症状期間（日）	4.4±3.1	36.4±25.1
随伴症状		
口　渇（%）	93.7	93.3
感冒様症状（%）	71.7	26.9
腹部症状（%）	72.5	7.5
意識レベル低下（%）	45.2	5.3
妊娠合併*（%）	21.0	1.5
HbA1c（%）	6.4±0.9	12.2±2.2
尿中Cペプチド（μg/day）	4.3±4.0	21.0±14.8
初診時血糖値（mg/dl）	799±360	434±212
動脈血pH	7.13±0.13	7.31±0.12
血中膵外分泌酵素上昇（%）	98.0	39.5
抗GAD抗体（陽性／陰性）	7/138	114/14
IA-2抗体（陽性／陰性）	0/43	31/24

数字は平均値±SD.
*妊娠可能年齢（13～49歳）の女性患者（劇症1型糖尿病62名，自己免疫性1型糖尿病68名）における頻度

(Imagawa A, et al, 2003[3] より改変引用)

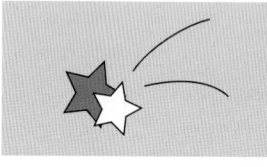

解　答
問題1：c
問題2：a
問題3：e

レベルアップをめざす方へ

細胞性免疫異常の末梢血を用いた検査

　細胞性自己免疫疾患である自己免疫性1型糖尿病の場合，理論的にはβ細胞傷害性のあるTリンパ球を末梢血で検出することが診断に有用と考えられる．実際，テトラマー法やエリスポット法などの検査法が開発されている[6)7)]が，現在のところ，診断のマーカーとしては膵島に対する自己抗体のほうが感度，特異度ともに優れており，検査に必要な採血量も1/100以下で済むという利点もある．その理由として，末梢血ではβ細胞傷害性のあるTリンパ球の数が非常に少ないことがあげられる．しかし，β細胞傷害性Tリンパ球の末梢血での検出は，上記のような理由で，病因・病態を直接反映した検査としての意義は高く，標準化の会議が定期的に開催されており，今後の発展が期待される．

1型糖尿病の膵組織所見

　自己免疫性1型糖尿病では，膵β細胞傷害の主役はTリンパ球であり，膵組織では膵島炎といわれる膵島へのリンパ球浸潤像が認められる．また，膵β細胞に発現したFasと浸潤したリンパ球に発現したFasリガンドとの相互作用が膵β細胞傷害の分子機構として報告されている[8)]．これに対し，劇症1型糖尿病では，発症数カ月後に施行された膵生検より得られた組織ではリンパ球浸潤は認めないが，発症直後に死亡した患者からの剖検組織では膵島炎を認めたという報告もあり，その見解は一定していない．今後さらに多数例での検討が必要であると思われる．

●文　献●

1) Imagawa A, Hanafusa T, Miyagawa Y, et al：A novel subtype of type 1 diabetes mellitus characterized by a rapid onset and an absence of diabetes-related antibodies. N Engl J Med 342：301-307, 2000.
2) Imagawa A, Hanafusa T, Miyagawa J, et al：A proposal of three distinct subtypes of Type 1 diabetes mellitus based on clinical and pathological evidence. Ann Med 32：539-543, 2000.
3) Imagawa A, Hanafusa T, Uchigata Y, et al：Fulminant type 1 diabetes：a nationwide survey in Japan. Diabetes Care 26：2345-2352, 2003.
4) Imagawa A, Hanafusa T, Uchigata Y, et al：Different contribution of class II HLA in fulminant and typical autoimmune type 1 diabetes mellitus. Diabetologia 48：294-300, 2005.
5) www.jds.or.jp → 「委員会だより」→「劇症型糖尿病調査委員会」
6) Reijonen H, Novak EJ, Kochik S, et al：Detection of GAD65-specific T-cells by major histocompatibility complex class II tetramers in type 1 diabetic patients and at-risk subjects. Diabetes 51：1375-1382, 2002.
7) Kotani R, Nagata M, Imagawa A, et al：T lymphocyte response against pancreatic beta cell antigens in fulminant Type 1 diabetes. Diabetologia 47：1285-1291, 2004.
8) Moriwaki M, Itoh N, Miyagawa J, et al：Fas and Fas ligand expression in inflamed islets in pancreas sections of patients with resent-onset Type I diabetes mellitus. Diabetelogia 42：1332-1340, 1999.

［今川　彰久／花房　俊昭］

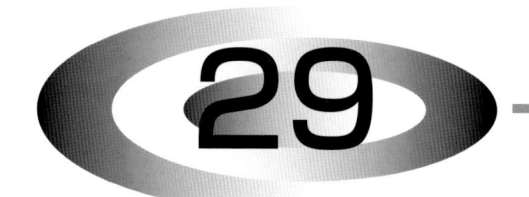

疾患 29 内臓脂肪が増えると糖尿病になる？

問題編

症例と設問

症　例：48歳，男性
主　訴：高血糖
家族歴：特記すべきことなし
既往歴：特記すべきことなし
現病歴：会社健診でこの2，3年空腹時高血糖を認めていたが，食事療法や運動療法をせず放置していた．今年の健診で空腹時高血糖およびHbA1cの高値を指摘され，精査・加療目的に来院した．
初診時現症：身長175cm 体重79kg（BMI 25.8），ウエスト周囲径91cm，意識清明，血圧150/88mmHg，脈拍84bpm，体温36.4℃，心肺異常所見なし，腹部平坦，両下腿に浮腫を認めず．
尿所見：蛋白（－），糖（＋），潜血（－），沈渣異常なし
一般血液・生化学検査所見：WBC 5,300/μl, RBC 450万/μl, Hb 14.0g/dl, Plt 42.0万/μl, TP 7.0g/dl, Alb. 4.6g/dl, AST 22 IU/l, ALT 21 IU/l, LDH 260 IU/l, ALP 188 IU/l, γGTP 14.2 IU/l, BUN 14.1mg/dl, Cr. 0.5mg/dl, T.chol. 210mg/dl, TG 300mg/dl, HDL 34mg/dl, UA 6.0mg/dl, Na 144mEq/l, K 4.3mEq/l, FBS 132mg/dl, HbA1c 7.0％
心電図 異常なし，胸部レントゲン写真 異常なし

問題1　本症例の診断として最も適当なものはどれか．
a. インスリン依存性糖尿病
b. LPL欠損症
c. メタボリックシンドローム
d. MEN 1型（多発性内分泌腺腫症）
e. MODY（若年発症成人型糖尿病）

問題2　本疾患の診断に必須の検査はどれか．3つ選べ．
a. 血圧
b. 空腹時血糖
c. 体脂肪率
d. BMI
e. ウエスト周囲径

問題3　本症例で施行すべき検査はどれか．3つ選べ．
a. GAD抗体
b. HOMA-R
c. 運動負荷心電図
d. 頸動脈エコー
e. 尿ケトン体測定

問題4　初期治療方針について適当と思われるのはどれか．2つ選べ．
a. チアゾリジン系薬剤投与
b. 栄養指導（食事療法）
c. 運動療法
d. フィブラート系薬剤投与
e. SU剤投与

解説編

メタボリックシンドロームの診断基準

メタボリックシンドロームは，インスリン抵抗性，動脈硬化惹起性リポ蛋白異常，血圧高値を個人に合併する心血管病易発症状態である．高コレステロール血症に対する対策がほぼ確立された現在，心血管病の重要な予防ターゲットとなっていることに加え，ライフスタイルが関与する多くの病態を含むことから，世界的に多数の分野から注目されている．わが国としては，グローバルな見解を視野に入れながら，病態を正しく認識し，日本人に即した診断基準を作成することが日本人の心血管病の予防医学上重要である．このような経緯でメタボリックシンドローム診断基準検討委員会により，今春診断基準が発表された（表1）[1]．いわゆるマルチプルリスクファクター症候群であるが，偶然にリスクが集まったのではなく，またそれらも代謝異常のみを基盤としているわけではない．上流に内臓脂肪蓄積という共通の発症基盤をもつ一つの疾患単位として包括的にとらえられているのが特徴である．

表1　メタボリックシンドロームの診断基準

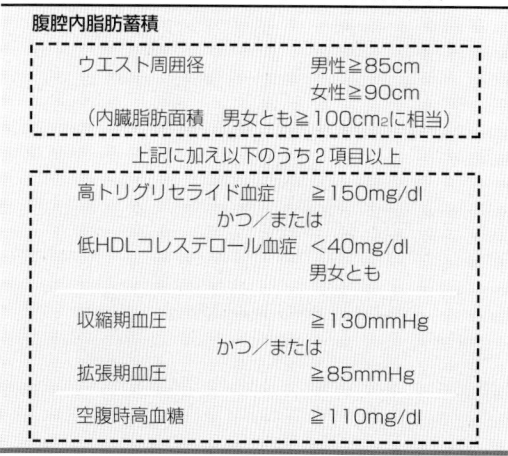

腹腔内脂肪蓄積	
ウエスト周囲径	男性≧85cm 女性≧90cm
（内臓脂肪面積　男女とも≧100cm²に相当）	

上記に加え以下のうち2項目以上

高トリグリセライド血症	≧150mg/dl
かつ/または	
低HDLコレステロール血症	<40mg/dl 男女とも
収縮期血圧	≧130mmHg
かつ/または	
拡張期血圧	≧85mmHg
空腹時高血糖	≧110mg/dl

* CTスキャンなどで内臓脂肪量測定を行うことが望ましい．
* ウエスト径は立位，軽呼気時，臍レベルで測定する．脂肪蓄積が著明で臍が下方に偏位している場合は肋骨下縁と前上腸骨棘の中点の高さで測定する．
* メタボリックシンドロームと診断された場合，糖負荷試験が勧められるが診断には必須でない．
* 高TG血症，低HDL-C血症，高血圧，糖尿病に対する薬剤治療治療を受けている場合は，それぞれの項目に含める．
* 糖尿病，高コレステロール血症の存在はメタボリックシンドロームの診断から除外されない．

（メタボリックシンドローム診断基準検討委員会，2005[1]より引用）

病態と基準値

メタボリックシンドロームの病態として下記があげられている（表1）．
1. 内臓脂肪（腹腔内脂肪）蓄積
2. インスリン抵抗性±耐糖能異常
3. 動脈硬化惹起性リポ蛋白異常
4. 血圧高値

1．内臓脂肪（腹腔内脂肪）蓄積

内臓脂肪蓄積はメタボリックシンドロームにおいて主要な役割を担っており，本診断基準では必須項目になっている．内臓脂肪蓄積は，高血圧，高トリグリセライド血症，低HDLコレステロール血症，高血糖が生じそれぞれが心血管疾患のリスク上昇に繋がる．またリスクファクターの悪化や直接心血管疾患に繋がるさまざまな生理活性物質，アディポサイトカインの分泌異常をきたすことにより心血管のハイリスク状態となる[2]．アディポサイトカインについては後述する．

内臓脂肪蓄積はメタボリックシンドロームの各コンポーネントと深いかかわりがあり，腹腔内脂肪量が増加すると男女とも同様に過栄養による健康障害数が増加することが国内外の臨床研究によって実証されている．わが国では肥満症診断基準に示されているごとく，臍高レベル腹部CTスキャンによって判定した内臓脂肪面積100cm²以上が男女共通した内臓脂肪面積のカットオフ値である[3]．それに対応するウエスト周囲径が男性85cm，女性90cmと設定された（図1）．

2．インスリン抵抗性

血糖値に関する診断基準として，WHO基準では経口糖負荷試験による耐糖能異常を含んでいる．NCEP基準は臨床上の煩雑さを考慮し，空腹時血糖値のみを基準に加えている．日本糖尿病学会は早朝空腹時血糖110mg/dl未満かつ75gOGTTで2時間値140mg/dl未満を正常型としている．また糖負荷後2時間血糖値が動脈硬化性疾患のリスクとなることが報告されている．したがって空腹時血糖値に加え負荷後2時間血糖値も基準に加えることが提案されたが，初期の目的である健康診断などの大きな集団でメタボリックシンドロームの診断が可能とするために，本診断基準では空腹時血糖値のみが診断基準に加えられている．委員会

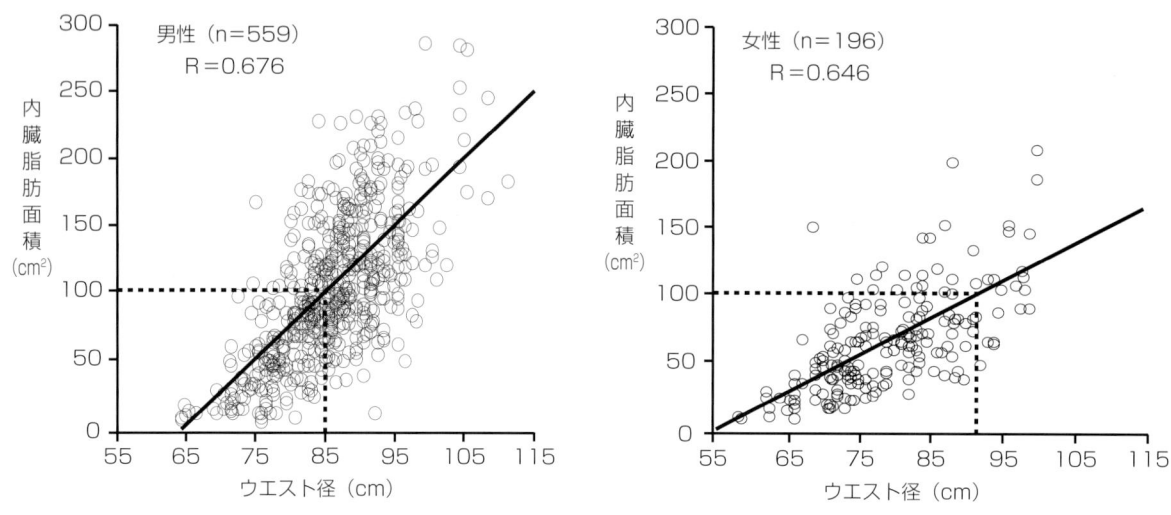

図1 内臓脂肪とウエスト径の関係

は本診断基準においてメタボリックシンドロームと診断された場合は，空腹時血糖値が正常域であっても臨床医の判断によって糖負荷試験を追加し耐糖能異常の有無を判定することを勧めている．負荷後2時間血糖値の心血管疾患予測価値も考慮し利点があると考えられる[4]．さらに空腹時血糖のみでは見過ごされていた糖尿病が診断される可能性がある．

NCEP，WHO基準と同様，本診断基準においても糖尿病の存在はメタボリックシンドロームの診断から除外されない．糖尿病のなかで，ウエスト径増大（腹腔内脂肪蓄積）に加え，血圧高値か動脈硬化惹起性リポ蛋白異常の一つ以上を伴う場合，メタボリックシンドロームと診断される．このようなタイプは心血管疾患のリスクが著しく高いと考えられる[5]．わが国のJapan Diabetes Complication Study (JDCS) においても高血圧や高脂血症の合併が心血管疾患のリスクを上昇させていることが明らかにされており，リスクの総合的評価の重要性が確認されている．糖尿病における心血管疾患の予防対策はまだ十分に確立されていないが[6]，メタボリックシンドロームの病態を呈する糖尿病では，血糖値を適切にコントロールしてガイドラインに示されたヘモグロビンA1cレベルを保つこと[7]に加え，ウエスト径を指標としてライフスタイル改善を指導し，高血圧，リポ蛋白異常を総合的に管理することによって心血管疾患を予防しうる可能性がある．

3．動脈硬化惹起性リポ蛋白異常

動脈硬化惹起性リポ蛋白異常は日常臨床検査では，高トリグリセリド血症，低HDL血症を示す．内臓脂肪蓄積に由来する遊離脂肪酸の肝臓内流入増加や高インスリン血症による超低比重リポ蛋白（VLDL）の合成増加，インスリン抵抗性によるリポ蛋白リパーゼ（LPL）活性低下が成因として考えられている．トリグリセリドに富むリポ蛋白がLPLにより異化を受ける際，その表面組成物からHDLが生成される．LPL活性低下が起こるとHDL生成減少が起こる．高コレステロール血症の存在はメタボリックシンドロームの診断から除外されるものではない．しかし，高コレステロール血症の動脈硬化性疾患予防の意義は確立されており，高コレステロール血症に高血圧や糖尿病などほかのリスクを伴う場合についてはすでに日本動脈硬化学会から発表されている動脈硬化性疾患診察ガイドラインを参照されたい[8]．

4．高血圧

高血圧症もまた複数の成因からなる病態である．血圧値は内臓脂肪蓄積やそれに伴うインスリン抵抗性と強く関連して高血圧自体が動脈硬化性疾患のリスクとなり，高血圧はメタボリックシンドロームの診断基準に含まれている．本邦の端野・荘瞥研究において，血圧値を140/90mmHg以上とした場合と130/85mmHg以上とした場合を比較すると，40歳以上の男性一般住民の808名における5年間の前向き疫学調査の結集では，ウエスト周囲径増大を必須基準とし，血圧基準に140/90mmHg以上を用いた場合，心イベントの発症率は非メタボリックシンドロームに比べて2.1倍，130/85mmHg以上を用いた場合は1.9倍高値であった．以上より，メタボリックシンドロームの血圧基準には，正常高値である130/85mmHg以上でも140/90mmHg以上と同様の危険因子となっており，130/85mmHg以上が用いられている．

問題の解説および解答

問題 2

本症例は，典型的なメタボリックシンドロームである．今春発表されたメタボリックシンドロームの診断基準（表1）で正解は明らかであろう．BMIに関しては，BMI 25未満でも内臓脂肪面積100cm^{2}以上の方が，BMI 25以上で内臓脂肪面積100cm^{2}以下より過栄養に伴う健康障害数が多くなること（図2）[9]より，心血管疾患予防の観点から，内臓脂肪蓄積をより反映するウエスト周囲径を診断基準に盛り込み，BMIは基準に含められていない．体脂肪率，皮下脂肪面積に関しては各パラメーターの著明な増加時のみに過栄養に伴う健康障害数の増加がみられたが，対象の大部分が占める階層では明らかな関連がない[9]．

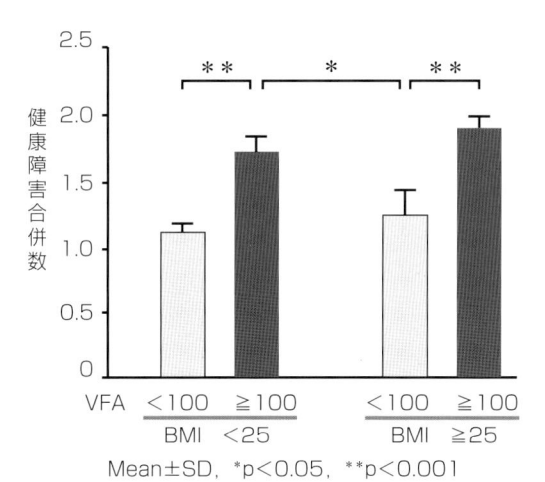

図2 BMI，内臓脂肪面積（VFA）と肥満に伴う健康障害の合併数

問題 3

メタボリックシンドロームに合併する糖尿病は内臓脂肪蓄積およびインスリン抵抗性を基盤とした2型糖尿病である．日本糖尿病学会の糖尿病治療ガイド[7]では，簡便なインスリン抵抗性指標のひとつとして早朝空腹時の血中インスリン値と血糖値から計算されるHOMA-Rをあげている．空腹時血糖値が140mg/dl以下の場合はグルコースクランプなどで求めたインスリン抵抗性の値とよく相関する．メタボリックシンドロームの管理目標は心血管疾患の予防である．その観点から運動負荷心電図および頸動脈エコーといった動脈硬化性疾患のスクリーニングはきわめて有用である．

問題 4

メタボリックシンドローム診断基準では，内臓脂肪蓄積を必須項目とし，過剰栄養摂取の制限や身体活動の増加などライフスタイル改善をメタボリックシンドローム介入，心血管疾患予防の第一の目標である．これによって，内臓脂肪を減少させ，インスリン抵抗性，耐糖能異常，動脈硬化惹起性リポ蛋白異常，高血圧などのマルチプルリスクを総合的に軽減し，CRP上昇やPAI-1増加などの易炎症性状態や易血栓性状態を改善することを目標とする．リスクそれぞれの治療にのみ集中することによりいたずらに多数の薬剤を投与することは避けなければならない．したがって初期治療としては，まず各患者にあった適正摂取カロリーを計算して栄養指導を行い，運動療法を実践してもらいライフスタイルを改善することによって内臓脂肪面積を減少させることが第一となる．

本症例は，食事・運動療法といったライフスタイルの改善によって，半年後ウエスト周囲径が84cmまで減少し，HbA$_{1c}$ 5.8，TG 140mg/dl，HDL 42mg/dlとなり，薬物治療なしで食事・運動療法の継続により経過観察できている．

おわりに

メタボリックシンドロームの第一の臨床的帰結を心血管疾患とし，そのハイリスクグループをしぼり込んで効率的な予防することが重要である．内臓脂肪蓄積を上流にメタボリックシンドロームを包括的にとらえ，早期に異常を見いだすこと，およびライフスタイル改善の重要性を強調したい．メタボリックシンドロームは2型糖尿病のリスクも高いとされ，本診断基準を用いた保健指導が現在わが国で急増している2型糖尿病予防さらには糖尿病性大血管障害の予防につながることが望まれる．

解 答
問題1：a
問題2：a, b, e
問題3：b, c, d
問題4：b, c

レベルアップをめざす方へ

アディポサイトカイン

　従来エネルギーの貯蔵臓器と考えられてきた脂肪組織は，大阪大学第二内科（現，分子制御内科）と大阪大学細胞工学センターの松原謙一博士らとの共同研究（Body Map Project）（図3）[10]によって，分泌蛋白遺伝子が発現している頻度が高く（皮下脂肪では20％，内臓脂肪では30％に及ぶ），巨大な内分泌臓器であることが明らかにされ，脂肪組織から分泌される生理活性物質群はアディポサイトカインと概念づけられた．内臓脂肪蓄積によって引き起こされるアディポサイトカインの分泌異常，脂肪酸代謝異常がメタボリックシンドロームの病態に深くかかわっていることが明らかになりつつある（図4）．アディポネクチン，レプチン，レジスチン，PAI-1，TNF-αなどが代表的なアディポサイトカインである（図5）．

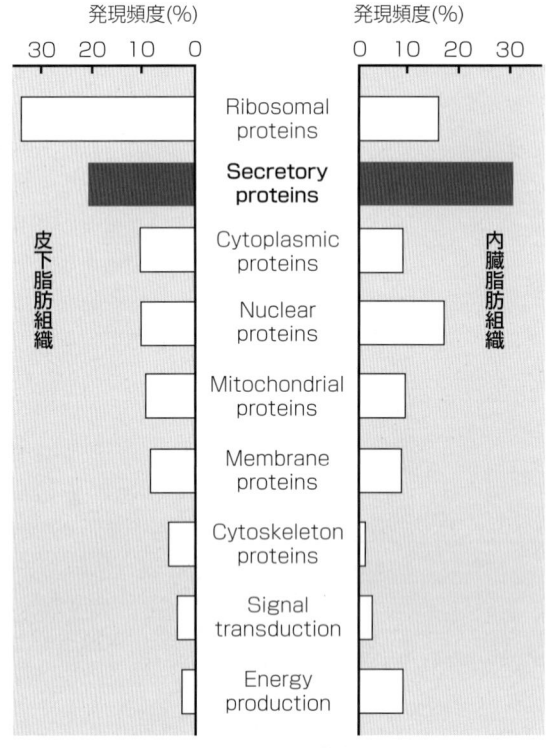

図3　ヒト脂肪組織発現遺伝子解析（Body map project）

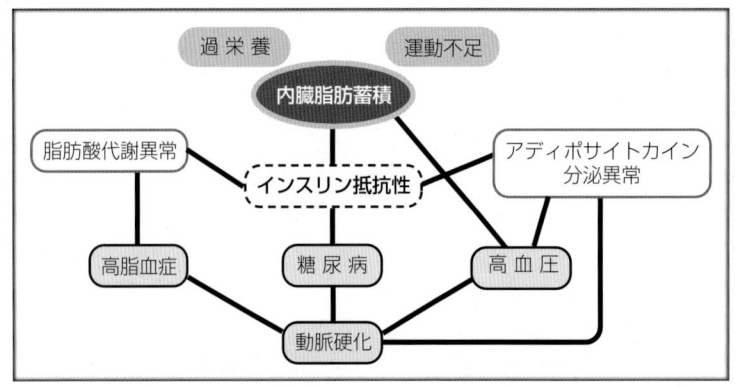

図4　メタボリックシンドロームにおける内臓脂肪蓄積の意義

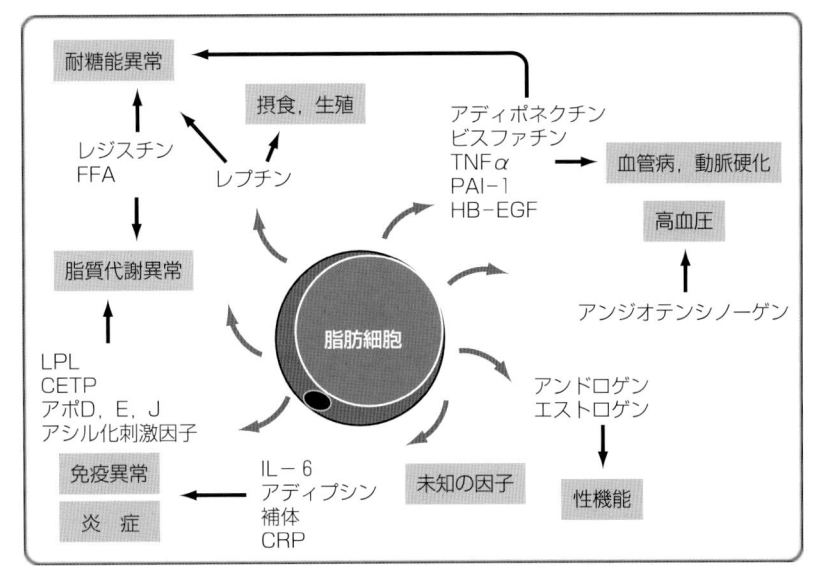

図5 種々の脂肪組織由来生理活性物質（アディポサイトカイン）とその作用
FFA：free fatty acid，HB-EGF：heparin binding-EGF like growth factor，LPL：lipoprotein lipase，
CETP：cholesterol ester transfer protein，IL-6：Interleukin-6，CRP：C reactive protein

1．PAI-1（plasminogen activator inhibitor-1）

　PAI-1の増加は線溶活性を低下させ，血栓形成傾向に傾く．内臓脂肪蓄積にともない，脂肪組織でのPAI-1遺伝子発現量が上昇し，この上昇に連関して血中PAI-1濃度も上昇する[11]．血中PAI-1濃度は，このほか，心筋梗塞患者，静脈血栓症，2型糖尿病患者でも上昇している．肥満形成に伴い，蓄積脂肪から直接分泌される血中PAI-1の上昇が，肥満と血栓性疾患とを直接結びつける因子であることが示されている（Adipo-Vascular Axis）．

2．TNF（Tumor Necrosis Factor）-α

　Spiegelmanらは遺伝性肥満動物の脂肪組織におけるサイトカイン遺伝子発現を検討し，TNF-α mRNAが著明に増加していることを見いだした[12]．これら動物にTNF-αの作用を中和する抗体を投与したところ，インスリン抵抗性・糖尿病の改善がみられた．蓄積した脂肪組織より分泌されたTNF-αが筋肉，脂肪組織，肝臓での糖利用亢進を抑制しインスリン抵抗性を介して糖・脂質代謝異常をもたらすと考えられている．またTNF-αは後述するアディポネクチンの遺伝子転写を抑制することによりアディポネクチンの産生・分泌を減少させる．

3．レプチン

　Friedmanは肥満の遺伝的基盤を明らかにするために，ポジショナル・クローニングの手法を用いて遺伝性肥満マウス（obマウス）の原因遺伝子の同定を行い，レプチンと名づけられた．レプチンは，脂肪蓄積とともに脂肪細胞より分泌される．その作用は主に視床下部食欲中枢に作用して，食欲の抑制作用，エネルギー消費増強作用を介して，体重を減少させる．ヒトの全身性脂肪萎縮症や，レプチン欠損マウス（obマウス）において認められるレプチンの欠乏は，重篤なインスリン抵抗性，糖尿病，脂肪肝，高脂血症が発症し，レプチン補充は，上記の異常を改善もしくは正常化する[13,14]．またレプチンには交感神経系を介した血圧上昇作用があり，肥満時には脂肪組織よりのレプチン産生が上昇し，肥満者の高血圧に高レプチン血症の関与が考えられる．

4．アディポネクチン

　アディポネクチンは，前述のBody map projectにおけるヒト脂肪組織遺伝子ライブラリーに最も頻回に出現したアディポサイトカインである[15]．アディポネクチンの血中濃度は5～30mg/mlと高濃度に存在し，内臓脂肪蓄積時や男性において低下し，減量によって増加する[16,17]．さらに，肥満度が同じでも，冠動脈疾患患者，および糖尿病で血中アディポネクチン濃度が低下する[18,19]．アディポネクチンには，抗動脈硬化作用，インスリン感受性増強作用を中心に，抗炎症作用などを有し，肥満，とくに内臓脂肪蓄積時の低アディポネクチン血症が，メタボリックシンドローム発症のキーであることが明

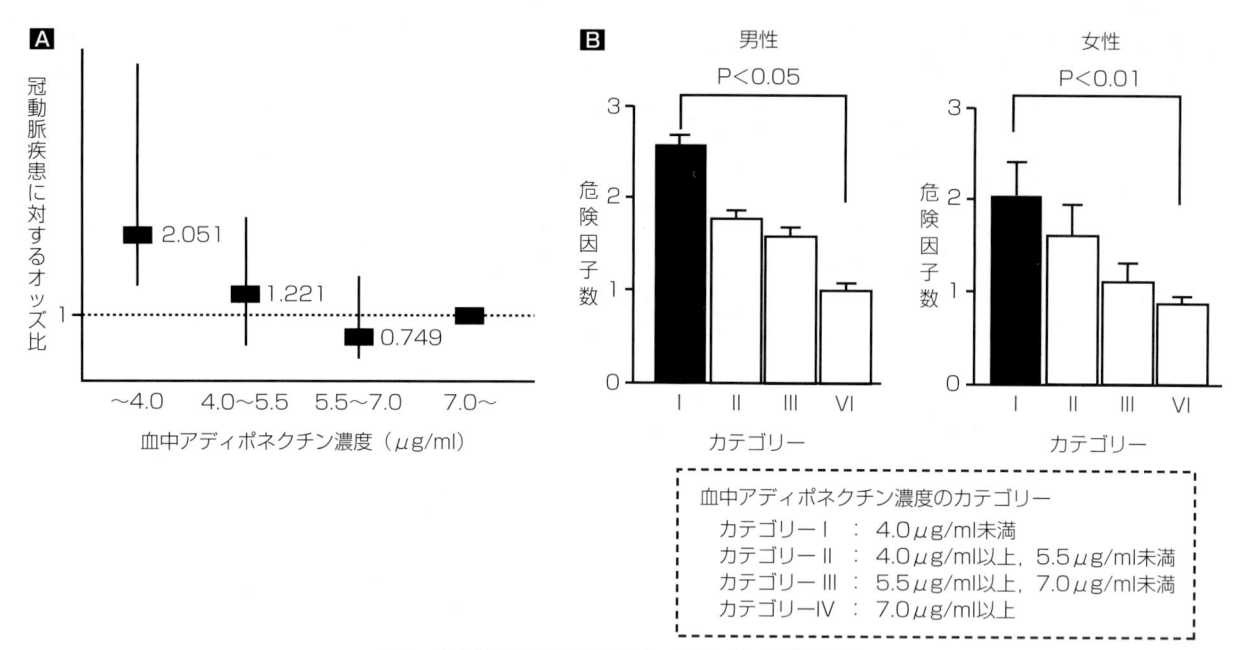

図6 各病態における血中アディポネクチン濃度の意義
A：血中アディポネクチン濃度が4.0μg/ml未満の症例は冠動脈疾患のオッズ比が約2倍に増加する．
B：メタボリックシンドローム危険因子数と血中アディポネクチン濃度との関連．血中アディポネクチン濃度を次の4つのカテゴリーに群別した．カテゴリー1；4.0mg/ml未満，カテゴリー2；4.0mg/ml以上5.5mg/ml未満，カテゴリー3；5.5mg/ml以上7.0mg/ml未満，カテゴリー4；7.0mg/ml以上．
*；p＜0.05, **；p＜0.01, ***；p＜0.001.

らかになっている．現在われわれは，メタボリックシンドロームの最終表現型である冠動脈疾患のリスクを増加させる血中アディポネクチン濃度のカットオフポイントの設定を行っている．男性冠動脈疾患罹患のオッズ比は，血中アディポネクチン濃度4 mg/ml以下で2以上となることを報告している（図6A）[20]．また，男性479名，女性182名におけるメタボリックシンドローム危険因子（腹部肥満，高中性脂肪血症，低HDLコレステロール血症，高血圧症，空腹時高血糖）と血中アディポネクチン濃度との関連を検討した[21]．男性，女性ともに血中アディポネクチン値が低いほど，有意に危険因子数が増加することが明らかになった（図6B）．今後血中アディポネクチン濃度の基準値を設定し，健康診断や患者さんへの保健指導に内臓脂肪面積とともに血中アディポネクチン濃度を，疾患マーカーとして臨床応用することを目指している．

●文　献●

1) メタボリックシンドローム診断基準検討委員会：メタボリックシンドロームの定義と診断基準．日本内科学会雑誌 94：1-16, 2005.
2) Funahashi T, Nakamura T, Shimomura I, et al：Role of adipocytokines on the pathogenesis of atherosclerosis in visceral obesity. Intern Med 38（2）：202-206, 1999.
3) Examination Committee of Criteria for 'Obesity Disease' in Japan：Japan Society for the Study of Obesity. New criteria for 'obesity disease' in Japan. Circ J 66：987-992, 2002.
4) DECODE Study Group, the European Diabetes Epidemiology Group：Glucose tolerance and cardiovascular mortality：comparison of fasting and 2-hour diagnostic criteria. Arch Intern Med 161（3）：397-405, 2001.
5) Alexander CM, Landsman PB, Teutsch SM, et al：Third National Health and Nutrition Examination Survey（NHANES III）；National Cholesterol Education Program（NCEP）：NCEP-defined metabolic syndrome, diabetes, and prevalence of coronary heart disease among NHANES III participants age 50 years and older. Diabetes 52（5）：1210-1214, 2003.
6) Intensive blood-glucose control with sulphonylureas or insulin compared with conventional treatment and risk of complications in patients with type 2 diabetes（UKPDS 33）. UK Prospective Diabetes Study（UKPDS）Group. Lancet 352（9131）：837-853, 1998.
7) 糖尿病治療ガイド 2004-2005（日本糖尿病学会編），2004.
8) 動脈硬化性疾患診療ガイドライン 2002年版：日本動脈硬化学会編 2002.
9) 西澤　均, 高橋雅彦, 中村　正, ほか：肥満合併症からみた種々の体脂肪パラメーターの有用性に関する検討. 肥満研究 7：

138-142, 2001.
10) Maeda K, et al：Gene 190：227-235, 1997.
11) Shimomura I, et al：Nature Med 2：800-802, 1996.
12) Hotamisligil GS, et al：Science 259：87-91, 1993.
13) Shimomura I, et al：Nature 401：73-76, 1999.
14) Oral EA, et al：N Engl J Med 346：570-578, 2002.
15) Maeda K, et al：Biochem Biophys Res Commun 221：286-289, 1996.
16) Arita Y, et al：Biochem Biophys Res Commun 257：79-83, 1999.
17) Nishizawa H, et al：Diabetes 51：2734-2741, 2002.
18) Hotta K, et al：Arterioscler Thromb Vasc Biol 20：1595-1599, 2000.
19) Ouchi N, et al：Circulation 100：2473-2476, 1999.
20) Kumada M, et al：Arterioscler Thromb Vasc Biol 23：85-89, 2003.
21) Ryo M, et al：Circ J 68：975-981, 2004.

[西澤　均／船橋　徹]

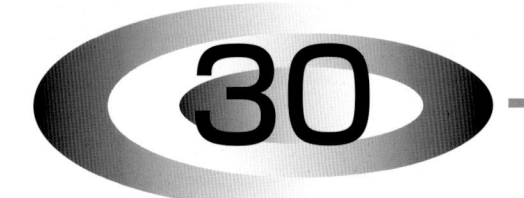

疾患 30 こんなにたくさん鎮痛剤を投与して大丈夫なの？

問題編

症例と設問

症例 1

35歳，男性，会社員
主　訴：右足関節の激痛
家族歴：父が痛風を罹患
既往歴：特記すべきことなし
現病歴：会社の健診では高尿酸血症を指摘されていたが放置．昨夜就寝中に右足関節の激痛で覚醒した．局所は赤く腫れあがり，熱感を有している．自発痛が激しく，関節を曲げたり，体重をかけることができない．
初診時現症：身長175cm，体重60kg（BMI 19.6，ウエスト76cm），血圧130/84mmHg，右足関節部に発赤，腫脹を認める．理学的所見ではほかの問題なし．
尿所見：尿タンパク（−），尿糖（−），尿潜血（＋），尿pH 5.5
一般血液生化学検査所見：白血球 10,500/mm³，好中球増加あり，CRP 3.2mg/dl，AST 55 IU/l，ALT 80 IU/l，γGTP 100 IU/l，TC 180mg/dl，TG 100mg/dl，HDLc 70mg/dl，（LDLc 90mg/dl），FPG 101mg/dl，HbA1c 4.8％，UA 9.0mg/dl，Cr 0.9mg/dl，リウマチ因子 陰性．
足関節単純撮影：骨変化を認めない

問題1　本例で認められる関節炎は何か．
a．痛風
b．偽痛風
c．慢性関節リウマチ
d．化膿性関節炎
e．外傷

問題2　本例の激痛の治療法で第一選択はどれか．
a．非ステロイド性抗炎症薬の常用量の投与
b．非ステロイド性抗炎症薬の大量衝撃療法
c．ステロイド薬の経口投与
d．ステロイド薬の関節内投与
e．コルヒチンの大量療法

問題3　本例の鎮痛療法後の尿酸値管理方法は
a．すぐに薬物による尿酸降下療法を実施する．
b．関節炎が完全に消退してからゆっくり薬物による尿酸降下療法を実施する．
c．薬物に頼らず，生活習慣の是正だけで当面管理する．
d．予防的に非ステロイド性抗炎症薬の常用量を継続投与する．
e．尿酸値が低下すれば尿のpHが低いことを問題にしないで良い．

症例 2

42歳，男性，自営業
主　訴：左拇趾基関節の激痛
家族歴：特記すべきことなし
既往歴：特記すべきことなし
現病歴：これまで健康そのものであった．学生時代はラグビー選手で，現在でも激しいスポーツをくり返している．今朝突然，左拇趾基関節の激痛を覚え，靴も履けないほどの痛さで急ぎ外来受診した．
初診時現症：身長171cm，体重72kg（BMI 24.6，ウエスト88cm），血圧138/92mmHg，左拇趾基関節部に発赤，腫脹，激痛を認める．理学的所見ではほかに異常を認めない．
尿所見：尿タンパク（−），尿糖（−），潜血（−），

尿pH 5.0

一般血液生化学検査所見：白血球 9,500/mm³，好中球増加あり，CRP 1.2mg/dl，AST 40 IU/l，ALT 60 IU/l，γGTP 128 IU/l，TC 246mg/dl，TG 210mg/dl，HDLc 45mg/dl，(LDLc 159mg/dl)，FPG 128mg/dl，HbA1c 6.1％，UA 7.6mg/dl，Cr 1.0mg/dl，リウマチ因子 陰性.

足部単純撮影：骨変化を認めない

問題4　本例の鎮痛療法後の尿酸値の管理方法は
a. すぐに薬物による尿酸降下療法を実施する.
b. 関節炎が完全に消退してからゆっくり薬物による尿酸降下療法を実施する.
c. 薬物に頼らず，生活習慣の是正だけで当面管理する.
d. 予防的に非ステロイド性抗炎症薬の常用量を継続投与する.
e. 尿酸値が低下すれば尿のpHが低いことを問題にしないで良い.

解　説　編

痛風について[1]

1．疾患概念，症状，診断

　高尿酸血症の持続により全身の関節包（滑膜）に尿酸の沈着が生じ，関節液内の尿酸濃度が変動する際に結晶化した尿酸塩が関節液内に剥離または落下し，白血球の貪食作用を受けて短時間で完成する激烈な炎症．この痛風発作はあくまでも急性の結晶誘発性関節炎発作である．好発部位は足部や膝の関節が多く，全体の6割以上を占めるが原理的にはどの関節でも生じうる．ただし，結晶誘発性関節炎としての定法で，体温の低い遠位側ほど頻度が高い．アメリカリウマチ協会の診断基準（表1）が唯一のものであり，生化学的な基準は存在しない．このため，確定例以外での痛風の鑑別診断には医師の経験も必要であり，この領域がエビデンスを欠いてきた理由ともなっている．比較的長期の高尿酸血症の持続があると，原理的に痛風発作は生じる．すなわち，各種の二次性高尿酸血症（表2）でも，痛風発作は生じるので，尿酸値が上昇する原因

表1　痛風発作の診断基準（アメリカリウマチ協会）

1977 Criteria for the Classification of Acute Arthritis of Primary Gout

1. 急性の関節炎発作を今回含めて2回以上経験する
2. その関節炎は1日以内に最大の炎症となる
3. 単関節炎である
4. 炎症のある関節に発赤がある
5. 第一中足趾節関節が痛むまたは腫脹する
6. 第一中足趾節関節の発作が片側性である
7. 片側性の足根関節の発作
8. 尿酸ナトリウムを含むことが証明される痛風結節，またはその疑い
9. 高尿酸血症
10. レントゲン上で関節の非対称性の腫大
11. レントゲン上でびらんを伴わない骨皮質下のう胞
12. 発作時の関節包液内の尿酸ナトリウム結晶の証明
13. 発作時の関節包液の培養で細菌が陰性

　確実な診断：12または8（証明あり）
　臨床的診断：合計6項目以上を満たす

表2　二次性高尿酸血症

1．産生過剰型を示すもの
- 遺伝性疾患　Lesh-Nyhan症候群，PRPPase亢進症，筋グリコーゲン病など
- 腫瘍性疾患　造血系：急性白血病，悪性リンパ腫，慢性骨髄増殖症候群，骨髄異型性症候群など
　　　　　　　その他：肉腫，ウィルムス腫瘍，小細胞肺がん，乳がん，精上皮腫など
- 皮膚疾患　尋常性乾癬
- 組織の代謝障害を伴う状態　溶血性貧血，甲状腺機能低下症，横紋筋融解症など
- 薬　剤　性　抗腫瘍薬，ミゾリビン，テオフィリン，フルクトース，キシリトールなど

2．排泄低下型または混合型を示すもの
- 遺伝性疾患　ダウン症候群，グリコーゲン病I型など
- 腎　疾　患　慢性腎疾患，多発性のう胞腎，鉛中毒など
- 代　謝　性　妊娠中毒症，サルコイドーシス，高乳酸血症など
- 薬　剤　性　各種利尿薬，ピラジナミド，エタンブトール，ニコチン酸，シクロスポリンなど

を初診時に精査しておかないと，各種の遺伝性疾患，代謝性疾患，造血疾患，悪性疾患，腎疾患などを見過ごすおそれがある．

2．頻度

痛風の患者数は40万人から60万人と言われている．その基礎となる高尿酸血症は10倍と考えられ，糖尿病などとならぶ高頻度の「ありふれた病気」である．

3．治療の考え方

痛風発作の定型的な治療法は非ステロイド性抗炎症薬の短期大量衝撃療法（「NSAIDのパルス療法」）とよばれる．代表的な治療薬であるナプロキサンの場合，通常の解熱・鎮痛目的では300ミリグラムが一日常用量であるところ，一回に300ミリグラムを屯用，3時間以上間隔をあけて，さらに300ミリグラム，それで発作が軽減しなければ，3時間後に再度300ミリグラムまで，都合3回，3倍量までを一日に限定して屯用する．白血球の連鎖反応を停止させ，急速に炎症を終結させる効果をねらった特殊な療法であり，有効性が高い．「こんなにたくさん鎮痛剤を投与しても大丈夫なの？」という疑問が生じるかも知れないが，ナプロキサンは「痛風」の健保適応がある数少ない非ステロイド性抗炎症薬のひとつであること，慢性関節リウマチでは一日900ミリグラムまでの処方が認められていること，短期で終了することから，有効性が低い常用量の鎮痛剤を漫然と長期に内服するよりリスク・ベネフィット比が有利と考えられること，などから，専門医の標準処方としてガイドライン[1]で紹介している．

4．一般医が知っておくべき痛風発作時の治療の原則

1）発作周辺で血清尿酸値を操作することは結晶誘発性関節炎の再燃を引き起こし，最悪の場合は難治性痛風である重積発作状態を医源性につくる．発作時には尿酸降下薬は新しく処方しない，すでに内服していた降下薬を中止，あるいは量の変更をしない，内服中断していたら，すぐには再開しない．

2）痛風発作ではかならず痛風の適応症のある非ステロイド性抗炎症薬（ナプロキセン，フェンブフェン，プラノプロフェンなどのみ）に限定する．多用される抗炎症薬（ジクロフェナク，ロキソプロフェンなど）は痛風の適応がなく，「NSAIDのパルス療法」の安全性を保証しない．医師がよく添付文書を確認しておかねばならない例である．

3）コルヒチンは，発作が完成したのちの激痛にはほとんど無効である．発作前兆ないし発作直後のみ使用する．腹痛や下痢などの副作用が出るまで連続して使用するという考え方は痛風という，生命予後をあまり左右しない疾患の治療に用いる場合には誤りといえる．なお重積発作時には単独または鎮痛薬やステロイド薬と併用して数日間連続投与が必要となる場合がある．これは日増しに重なってくる「新しい発作」をくい止めるため，と理解できる．

4）尿酸降下療法は，発作の再発が否定できる段階からゆっくりと開始する．単回の発作では発作の開始から2週間ないし1カ月後と考えてよい．

5．独立した治療である尿路管理

高尿酸血症では酸性尿と尿路結石症の頻度が高い．尿路管理とは尿量の確保と尿アルカリ化療法を意味し，泌尿器科領域では以前から実施されている．尿アルカリ化療法には治療基準がなかったので，高尿酸血症・痛風の治療ガイドライン[1]や尿路結石症診療ガイドライン[2]ではクエン酸製剤によるアルカリ化療法の適応基準が示されている．

6．現在の尿酸値管理の原則

「痛風・高尿酸血症の診療指針に関するコンセンサス・カンファランス」[3]において，専門医の経験則を集約した暫定的な管理基準（いわゆる「6-7-8のルール」）が示された．

最近の高尿酸血症の多くは生活習慣病としてあらわれていることに注意を喚起し，

1）血清尿酸値の上限は7.0mg/dl．
2）（薬物療法による）尿酸降下療法は8.0mg/dlから考慮．
3）コントロール目標は6.0mg/dl．

性別，年齢，痛風発作の既往，腎障害・尿路結石症の合併の有無は問わないが，生活習慣の管理を行い，尿路管理にも眼を向ける．動脈硬化性疾患の発症を防ぐためのリスクファクター除去につとめる．

この基準の段階（1996）ではエビデンスの存在にこだわっていない．コンセンサスな基準がないために混乱していた痛風診療に関連学会が一定の見識を提示したという意義がある．血清尿酸値の上限を7.0mg/dlと明言した根拠は，血清尿酸の飽和度に基づいている．「高尿酸血症・痛風の治療ガイドライン」[1]では，痛風発作の頻度[4]のエビデンスを勘案して9.0mg/dl以上を積極治療域として追加した（図1）．エビデンスが不足している部分はそのように明示されている．薬物による尿酸降下療法は，決して動脈硬化性疾患の予防を目的にしているのではない．痛風発作，尿路結石症，痛風結節，腎障害・腎不全などの尿酸沈着症候群

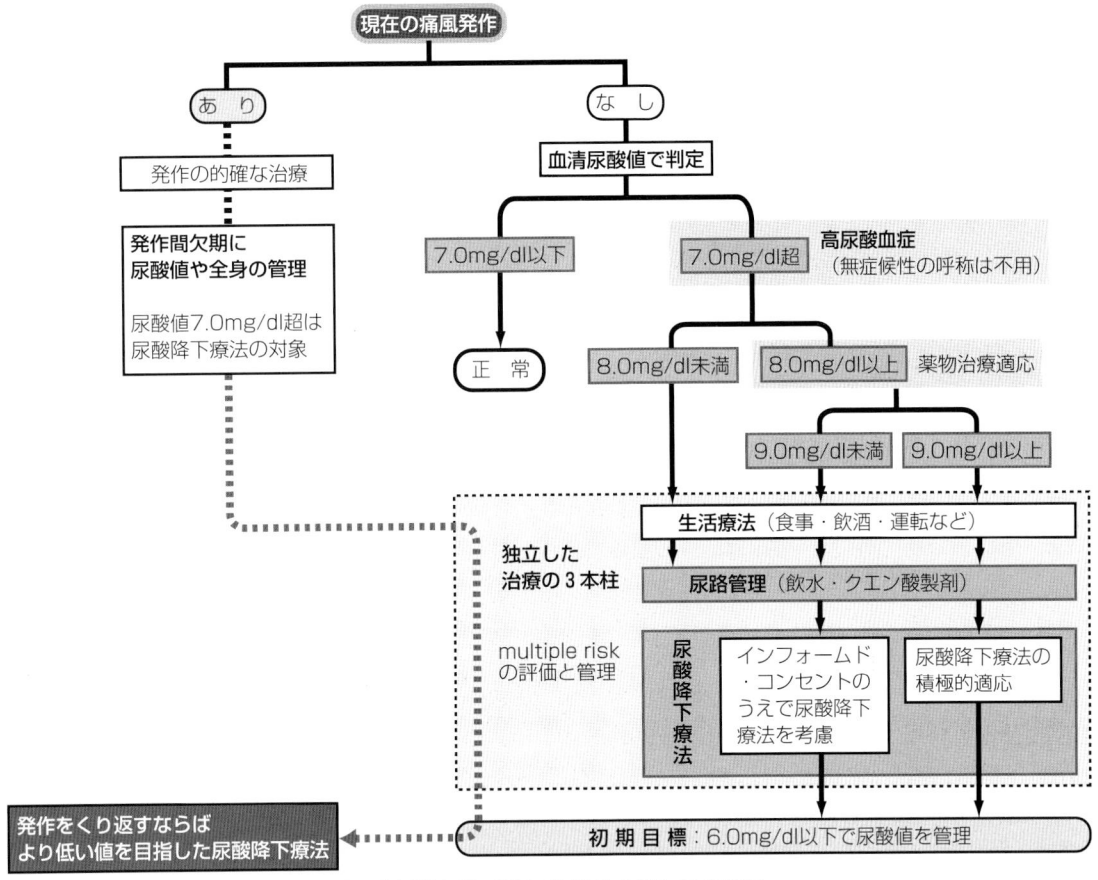

図 高尿酸血症・痛風の治療ガイドラインの流れ

の予防や治療にのみエビデンスが存在する．

7．メタボリックシンドロームにおける尿酸値の問題とその管理

　内臓脂肪蓄積が上流に存在してキープレイヤーを演じ，comorbidityとして高血圧症，高脂血症，インスリン抵抗性などの各種代謝障害が並存し，リスクファクターが集積した結果，心血管イベントという共通のアウトカムにつながるのがメタボリックシンドロームのコンセンサスな図式である[5]．このメタボリックシンドロームでは，高尿酸血症の合併が多いことが注目され，それは他のcomorbidityと同じく，内臓脂肪蓄積による代謝的帰結と考えられる．高血圧症など動脈硬化の他の危険因子をもつ群を対象とした研究では尿酸値が動脈硬化性疾患の独立した危険因子であることを示す疫学調査結果が増加している．メタボリックシンドロームにおける血清尿酸値は，内臓脂肪蓄積量を反映してリスクファクターとなりうる．ただし，尿酸が動脈硬化の原因物質であるとする根拠はなく，薬物による尿酸降下療法で尿酸値を低下させた場合の動脈硬化性疾患リスク低減のエビデンスは希薄である．むしろ薬剤投与に先立って，生活習慣の改善を行い，他

の危険因子も同時に低下させた場合には，動脈硬化の進展予防に自明の効果が期待できる．生活習慣管理をしたうえで，なお高尿酸血症が残る場合には，高尿酸血症が尿酸沈着症候群（痛風発作，痛風結節，尿路結石症，腎障害）の直接原因となるために，薬物療法の対象とする．尿酸値が上昇するような生活習慣（過食，飲酒，運動不足）は高血圧症，高脂血症，インスリン抵抗性など，他の動脈硬化性疾患リスクの発生や増強に関係する．内臓脂肪蓄積と高尿酸血症が合併した例では，かならずメタボリックシンドロームの存在を疑い，生活習慣の改善を指導する．薬物による尿酸降下療法だけを実施し，生活習慣の改善を優先しないとリスクは減少しない[6]．メタボリックシンドロームにおける尿酸値の扱いと各種エビデンスは，近く刊行される「肥満症治療ガイドライン」を参照されたい．

● 問題の解説および解答

　過去に痛風という急性症状を疾患概念の中心に据えた診療が展開されてきたが，エビデンスに基づく基準がなく，専門医の経験則が中心であったので，高尿酸血症の扱いがどうしても二義的となっていた．しかし

最近では，生活習慣の変化から生じる高尿酸血症が多くなり，痛風発作のコントロールは必要だが，全身の代謝障害を是正することがさらに重要となっている．

症例1は古典的な「痛風体質」からくる高尿酸血症であり，薬物による尿酸降下療法の適用となる．すでに尿検査から尿路結石の存在も疑われ，クエン酸療法も必要である．

症例2は典型的なメタボリックシンドローム例で，尿酸を低下させる治療のなかで最も重要なものが生活習慣の是正，過食・飲酒の制限と有酸素運動の実施である．尿酸値が，脂質代謝，糖代謝などとともに改善する場合は，薬物による尿酸降下療法は不必要である．尿pHの低下が生活習慣を改善しても持続するなら，尿路管理が必要である．高血圧，高脂血症，高血糖に関しても，同様に観察のうえで，薬物療法の必要性を評価する．このように症例の本質によって，はっきりと診療方針が異なる．

問題　1

痛風と鑑別しなければならない関節炎は多種あるが，選択肢のものが多い．偽痛風は，関節液検査をする場合は，検出される結晶がピロリン酸カルシウムである点が異なる．また大関節，左右対称に生じやすいことが，単関節炎を特徴とする痛風との鑑別ポイントでもある．リウマチ因子は痛風発作の極期には疑陽性を示すことがあるので，発作がおさまってから検査をして慢性関節リウマチを除外する．化膿性関節炎では，発作の痛みの完成が徐々に起こる点，炎症性マーカー以外に感染を示す他の因子（白血球数増加）が目安となり，関節液は膿様である．痛風では効果があるステロイド薬の使用も禁忌であるため鑑別は重要である．ただし，発作の極期には痛風でも白血球増加は普通にみられるので，それだけで判断しないこと．外傷は受傷機転があれば鑑別は容易．

問題　2

本文で述べたように，第一選択は「NSAIDのパルス療法」である．痛風の適応がある薬剤に限定すること，一日以内で実施すること，発作極期を去れば常用量で治療すること，腎機能障害・肝機能障害，消化管出血またはそのおそれのある症例では禁忌であること，などが重要なポイント．ステロイド薬は重積発作などの重症例，非ステロイド性抗炎症薬が使用できない例などに適応があり，経口投与でよい．リポ化ステロイドの経静脈内投与やステロイド注射薬の関節内注入も有効で，後者は外科系の診療で頻用されているが，ステロイド薬自体は第一選択ではない．コルヒチンは効果に対してリスクが大きいため，大量・長期には使用しない（前掲）．

問題　3

メタボリックシンドロームを想定する必要のない古典的な痛風例で，薬物による尿酸降下療法が適用となる場合も，発作中や発作終了直後の関節の状態が不安定（結晶化した尿酸塩が落下しやすい）な時期に強制的に尿酸値を低下させることは，新たな発作の発生を誘発する．このため，尿酸降下療法の開始は発作の始まりから1カ月程度待機して関節炎が収まったことを確認する．生活習慣の指導は全症例で必要だが，本例のような場合は生活習慣に問題がなくても尿酸値が上昇するため，強調しすぎないでよい．また鎮痛療法はできるだけ短期間に終了する．尿のpHが持続的に6.0未満となる酸性尿では尿路結石の発生が多くなる．薬物療法を実施して尿酸値が低下しても，痛風患者では尿中の尿酸量が正常以下にはならない．酸性尿は尿酸降下療法と同時にあるいは独立して実施する必要がある．酸性尿の是正にはクエン酸療法が必要であることが多い．

問題　4

メタボリックシンドロームの例では生活習慣管理を実施して，内臓脂肪蓄積を確実に低下させることが重要である．鎮痛療法，尿路管理の注意は問題3と同様である．

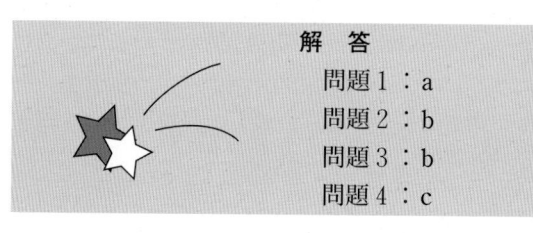

解　答

問題1：a
問題2：b
問題3：b
問題4：c

●文　献●

1) 高尿酸血症・痛風の治療ガイドライン：治療ガイドライン作成委員会編，日本痛風・核酸代謝学会刊．痛風と核酸代謝 26 (suppl. 1)，2002.
2) 尿路結石症診療ガイドライン：日本泌尿器科学会，日本 Endourology・ESWL 学会（日本尿路結石症学会　編），金原出版，2002.
3) 中島　弘，竹村　芳，花房俊昭，ほか：痛風・高尿酸血症の診療指針に関するコンセンサス・カンファランス（1996）と痛風専門医の診療実態調査結果の報告．プリン・ピリミジン代謝 20 (2)：154-158，1996.
4) Campion EW, Glynn RJ, DeLabry LO：Asymptomatic hyperuricemia. Risks and consequences in the Normative Aging Study. Am J Med 82 (3)：421-426, 1987.
5) 松澤佑次：メタボリックシンドロームの概念と生活習慣病としての位置づけ．Modern Physician 24 (8)：1327-1328，2004.
6) 中島　弘：高尿酸血症のコントロールとメタボリックシンドローム．医事新報 4202：1-5，2004.

[中　島　　弘]

索引

和文索引

ア
17α-水酸化酵素欠損症　150
アジソン病　146
アディポサイトカイン　204
アディポネクチン　205
アドステロール　40
アドレナリン　141
アルギニンバソプレシン（AVP）　123
アルドステロン　30
アルドステロン/レニン比　137
亜急性甲状腺炎　66

イ
1型糖尿病　197
インスリン
　作用機構　7
インスリン抵抗性　164
インスリン様成長因子-I　105
異所性ACTH産生　135
胃カルチノイド　183
胃粘膜下腫瘍　182
遺伝性GHD　122

ウ
ウエスト周囲径　202

オ
オールブライト徴候　16
オクトレオチド　107

カ
ガストリノーマ　179,188,189
ガストリン　179
カベルゴリン　111
カリウム異常　18
カリウムチャネル（ROMK）　157,158
下垂体機能低下症　115,116
下垂体腫瘍　112
下垂体腺腫　105,115
家族同伴　191,194
過食・嘔吐　191
核磁気共鳴　39
褐色細胞腫　17,140,141
環境ホルモン　167
眼球突出　56

キ
強直性痙攣　94

ク
クエン酸療法　210
クッシング症候群　19,134,172
　プレクリニカル—　134
グリチルリチン酸　138
グレリン　50
クロール異常　18
クロライドチャネル（CLCNKB）　160

黒川体重設定療法　194

ケ
75g経口ブドウ糖負荷試験　105
ゲノムネットワーク　50
経蝶形骨洞的下垂体腫瘍摘出術　105,115
劇症1型糖尿病　197
血中ホルモン濃度　22
月経異常　164
原発性アルドステロン症　19,137
原発性腺機能低下症　170
原発性副甲状腺機能亢進症（1°HPT）　90,188

コ
コルチゾール　25,30,134
後葉高信号　127
抗TSH受容体抗体　56
抗アルドステロン薬　138
抗甲状腺剤　57
抗甲状腺自己抗体　61
抗利尿ホルモン　114
甲状腺癌　85
甲状腺機能低下症　62,78,115
甲状腺機能亢進症　56,81
甲状腺クリーゼ　42
甲状腺疾患　17
甲状腺腫　15,56,61
甲状腺中毒症　66,70
甲状腺微小癌　86
甲状腺ホルモンの作用機構　5
甲状腺の超音波解剖　33
高アンドロゲン血症　164
高ガストリン血症　184
高カルシウム血症　90
高カルシウム血性クリーゼ　44
高ゴナドトロピン性性腺機能低下症　170
高プロラクチン血症　109,171
高血圧　13,135,136
高脂血症　11,13
高張食塩水負荷　127

サ
サイアザイド感受性Na-Cl共輸送体（TSC）　157

シ
システムズバイオロジー　50
シンチグラフィ　39
刺激抗体（TSAb）　81
脂質異常　18
視力・視野障害　111
自己免疫性胃炎　184
自己免疫性卵巣炎　171,172
受容体シンチグラフィ　41

重症GHD　121
出産後甲状腺炎　70
出産後甲状腺機能異常　72
女性化乳房　15
消化管ホルモン　179
消化性潰瘍　179
色素沈着　16
食欲亢進　56
心身症　46,192
神経性過食症（BN）　191
神経性食欲不振症（AN）　191
　家族同伴　191,192
　入院拒否感　191,192
身長の異常　14

ス
21-水酸化酵素欠損症　150
ステロイドホルモンの作用機構　4
ストレス　47
膵内分泌腫瘍　179,188,189

セ
セルフケア行動　48
性腺機能障害　177
性腺抑制療法　124
性分化異常　153,176,177
成長ホルモン　104,115
　作用機構　8
成長ホルモン分泌不全性低身長症（GHD）　120
生活習慣病　50,210
精神症状　11
摂食障害　192
先端巨大症　21,104,114
先天奇形　174
先天性副腎過形成症　150
穿刺吸引細胞診　86
腺腫様結節　85
腺腫様甲状腺腫　85

ソ
早発性卵巣機能不全症（POF）　171
早発閉経　171

タ
多腺性自己免疫症候群　171
多内分泌腺腫瘍症1型（MEN1）　1　187
多尿　17
多嚢胞性卵巣症候群（PCO）　164,171
多発性内分泌腺腫症　143,184
多毛（症）　16,164,165
体重　12
　異常　14
　減少　56
男性化徴候　15,153

チ

中枢性尿崩症（CDI）　126,116,117
中枢性無月経　170
中等症GHD　121
超音波
　機種の選択　32
　甲状腺解剖　33
　診断　32
　長所と短所　33,34
超音波断層　39

ツ

痛風
　クエン酸療法　210
　治療ガイドライン　210
　尿酸降下療法　210
　尿路管理　210
　パルス療法　210
　発作　209,210

テ

デキサメタゾン抑制試験　134
デスモプレシン（DDAVP）　126,127
テタニー　95
低カリウム性代謝性アルカローシス　157
低カルシウム血症　95,137
低ゴナドトロピン性性腺機能低下症　171
低ナトリウム血症　130
低レニン高血圧　136
低張多尿　128

ト

ドーパミン作動薬　110
トランスレーショナルリサーチ　50
糖尿病　12
　劇症1型－　197
　心身医学的アプローチ　48
　心理社会的因子　47
　セルフケア行動　48
　精神障害　48
糖尿病性ケトアシドーシス　44

ナ

ナトリウム異常　18
内臓脂肪蓄積　201
内分泌細胞癌　184

ニ

内分泌疾患　46

ニ

乳汁漏出　109
乳頭癌　85
尿酸塩　212
尿酸降下療法　210
尿中カテコラミン　141
尿路管理　210
尿路結石　88,92

ノ

ノルアドレナリン　141
脳下垂体腫瘍　189

ハ

バセドウ病　46,56,70,81
　妊娠と－　59
バゾプレシン　116,126
パルス療法　210
破壊性甲状腺炎　68
橋本病　61,78,171

ヒ

皮膚線条　15
肥満　15
非ケトン性高浸透圧性昏睡　45

フ

ブメタニド感受性Na-K-2Cl共輸送体
　（NKCC2）　157,158
プレクリニカルクッシング症候群（Pre-CS）
　134
ブロッキング抗体（TSBAb）　78,80
ブロモクリプチン　111
プロラクチノーマ　109
プロラクチン　25
不妊症　164,165
負荷試験　22
部分型GHD　121
副甲状腺
　超音波解剖　35,36
　病的－を探すポイント　37
副甲状腺ホルモン（PTH）　90,95
副甲状腺機能低下症　94
副腎クリーゼ　43
副腎偶発腫　134

ヘ

副腎不全　115,146

ヘ

3β-ヒドロキシステロイド脱水素酵素欠損
　症　150
11β-水酸化酵素欠損症　150

ホ

ホルモン
　作用機構　4
　種類　3
　フィードバック機構　9
ホルモンリズム　9
ホルモン受容体　4
ホルモン分泌量　22
放射性ヨード療法　59

マ

慢性甲状腺炎　61
満月様顔貌　135

ム

無月経　109,170
無痛性甲状腺炎　70

メ

メタネフリン　141
メタボリックシンドローム　201,211

モ

問診　11

ヤ

やせ願望　191

ヨ

ヨード制限　39,40

リ

リスクファクター　210
リピオド過形成症　150
立位負荷試験　145
両側耳側半盲　105

ル

るいそう　191

レ

レニン　28
レニン－アンジオテンシン－アルドステロン系　157

ロ

濾胞腺腫　85

英文索引

A

ACTH　22
ACTH試験　145
ADH不適合分泌症候群（SIADH）　130
antenatal Bartter　158
Antley-Bixler症候群　174

B

Bartter症候群　157

C

CDI（central diabetes insipidus）　126
Chvostek徴候　100
classic Bartter　158
CLCNKB　160
CSII（ontinuous subcutaneous insulin
　infusion）　198

D

DDAVP　126,127

E

Ellsworth-Howard試験　98,99
euvolemic hyponatremia　130

G

GAD（glutamic acid decarboxylase）
　抗体　197
GHD　120
　遺伝性－　121
　重症－　122
　中等症－　121
　部分型－　122
Gitelman症候群　158
GTP結合蛋白　5

H

1°HPT　90
hGH　24
hypervolemic hyponatremia　130
hypovolemic hyponatremia　130

I

IA（insulinoma-associated antigen）-
　2抗体　197
IAA（insulin autoantibody）　197
ICA（islet cell antibodies）　197
IG-I　122

M

MEN1遺伝子　185,190

N

NKCC2　157,158

P

POF 171
POR遺伝子 174
Pre-CS 134
PTH 90,95

R

RET癌遺伝子 143
ROMK 157,158

S

SIADH 130

T

TBII (TSH-binding inhibitory IgG) 81
TRAb (TSH receptor Ab) 78,81
TRH 25
Trousseau徴候 100
TSAb (throid stimulating Ab) 81

TSBAb (TSH-stimulation blocking Ab) 78,80
TSC 157
TSH受容体抗体 (TRAb) 78,81

X

X線コンピュータ断層 39

Z

Zollinger-Ellison症候群 179

シミュレイション内科
内分泌疾患を探る
ないぶんぴしっかん　　さぐ

ISBN4-8159-1735-3 C3347

平成17年11月20日　初版発行　　　　　　　　　＜検印省略＞

編 著 者	花 房 俊 昭
	伊 藤 　 充
発 行 者	松 浦 三 男
印 刷 所	株式会社 太 洋 社
発 行 所	株式会社 永 井 書 店

〒553-0003　大阪市福島区福島8丁目21番15号
電話大阪(06)6452-1881(代表)/Fax(06)6452-1882
東京店
〒101-0062　東京都千代田区神田駿河台2-10-6
御茶ノ水Sビル
電話(03)3291-9717/Fax(03)3291-9710

Printed in Japan　　　　　　　　　　　©HANAFUSA Toshiaki & ITO Mitsuru, 2005

・本書の複製権・翻訳権・上映権・譲渡権・公衆送信権（送信可能化権を含む）は株式会社永井書店が保有します．
・JCLS ＜(株)日本著作出版権管理システム委託出版物＞
本書の無断複写は著作権法上での例外を除き禁じられています．複写される場合には，その都度事前に(株)日本著作出版権管理システム(電話 03-3817-5670, FAX 03-3815-8199)の許諾を得て下さい．